古代名家温病医案选评

盛增秀 主 编

王 英　竹剑平　庄爱文
江凌圳　陈永灿　施仁潮　副主编

U0314775

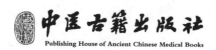

中医古籍出版社
Publishing House of Ancient Chinese Medical Books

图书在版编目（CIP）数据

古代名家温病医案选评 / 盛增秀主编 . —北京：中医古籍出版社，2021.2

ISBN 978-7-5152-2198-4

Ⅰ . ①古…　Ⅱ . ①盛…　Ⅲ . ①温病学说—医案—汇编—中国—古代

Ⅳ . ① R254.2

中国版本图书馆 CIP 数据核字（2020）第 265840 号

古代名家温病医案选评

盛增秀　主　编

王　英　竹剑平　庄爱文　江凌圳　陈永灿　施仁潮　副主编

责任编辑　刘　婷

封面设计　韩博玥

出版发行　中医古籍出版社

社　　址　北京东直门内南小街 16 号（100700）

电　　话　010-64089446（总编室）010-64002949（发行部）

网　　址　www.zhongyiguji.com.cn

印　　刷　北京中献拓方科技发展有限公司

开　　本　710mm×1000mm　1/16

印　　张　20

字　　数　330 千字

版　　次　2021 年 2 月第 1 版　2021 年 2 月第 1 次印刷

书　　号　ISBN 978-7-5152-2198-4

定　　价　88.00 元

古代名家温病医案选评

主　　编　盛增秀

副 主 编（以姓氏笔画为序）

　　　　　王　英　　竹剑平　　庄爱文　　江凌圳

　　　　　陈永灿　　施仁潮

编　　委（以姓氏笔画为序）

　　　　　丁立维　　王子川　　王　英　　马凤岐

　　　　　白　钰　　竹剑平　　朱宇滢　　庄爱文

　　　　　江凌圳　　安　欢　　孙舒雯　　李　健

　　　　　李延华　　李晓寅　　陈永灿　　吴侃妮

　　　　　余　凯　　余丹凤　　施仁潮　　高晶晶

　　　　　盛增秀　　黄红艳

学术秘书　庄爱文（兼）

编写说明

中医药学是我国传统文化的璀璨明珠，医案又是中医百花园中的奇葩，国学大师章太炎对此有极高的评价，尝谓："中医之成绩，医案最著，欲求前人之经验心得，医案最有线索可寻，循此钻研，事半功倍。"清代医家周学海也曾说过："宋以后医书，唯医案最好看，不似注释古书之多穿凿也。每部医案中，必有一生最得力处，潜心研究，最能汲取众家之长。"的确，医案是历代医家活生生的临证记录，最能反映各医家的临床经验，对临证有着重要指导意义和实用价值。鉴于温病学是祖国医学的重要组成部分，它是研究外感温热病的发生发展规律及防治方法的一门学科。温病学需要创新和发展，特别是由于近年来一些急性传染病如传染性非典型肺炎、人禽流感、手足口病和新冠肺炎的不断流行，迫切要求我们对温病学尤其是古代名家治疗温病（含温疫）的医案，做深入的发掘、整理和研究，旨在借古鉴今，使之在防治急性传染病上发挥更好的作用。为此，我们特从浩瀚的古代医案专著和其他相关著述中，精选出 500 余则温病医案，予以评议，编成《古代名家温病医案选评》一书。兹将编写中的一些情况，说明如下：

一、本书所引用的医籍，其成书和刻印年代原则上限于清末（1911 年）以前，但对个别付梓稍晚（民国初年）的清末医家重要著述中的医案，亦一并予以选录。各书所用版本，以出版较早、内容完整、错误较少、校刻精良为原则，择善而从（见书末附录引用书目）。

二、本书采取"以类相聚"的编写方法，将各医籍中的医案，据其临床表现或原作者的诊断，分别归入相关篇章，共分四时温病、温疫、温毒三大类，其中四时温病篇含风温、春温、暑温（暑湿同见）、湿温（湿热同见）、伏暑、秋燥、冬温等病种；温疫篇因古医案大都以"疫"名之，未标出具体病名，故本篇未分病种，唯霍乱例外；温毒篇含大头瘟、烂喉痧、发颐、白喉等病种。值得指出的是，古医籍温病的病名繁多，自古以来并不统一，有一病多名者，有只列症状而无病名者，还有原书虽标明病名，但不够恰当者。针对这些情况，本书对病种的命名，一般以现行教材为准则，但又考虑到本书所辑录的医籍时间跨度较大，以及上述所存在的复杂问题，故病种的确立和分类既有原则性，又有灵活性，如对一病多名或症状雷同者，采取"暑温（暑湿同见）""湿温（湿热同见）"等形式。

三、古籍所载医案，重复者有之，即同一医案散见于不同书籍，同一种书可见相同的医案，特别是古代医案类书如《名医类案》《续名医类案》等，大多采摭此前名家医案；又如《柳选四家医案》《清代名医医案精华》《古今医案按》等，其中不少医案原有单独版本传世，这次编写时予以甄别，以免重复。

四、每则医案均注明出处，并按成书年代先后排序，其中各案的标题，系本书编者根据本案的脉因证治和理法方药提炼而成，非原案所有。

五、各案的评议，由本书编者所撰。评议务求客观准确，且融以编者的心得体会和临床经验，着力阐发辨证施治的要点，辨异同，明常变，有分析，有归纳，使人一目了然，从中得到启发。

六、为尊重中医古籍原貌，原则上对原文中的异体字、通假字以及药物别名、异名和地方名等，未作改动，但评议中已按现代通行用法做了修改；对原书中药物剂量仍存其旧，读者可按现代剂量，灵活掌握。

七、古医籍中有些药物如犀角、金汁等，现早已不用，临床应用时可随证变通。

诚然，我们在编写时尽了很大努力，但限于水平，错误和不足之处在所难免，敬请同道予以指正。

盛增秀

2020 年 3 月

目录

一、四时温病篇

1. 风温

　　风温是感受风热病邪，初起以发热、微恶风寒、咳嗽、口微渴等肺卫见症为特征，多发于春季的一种外感热病，属于新感温病的范畴。

风温挟痰留滞上焦治案

　　风温挟痰，留滞上焦，辛凉解散，原为合法，时至自解，不足忧也。

　　牛蒡　连翘　薄荷　川贝　豆豉　杏仁　桔梗　葱白

　　诒按：此风温初起之方。（《（评选）静香楼医案》）

　　【评议】此为风温初起之症，虽兼夹有痰，然病邪尚且表浅，故治以牛蒡、连翘、薄荷、豆豉等辛凉发散之品，同时予以川贝、桔梗等润肺祛痰之药，即可收功。"时至自解，不足忧也"，亦可见疾病之轻浅。

风温郁于肺胃治案

　　风温郁于肺胃，咳而胸满，痰多胁下痛，脉数口干。

　　芦根　薏米　瓜蒌　甘草　杏仁　红花　桃仁　贝母

　　诒按：桃仁、红花，因胁痛而用之，以和血络也。若邪郁可加豉、蒡，口干可加翘、芩。（《（评选）静香楼医案》）

　　【评议】风热之邪入里，侵于肺胃，以致肺气不利，津液暗耗，灼津为痰，而现咳嗽胸满，痰多口干之症。故用药多以清热生津、化痰降气之品为主，俾热去津复，痰化气顺，则诸症可瘥。胁下痛者，气血络脉不通也。故予红花、桃仁两味，如柳宝诒所言"和血络"，专为胁痛而设也。

阴虚体质外感风温咳嗽治案

陆二三　阴虚体质，风温咳嗽，苦辛开泄肺气加病，今舌咽干燥，思得凉饮，药劫胃津，无以上供，先以甘凉，令其胃喜，仿经义虚则补其母。

桑叶　玉竹　生甘草　麦冬元米炒　白沙参　蔗浆　（《临证指南医案》）

【评议】患者阴虚体质，又外感风温之邪，前医误用辛苦发表泄肺之品更伤阴液，致使肺胃阴伤而舌咽干燥，治用甘凉滋润之品以养肺胃之阴，体病兼顾，恰到好处。

体质血虚外感风温先治标病案

秦六三　体质血虚，风温上受，滋清不应，气分燥也，议清其上。风温化燥热。

石膏　生甘草　薄荷　桑叶　杏仁　连翘

又　照前方去连翘、薄荷，加陈蒌皮、郁金、栀皮。（《临证指南医案》）

【评议】患者血虚体质，感风温之邪后入里化燥，治则以辛润之品轻清上焦风热，并佐以清气分之品，以祛气分热邪。既曰"血虚体质"，为何未用补血之药？谅该患系急性热病，因血为有形之物，不能速生，先治其标，俟邪去病安，再调理体质可也。

风温邪在肺卫治案

僧　近日风温上受，寸口脉独大，肺受热灼，声出不扬，先予辛凉清上，当薄味调养旬日。

牛蒡子　薄荷　象贝母　杏仁　冬桑叶　大沙参　南花粉　黑山栀皮（《临证指南医案》）

【评议】叶天士说："温邪上受，首先犯肺。"本例系风温袭肺，肺失清宣，且肺受热灼，气津渐伤，故以牛蒡子、薄荷、桑叶、山栀皮轻清凉解，复入浙贝母、杏仁宣肺化痰，佐以沙参、花粉滋养气津。以方测证，患者除寸口脉大，声出不扬外，当有发热、咳嗽、口干等症。

风温发疹治案

某 风温发疹。

薄荷 赤芍 连翘 牛蒡子 桔梗 桑皮 甘草 山栀 （《临证指南医案》）

【评议】叶天士谓："斑属血者恒多，疹属气者不少。"章虚谷阐发说："斑从肌肉而出，属胃；疹从血络而出，属经。"可见斑与疹在病位病情上有轻重深浅之不同。本例均为温病发疹，故以轻清宣透、开肺利气为治。

风温扰乱心营治以辛甘凉案

邱 向来阳气不充，得温补每每奏效，近因劳烦，令阳气弛张，致风温过肺卫以扰心营，欲咳心中先痒，痰中偶带血点，不必过投沉降清散，以辛甘凉理上燥，清络热，蔬食安闲，旬日可安。风温化燥。

冬桑叶 玉竹 大沙参 甜杏仁 生甘草 苡仁

糯米汤煎。 （《临证指南医案》）

【评议】《素问·生气通天论篇》言："阳气者，烦劳则张。"指出过度劳累易致人体阳气亢盛。此患内有阳气弛张，外感风热之邪，内外相合，风温化燥，以致邪气过亢，心营受扰，咳痰带血。叶氏认为，病情虽已扰营，但尚未入营，故沉降清散之品不必过投，治以辛甘凉之味清热润燥即可收效。加之平时饮食调适，不日可瘥。从中可以看出，叶氏卫气营血辨证清晰，处方用药章法有度，值得学习。

风温干肺化燥治案

宋二一 脉右浮数，风温干肺化燥，喉间痒，咳不爽，用辛甘凉润剂。

桑叶 玉竹 大沙参 甜杏仁 生甘草

糯米汤煎。 （《临证指南医案》）

【评议】风热之邪犯肺化燥，喉间作痒因于风邪，干咳不爽缘于燥热，脉右浮数可为佐证。治宜辛甘凉润之剂散风清热，生津止咳。药以桑叶疏散风热，玉竹、沙参、甜杏仁、生甘草清热生津，润肺止咳。以糯米汤煎者，取糯米益气生津之功，亦含仲景白虎汤用粳米之意也。

风温化燥劫伤胃阴治案

某　风温客邪化热，劫烁胃津，喉间燥痒，用清养胃阴，是土旺生金意风温化燥伤胃阴，金匮麦门冬汤。　（《临证指南医案》）

【评议】此案风温之邪化燥已伤及胃阴，子病殃及其母，治当从胃着手，清养胃阴，以获补土生金之功。方选《金匮要略》麦门冬汤滋养肺胃，药简力专，恰合病机。

风温治以苦辛清降宣通案

某　风温从上而入，风属阳，温化热，上焦近肺，肺气不得舒转，周行气阻，致身痛，脘闷，不饥。宜微苦以清降，微辛以宣通。医谓六经，辄投羌、防泄阳气、劫胃汁，温邪忌汗，何遽忘之。

杏仁　香豉　郁金　山栀　瓜蒌皮　蜜炒橘红　　（《临证指南医案》）

【评议】肺居上焦，为"五藏六府之盖也"（《灵枢·九针论》）。风温之邪性属阳热，易从上而入，先伤肺脏，以致肺气不舒，气机阻滞，升降失司，而现身痛、脘闷、不饥之症。治以杏仁、淡豆豉、山栀子之苦清降，郁金、橘红之辛宣通，使肺气得舒，气机通畅，升降复常，则诸症有向愈之机。有医以伤寒六经辨治，投以羌防之属，殊不知温邪忌汗，可谓南辕北辙也。疾病寒温之属，岂可不明辨矣。

风温阴虚咳嗽治案

风温咳嗽，下焦阴虚，先以辛甘凉剂清上。

桑叶　大沙参　麦冬　玉竹　川贝　生草　糯米泡汤煎　　（《三家医案合刻·薛生白医案》）

【评议】"下焦阴虚"是患者平素体质，"风温咳嗽"是新感疾病。从其所用方药来看，其人必肺胃津液受伤，当有咳嗽乏痰，或痰出不爽，咽干口燥，舌红少津等症状，故以桑叶辛凉解表，川贝母润肺止咳，复加沙参、麦冬、玉竹清养肺胃之阴。唯"下焦阴虚"，一时难以顾及，且不易速效，宜新病愈后，再投滋填以调理体质。

风温时疫急下存阴案

黄以宽，风温十余日，壮热神昏，语言难出，自利溏黑，舌苔黑燥，唇焦鼻煤。先误用发散消导数剂，烦渴弥甚，恣饮不辍。此本伏气郁发，更遇于风，遂成风温。风温脉气本浮，以热邪久伏少阴从火化，发出太阳，即是两感。幸年壮质强，已逾三日六日之期，证虽危殆，良由风药性升，鼓激周身元气，皆化为火，伤耗真阴，少阴之脉，不能内藏，所以反浮。古人原无治法，唯少阴例中，则有救热存阴承气下之一证，可借此以迅扫久伏之邪。审其鼻息不鼾，知水之上源未绝，无虑其直视失溲也。喻嘉言治钱仲昭，亦以其肾水未竭，故伤寒多死下虚人，非虚语也。酌用凉膈散加人中黄、生地，急救垂绝之阴。服后下溏黑三次，舌苔未润，烦躁不减。更与大剂凉膈，大黄加至二两，兼黄连、犀角，三下方得热除。于是专以生津止渴大剂投之，舌苔方去，津回渴止而愈。（《续名医类案》）

【评议】《伤寒论》少阴病有急下存阴之治法，本例邪热炽盛，胃津肾液消耗殆尽，出现正虚邪实垂危之证，故借鉴《伤寒论》"急下存阴"之法，投以泻下泄热之剂，方得热除症减，继则大剂生津止渴，遂津回渴止而愈。津液之存亡与温病（含瘟疫）转归和预后之关系，于此可见一斑。

风温劫损胃汁治以轻剂案

任奶奶　风温乃手太阴肺病，与伤寒足经不同，轻剂恰合治上，无如辛散消克，苦寒清火，劫损胃汁，致娇柔肺脏一伤于邪，再伤于药，气郁不行，壅塞喘咳，不饥不饱。此胃气已逆旬日以外，当甘凉生胃津，少佐宣降，不宜重剂。

玉竹　霜桑叶　大沙参　生甘草　甜杏仁　甘蔗汁　（《种福堂公选医案》）

【评议】此案重在强调风温一病，治宜轻剂，体现了叶天士倡用轻剂治疗风温的用药特色。风温为手太阴肺经之病，有异于伤寒足经之病。肺脏位于上焦，轻剂乃质轻气扬、升浮发越之品，其性趋上，正合相治。案中患者年事已高，又经辛散消克、苦寒清火之品治疗，以致肺脏再次受伤，气机失调，胃汁受劫，胃气上逆。此刻难堪重剂，当徐缓图之，治以玉竹、沙参、甘草、甘蔗汁等甘凉之品缓缓生津，少佐桑叶、甜杏仁等宣降之药疏通气机。

风温上肿气窒不饥治案

王 风温上肿，气窒不饥，仍从上治。

活水芦根 兜铃 白蔻仁 杏仁 大豆黄卷 生苡仁
干蟾丸五丸。 （《种福堂公选医案》）

【评议】风热之邪犯肺，肺气不利，宣降失司，则气窒；肺为水之上源，气化失调，水液停留，则水肿；子病及母，脾胃受损，则不饥。治疗当以恢复上焦肺之主气和行水功能为主，用药多为宣肺降气、利水消肿之品。干蟾丸在《太平圣惠方》《医宗说约》中均有记载，用药虽不尽相同，但均为治疗小儿五疳之方。由此推测，患者或为小儿，且有疳积之病。

风温初犯治用凉解之剂案

头痛，身热畏风，咳嗽口渴，脉象浮数，舌苔白，温邪尚在表，先用凉解之剂。

杏仁二钱（去皮尖） 前胡一钱五分 象川贝二钱 薄荷八分 霜桑叶二钱
桔梗一钱 连翘二钱 （《南雅堂医案》）

【评议】风温初犯，邪气在表，治用凉解之剂。遣药组方多为轻清升浮之品，与吴鞠通之辛凉轻剂桑菊饮有异曲同工之妙。桑菊饮去菊花、甘草、芦根，加前胡、象川贝宣润止咳，即为此方。

风热灼肺寸口独大治案

风温上受，肺被热灼，音哑，寸口脉独大，先用辛凉以清上焦。

冬桑叶三钱　南沙参二钱　象贝母二钱　杏仁二钱（去皮尖）　牛蒡子二钱　天花粉一钱　山栀一钱（炒黑）　薄荷八分　（《南雅堂医案》）

【评议】此案患者所感风热之邪，热邪较盛，以致灼肺耗津，声音嘶哑，寸口独大。治以辛凉之剂清解热邪为主，兼顾生津之功。药用桑叶、浙贝母、牛蒡子、山栀子、薄荷散风清热，牛蒡子兼有利咽之效；南沙参、杏仁、天花粉清热生津润燥。

风温劫伤真阴治以救液存阴案

风为阳气，温为热邪，阳邪熏灼，真阴必被烁劫，是以入暮尤重，烦扰不安，急宜救液存阴，拟方列后。

生地三钱　麦门冬三钱　阿胶二钱　炙甘草一钱　白芍药一钱　蔗浆一杯　水同煎服　（《南雅堂医案》）

【评议】风温之病，感邪日久，累及肝肾，热邪燔灼，暗耗真阴，故入暮加重，烦扰不安。古人云：留得一分津液，便有一分生机。此时急投救液存阴，颇为熨帖。

风温深入营分危症治案

热甚烦躁，口大渴，气粗痰咳，目赤唇肿，舌绛，神昏不清，时作谵语，乃风温热毒内壅肺胃，深入营分，内外邪势充斥，症候极为险恶，迅以解毒透斑，勉冀挽回而已。

犀角尖二钱（磨冲）　玄参二钱　麦门冬三钱　连翘二钱　川贝母二钱　葛根二钱　粉丹皮一钱五分　紫草一钱五分　赤芍二钱　人中黄二钱　金汁两杯　（《南雅堂医案》）

【评议】此案风温热毒深入营分，邪气充斥内外，患者已神昏不清，时作谵语，症情属于危重之候，治疗急当清热解毒，凉血透斑，尚有一丝挽回之余地。方中犀角、玄参、连翘、丹皮、紫草、赤芍、人中黄、金汁皆为清热解毒凉血之品，麦门冬清热生津养阴，川贝母清热润肺、止咳化痰。方中葛根一药有清透之功，意在透斑，实寓叶天士"入营犹可透热转气"之旨。希冀能够热去毒解阴复，病情有渐退之势。

妊娠风温治从上焦案

妊期已至九月，乃足少阴肾脉养胎，近以风温上受，风为阳邪，温渐化热，肺阴先已受伤，是以发热口渴，咳嗽不已，胸中痞满，大小便艰涩，此肺与大肠相表里之明征也，宜先从上焦治，燥者润之，热者凉之，上通则下自降矣。

鲜生地三钱　阿胶二钱　淡黄芩二钱　知母一钱五分　天门冬一钱五分　花粉一钱　（《南雅堂医案》）

【评议】叶天士《温热论》说："温邪上受，首先犯肺。"妊娠期间，外感风温之邪，肺阴先受其害，以致发热口渴，咳嗽胸满；津液干涸，不能下承，故二便艰涩。《素问·六元正纪大论》云："有故无殒，亦无殒也。"指出妊娠感邪，对证用药则病受之。《素问·至真要大论》言："热者寒之……燥者濡之。"遵此原则，案中用药多为清热生津、养阴润燥之品。

患疟更感风温而发时证治案

某　久患三疟未愈，劳力更感风温，而发时证，及今八日。壮热烦躁，汗不能出，疹不能透，热郁蒸痰，神糊呓语，两胁疼痛，难以转侧，胸闷气粗，动则欲厥。所以然者，邪热与瘀伤混合，痰浊与气血交阻，莫能分解，以致扰乱神明，渐有昏喘之险。

豆豉五钱　苏梗一钱　郁金一钱　赤茯神三钱　连翘三钱　丹皮钱半　当归三钱　杏仁三钱　天竺黄钱半　木通一钱　猩绛七分　菖蒲五分　青葱　枇杷叶

渊按：郁金、杏仁解气郁，当归、葱、猩解血郁，豆豉、苏梗从里达表，尤宜佐黄芩、鲜地等以解热郁，否则热不解而诸郁亦不开，热蒸痰阻，陷入胞络易易。（《王旭高临证医案》）

【评议】病者先患疟疾，日久不愈，继则劳累后又感风温之邪，以致发生时证。本例症情多样，病机复杂，治疗当厘清根本，应机而施。如案中所讲，病之根本为热邪瘀伤相混，痰浊气血交阻。治须清热祛瘀、化痰行气，均有兼顾。至于用药，方仁渊在按语中分析得颇为清晰，可为临床借鉴。

风温误治以致出血治案

陈氏　七十岁　风温，咳嗽黏痰，脉弦数，曾吐血丝、血沫，此风温而误以治风寒之辛温法治之也。当用辛凉甘润。

桑叶二钱　生甘草一钱　白扁豆皮三钱　沙参三钱　杏仁二钱　桔梗二钱　茶菊二钱　麦冬二钱　梨皮五钱　（《吴鞠通医案》）

【评议】此案亦为风温误治。以辛温之法治疗风温，不仅无益于病情，反而"火上浇油"，徒增风热邪气之力，以致风火相煽，灼津为痰，扰动营血，灼伤血络，而现咳嗽黏痰，口吐血丝、血沫等症。得当之法宜用辛凉之品疏散风热，甘润之药生津润燥。待风热渐去，津液复常，则病有转愈之望。

风温误治邪入气营治案

甲子年三月初六日　王　廿六岁，风温脉浮数，邪在上焦。胸痞微痛，秽浊上干清阳。医者误认为痰饮阴邪之干清阳，而用薤白汤。余者又误认为伤寒少阳经之胁痛，而以小柴胡汤治之。逆理已甚，无怪乎谵语烦躁，而胸痞仍不解也。议辛凉治温以退热，芳香逐秽以止痛。

连翘三钱　知母钱半　藿香梗二钱　银花三钱　苦桔梗二钱　牛蒡子二钱　人中黄一钱　薄荷八分　石膏五钱　广郁金钱半

牛黄清心丸一丸，日三服。

初七日　风温误汗，昨用芳香逐秽，虽见小效，究未能解。今日脉沉数，上行极而下也，渴甚。议气血两燔之玉女煎法，合银翘散加黄连。夜间如有谵语，仍服牛黄丸。

生石膏八钱　连翘四钱　知母四钱　生甘草二钱　丹皮五钱　真山连钱半　银花六钱　细生地六钱　连心麦冬六钱

煮取三碗，分三次服。

初八日　火势已解，余焰尚存，今日脉浮，邪气还表。

连翘二钱　麦冬五钱　银花六钱　白芍钱半　丹皮二钱　炒知母一钱　黄芩炭八分（分或作钱）　细生地三钱　生甘草一钱

今晚一帖，明朝一帖。

初九日　脉沉数有力，邪气入里，舌老黄微黑，可下之。然非正阳明实证大满、大痞可比，用增液汤可矣。

元参两半 麦冬一两 细生地一两

煮成三碗，分三次服完。如大便不快，再作服，快利停服。

初十日 昨服增液，黑粪已下。舌中黑边黄，口渴，面赤，脉浮，下行极而上也。自觉饥甚，阳明热也。仍用玉女煎加知母，善攻病者，随其所在而逐之。

生石膏八钱 细生地五钱 生甘草三钱 生知母六钱 麦冬六钱 白粳米一撮

断不可食粥，食粥则患不可言。

十一日 邪少虚多，用复脉法。二甲复脉汤。（《吴鞠通医案》）

【评议】风温误治，致邪入气营，出现谵语烦躁等症，吴氏遵叶天士"入营犹可透热转气"之旨，一、二诊以泄卫透营为治，药用银翘、玉女、牛黄丸合化，乃得邪气还表，然津伤未复，故三诊治以辛凉清热，甘寒养阴为主。无如风温之邪变化多端，加之津损已甚，四诊患者又现脉沉数有力，舌老黄微黑。显系肠燥热结之证，然与正阳明之燥、实、痞、满、坚的临床表现有异，彼则热结为甚，此则津伤为主，故用增液汤沃焦救焚，增水行舟，翌日黑粪得下，效如桴鼓。后二诊分别以玉女清热养阴，二甲复脉善后。全案贯穿吴氏"保阴精"的学术思想和用药特色，值得效法。

风温误治气营两燔邪入心包治案

戊子二月十八日 某 男 风温误汗，邪归心包血分，谵语神昏，右脉空大，舌苔干燥不渴，津液消亡，与一面开心包之邪，一面育阴清热。

生石膏一两 细生地六钱 丹皮四钱 炒知母三钱 炙甘草四钱 麦冬连心，六钱 京米一撮

煮三杯，分三次服。外紫雪丹四钱与汤药分服，每次二钱。

十九日 温病邪入心包，谵语癫狂，昨与紫雪丹四钱，玉女煎加丹皮一帖，今日脉反洪大有力，紫斑夹疹，续出若汗。议化斑汤两清气血之伏热，其紫雪丹再服三钱，以谵语尽除为度。

生石膏二两 知母四钱 黄芩三钱 炙甘草三钱 犀角二钱 丹皮五钱 京米一撮

煮三杯，与紫雪丹，分三次间服。

二十日　斑疹已出，脉之洪大，谵语已减，与护阴法。

细生地六钱　丹皮五钱　麦冬连心，五钱　焦白芍三钱　连翘三钱　银花三钱　甘草一钱半

煮三杯，分三次服。

廿一日　热退神清，余邪有限，大便溏。与一甲复脉汤二帖。

紫雪丹五分　大生地五钱　甘草三钱　丹皮三钱　生白芍三钱　阿胶冲，三钱　麻仁二钱　生牡蛎五钱　麦冬三钱

廿八日　温疹未十分清，即不服药，七八日后饮食进早，复受秽浊之气，右脉洪大有力，舌苔白厚，先清秽浊。以舌苔白，未可下。

牛蒡子炒，研，三钱　连翘连心，三钱　银花三钱　炒黄芩二钱　芥穗二钱　苦梗三钱　香豆豉三钱　甘草二钱

煮三杯，分三次服。（《吴鞠通医案》）

【评议】气血两燔，邪入心包而见神昏，谵语，紫斑夹疹，故用玉女煎、化斑汤之类清气凉血，复加紫雪丹清心开窍，药后热退神清，斑疹亦近消退，唯余邪未尽，阴伤未复，吴氏按邪少虚多而投复脉辈滋阴潜阳，并配小剂紫雪丹以清心营余热，堪称熨贴。至于患者停药过早，饮食早进，复受秽浊，以致病情出现波折，又当别论。观是案，吴氏治气血两燔证的用药特点，可得其崖略。

风温按传变次第施治案

辛卯三月十五日　崇氏　三十岁　风温自汗，身热，法宜辛凉，最忌发表。

苦桔梗三钱　连翘五钱　芥穗钱半　人中黄二钱　元参五钱　连心麦冬三钱　生石膏一两　黄芩二钱　桑叶三钱　牛蒡子三钱　芦根三钱

煮三杯，分三次服。

十六日，微有鼻衄，于前方内加黑山栀二钱，丹皮三钱，再服一帖。

十七日，风温，疹不透，色反白，脉反带弦，病虽纯阳，而气体虚寒，有陷下之象，须少加反佐。

苦桔梗六钱　人中黄二钱　连翘五钱　银花六钱　藿香叶二钱　芥穗三钱　元参五钱　牛蒡子五钱　僵蚕三钱　薄荷钱半　山川柳二钱　蝉蜕去头、足，

三钱

共为粗末，分八包，一时许服一包，用石膏二两，芦根一两，汤煎。

十八日 心中懊㤂闷塞，邪居膈上，于前方内去薄荷、山川柳，加广郁金三钱，香豆豉二钱，再服一帖。

十九日 风温八九日，热减而不解，神识不甚清爽，舌纯黄而不燥，六日不大便，与增水行舟之润下法。

元参二两 连心麦冬一两 细生地一两

煮成四杯，分四次服，以下大便为度。如四次服完不大便，急再作服。

二十日 温病得大便后，左脉弦，右脉洪大，右寸更觉稍大，口渴思凉，下行极而上，邪气还表，此吴又可所谓下后脉反数者是也。经谓已得汗而脉尚躁盛，此阴脉之极也。宜兼上焦论治，与气血两燔之玉女煎法。

生石膏二两 炒知母三钱 连心麦冬六钱 细生地六钱 连翘三钱 银花三钱 炙甘草三钱 京米一撮

煮成三大杯，分三四次服。

廿一日 于前方内去石膏一两，加丹皮二钱，再服一帖。

廿二日 热未尽除，仍渴，再服一帖。

廿三日 大热已退，余焰尚存，仍然渴思凉饮。

生石膏一两 知母炒，四钱 麦冬连心，六钱 细生地六钱 熟五味子一钱 炙甘草三钱 天花粉三钱 京米一撮

煮三杯，分三次服。

廿四日 病减者减其制。

生石膏六钱 知母二钱 生牡蛎五钱 细生地六钱 连心麦冬六钱 炙甘草三钱 京米一撮

煮三杯，分三次服。

廿五日 照原方再服一帖。

廿六、七日 仍服原方。

廿八日 风温邪气已透，真阴未复，少寐心悸，饥不欲食，又数日不大便，与复脉法。

大生地五钱 麦冬砫砂染，五钱 生白芍四钱 生阿胶三钱 元参四钱 炙甘草三钱 炙龟板五钱 鳖甲四钱

煮三杯，分三次服。

廿九日　于前方内加火麻仁三钱，再服一帖。

三十日　照原服一帖。

四月初一　病家自去火麻仁，又服一帖，服四帖后，得黑粪弹若许，次日又出黑粪更多，周身出白痦，时时有汗，阴足收功。（《吴鞠通医案》）

【评议】本例初起邪在上焦肺卫，故以辛凉清解为主；继则邪入中焦阳明，肠燥便结，进增液汤增水行舟，得便后气分之邪热仍炽，续投玉女煎法清热生津，大热始退，病获转机，然真阴之伤，亟待恢复，故善后用复脉汤滋填真阴而收全功。吴氏治温，保津之法，常贯穿病程之始终，于此可见一斑。

温病治以辛凉芳香清上案

赵　二十六岁　乙酉年四月初四日　六脉浮弦而数，弦则为风，浮为在表，数则为热，证现喉痛。卯酉终气，本有温病之明文。虽头痛身痛恶寒甚，不得误用辛温，宜辛凉芳香清上。盖上焦主表，表即上焦也。

桔梗五钱　豆豉三钱　银花三钱　人中黄二钱　牛蒡子四钱　连翘三钱
荆芥穗五钱　郁金二钱　芦根五钱　薄荷五钱

煮三饭碗，先服一碗，即饮百沸汤一碗，覆被令微汗佳。得汗后，第二、三碗不必饮汤。服一帖而表解，又服一帖而身热尽退。

初六日　身热虽退，喉痛未止，与代赈普济散。日三四服，三日后痊愈。（《吴鞠通医案》）

【评议】温病初起，病位表浅，邪在上焦。初诊虽有头痛、身痛、恶寒，但尚有"喉痛"一症，故非风寒之证。笔者以为，"喉痛"或可作为鉴别温病与风寒证的症状之一。《灵枢·忧恚无言》云："喉咙者，气之所以上下也。"《素问·太阴阳明论篇》篇言："喉主天气。"张景岳《类经》注曰："喉为肺系，所以受气，故上通于天。"喉咙为肺脏和外界相连接的要道，风热之邪侵肺，势必殃及喉咙，以致喉咙肿痛。治当禁用辛温，宜辛凉芳香之品也。方用银翘散加减，一剂而表解，二剂则热退。复诊尚有喉咙疼痛，故予代赈普济散（详"温毒篇"）解毒消肿而收功。

风温伤肺痰热阻窍治案

王氏七旬有三，风温伤肺，头晕目瞑，舌缩无津，身痛肢厥，口干不饮，昏昧鼻鼾，语言难出，寸脉大。症属痰热阻窍，先清气分热邪。杏仁、象贝、花粉、羚羊角、沙参、嫩桑叶、竹茹、山栀。一服症减肢和，但舌心黑而尖绛，乃心胃火燔，惧其入营劫液。用鲜生地、犀角汁、玄参、牡丹皮、麦门冬、阿胶（煨化）、蔗汁。三服舌润神苏，身凉脉静，但大便未通，不嗜粥饮，乃灼热伤阴，津液未复，继与调养胃阴，兼佐醒脾，旬日霍然。（《类证治裁》）

【评议】风温伤肺，炼液为痰，痰热交阻，蒙蔽清窍，以致头晕目瞑，舌缩无津，昏昧鼻鼾，语言难出。病邪尚在气分，急宜清气分热邪。予散风清热、生津养阴之品。一剂后，诸症有减，肢体稍和。然心胃之火尚未平息，燔灼津液，而致舌心黑而尖绛。须防其深入营分，劫损阴液，故予犀角地黄汤加减。三剂后病势已退，然留有便秘、纳呆等津液未复之余症，续以养胃醒脾之剂调适，十日而愈。值得一提的是，案中"舌缩无津""舌心黑而尖降"，均作为辨证治疗的主要依据，可见察舌在温病诊断上的重要作用。

风温误汗而致难以救药案

许子双令堂梁宜人，仲春之杪，偶患微感，医与温散，热已渐退。孟英偶过诊，右寸脉促数不调，因谓子双曰：此风温证，其误表乎？恐有骤变。渠复质之前医，以为妄论，仍用温燥，越二日即见鼾睡。再延孟英诊之，促数尤甚，曰：鼻息鼾矣，必至语言难出，仲圣岂欺我哉？风温误汗，往往皆然，况在高年，殊难救药。果浃旬而逝。眉批：此证虽经仲景指出，而人多不识，往往杂药乱投，卒至鼾睡而死，医家、病家两俱茫然。孟英此案可为仲景之功臣矣。（《王氏医案续编》）

【评议】患者偶有微感，前医不辨寒温，即予温散。虽热势渐退，看似中的，然王氏诊之右寸促数，显然肺中有热，此风温误治无疑也。孰料前医固执己见，继用温燥治之，以致出现鼾睡之症。王氏再诊之时，右寸促数更甚，说明病情加重，症候危矣。加之病者年事已高，已回天乏术。《伤寒论·辨太阳病脉证并治法上》明载："风温为病，脉阴阳俱浮，自汗出，身重，多眠睡，鼻息必鼾，语言难出。"并告诫误治则"一逆尚引日，再逆促命期"，用心良苦。然后世少有人识得此证，王氏慧眼，明辨于此，希后学吸取教训，铭记于心，勿再妄投而误人也！

风温欲成肺痈治用麻杏石甘汤案

风温犯肺，寒热咳逆，痰带腥味，脉象浮数，欲成肺痈之象。拟用麻杏石甘汤治之。

西麻黄七分，蜜炙　乌扇一钱　粉甘草五分　苦杏仁三钱，去皮尖　牛蒡子一钱五分　苦桔梗一钱五分　生石膏三钱　法半夏三钱　云茯苓三钱　（《寿石轩医案》）

【评议】风热之邪侵袭肺脏，营卫不和，肺失宣降，则寒热咳逆；热邪壅盛，炼津成痰，痰热交阻，则痰带腥味。邪热鸱张，内壅于肺，或将变为肺痈之病。亟宜仲景麻杏石甘汤辛凉疏宣，清泄肺热。同时予乌扇（即射干）、牛蒡子、桔梗疏风清热利咽，半夏、茯苓祛湿化痰止咳。俾热清痰化，病势向好，自不担忧肺痈之事也。现代用麻杏石甘汤治大叶性肺炎、肺脓疡等病，其依据与此不无关系。

风温误补致死案

里人范某，患风温时病，药石杂投，久延未愈。请丰诊视，视其形容憔悴，舌苔尖白根黄，脉来左弱右强，发热缠绵不已，咳嗽勤甚，痰中偶有鲜血。此乃赋禀素亏，风温时气未罄，久化为火，刑金劫络，理当先治其标，缓治其本，遂以银翘散，去荆芥、桔、豉，加川贝、兜、蝉，此虽治标，实不碍本，倘见血治血，难免不入虚途。病者信补不服，复请原医，仍用滋阴凉血补肺之方，另服人参、燕窝。不知温邪得补，益不能解，日累日深，竟成不起。呜呼！医不明标本缓急，误人性命，固所不免矣。（《时病论》）

【评议】《素问·至真要大论篇》言："标本之道，要而博，小而大，可以言一而知百病之害。"指出凡治病者，标本缓急，当为首要考虑之事。此案患者虽禀赋素亏，阴血暗耗，然风温之邪尚未祛除，疏散邪气为当务之急。清代吴枚士在《研经言·用药论二》中说："凡药……能补虚者，皆能留邪。"若一味用补，则会令邪气日深，病情日重，以致疴疾难起，误人性命。温邪忌补一事，医家亦当常记于心，谨慎为之也。案谓"医不明标本缓急，误人性命，因所不免矣。"言之谆谆，发人深思，可作为座右之铭。

上清宣其肺中温化其脾治风温夹湿案

南乡梅某，望七之年，素来康健，微热咳嗽，患有数朝，时逢农事方兴，犹是勤耕绿野，加冒春雨，则发热忽炽，咳嗽频频，口渴不甚引饮，身痛便泻。有谓春温时感，有言漏底伤寒，所进之方，佥未应手，延丰诊治。按其脉，濡数之形，舌苔黄而且腻，前恙未除，尤加胸闷溺赤，此系风温夹湿之证，上宜清畅其肺，中宜温化其脾，以辛凉解表法，去蒌壳，加葛根、苍术、神曲、陈皮治之。服二剂，身痛已除，便泻亦止，唯发热咳嗽，口渴喜凉，似乎客湿已解，温热未清，当步原章，除去苍术、神曲，加入绍贝、蒌根、芦根、甘草。迭进三剂，则咳嗽渐疏，身热退净。复诊数次，诸恙若失矣。（《时病论》）

【评议】风温夹湿为患，邪在肺胃，肺属卫，叶天士说："在卫汗之可也"，故用辛凉解表法以轻解肺卫、清化痰热；复加苍术、神曲、陈皮温运脾胃，祛湿消食。又吴鞠通治疗湿热，十分强调从肺论治，盖肺主气，气化则湿化故也。石芾南《医原》发挥说："治法总以轻开肺气为主，肺主气，气化则湿自化，即有兼邪，亦与之俱化。……湿热治肺，千古定论也。"这在本案中得以体现。

风温炽盛疗以清泄之法案

俞瑞卿，东，皋村，三月。壮热有汗不畅，面肿气喘，肢酸胁痛，目红口渴，脉洪数带弦，唇干，舌红，苔糙。风温内炽，治以清泄。

杏仁四钱　羚羊角二钱　旋覆花三钱　枇杷叶五钱　蒌皮三钱　薄荷一钱　大力子四钱　丝瓜络四钱　水苇根　桑叶四钱　大川贝三钱　生干草三分

汗出热不解，喘痛皆缓，面肿不退，大便畅下，小溲微热。脉仍洪数而空，舌苔红腻。症虽转松，尚防反复。再拟前方出入主之。

前方去羚、薄、苇、蒌，加菊花、蝉衣、竹茹。

诸症悉平，脉仍洪数。原方加入化痰为治。

次方加青黛拌蛤壳。（《慎五堂治验录》）

【评议】此案患者壮热面肿，气喘胁痛，目红口渴，唇干舌红，一派风温炽盛、气机不利、津液受损之象。治疗当以清宣泄热之法，药后症有好转，但须防反复，故又以前方消息加减治之，以善其后。

风温内蕴肺胃凉泄为治案

李，右，七月。畏风身热，红疹密布，头痛咽疼，作恶，脉数，舌光无苔。风温内蕴肺胃，恐其邪陷心包，姑拟凉泄为治。

银花三钱　牛蒡子三钱　老桑叶三钱　苇根四钱　连翘三钱　枇杷叶三钱
白菊花一钱半　杏仁三钱　竹茹二钱　川贝母三钱　方通草四分　蝉衣五分
（《慎五堂治验录》）

【评议】风温之邪蕴于肺胃，风邪为患，则头痛畏风；肺热壅盛，则身热红疹；胃中受邪，作恶乃起。为防邪入心包，当以辛凉宣泄之品为治。方中银花、牛蒡子、桑叶、苇根、连翘、白菊花、竹茹、蝉蜕等即为此设。然此案尚有舌光无苔之象，乃胃阴受劫之征，方中酌加生地、麦冬等清养胃阴之药，或更稳妥。

温邪内陷厥阴治案

朱大官，辛巳正月晦，北庄泾潭。吸受风温，久则化火，喘咳胁痛，头痛口渴，神糊妄语，身热无汗，脉形弦数，舌红苔糙，有逆入心包之势矣。且拟辛凉轻剂，再观其变易法。

桑叶四钱　川贝二钱　连翘一钱半　羚羊角二钱　银花一钱半　菊花五钱
薄荷一钱　牛蒡子三钱　元参四钱　枇杷叶三钱

二月初三：温邪内陷，阳明热结，汗多热盛，神狂语笑，脘痛拒按，气喘咳嗽，痰升如吼，脉弦苔黄。勉予芳香开泄，咸苦下结，庶有转机。

至宝丹一粒　鲜生地一两　元明粉三钱　犀角尖四分　天花粉四钱　瓜蒌皮五钱　鲜菖蒲七分　大元参七钱　生草梢一钱　连翘壳一钱半　银花三钱

初四日：喘咳痰潮，汗出热不缓，胁痛神笑，谵语弄阳，口歪目闭，面赤如脂，脉大弦数，舌干苔黄。邪入厥阴，阴涸则阳浮最多，一并为厥。勉拟潜阳育阴，以图天眷耳。

生牡蛎一两　　生甘草二钱　　胆草一钱半　　生鳖甲七钱　　京元参一两　　蒌皮七钱　　青龙齿三钱　　细生地一两　　元明粉二钱　　万氏牛黄清心丸一粒

初五：昨进大剂填阴潜阳，神清笑止，谵语亦定，痰降喘缓，目开睛赤，能食稀糜，脉形浮洪，有转关之象。再拟填阴为主，佐以潜阳，使阴足涵阳，则痉厥可免。

生甘草二钱　　生牡蛎二两　　元参一两　　竹沥一杯　　细生地一两半　　生鳖甲五钱　　胆草一钱，盐水炒　　白芍药二钱，盐水炒　　炙龟甲五钱　　莲薏五分

初六：各恙皆平，再拟甘寒濡润，清养阳明。

竹沥一杯　　鲜沙参一两　　元参一两　　夏枯花五钱　　青蔗二两　　细生地一两草梢一钱半　　梨皮一两　　生牡蛎二两　　莲薏五分　　（《慎五堂治验录》）

【评议】风温外感，日久化火，病势渐增，已有逆传心包之虞。初诊予辛凉轻剂，药力略显不足，故二诊时温邪内陷阳明，而现汗多热盛，神狂语笑，脘痛拒按，气喘咳嗽等症。予以芳香开泄、咸苦下结之品，药虽对证，然病情凶猛，难挡传经之势，故三诊温邪已入厥阴，势成"痉厥"，症情危矣。此时只能破釜沉舟，放胆一搏，仿吴鞠通"三甲复脉"法，予以大剂填阴潜阳之品，尚有一线生机。药后神清笑止，谵语亦定，痰降喘缓，目开睛赤，能食稀糜，明显向好之象。续以填阴潜阳、甘寒濡润之品清养善后。温邪所受，来势汹汹，传变迅速，若非识证准确，用药精当，难有力挽狂澜之功也。

寒热复感风温以致阴液耗竭治案

陈香圃子，癸未，蓬阆镇。寒热已久，有汗日作，又感风温，加咳嗽头痛，进辛平以泄胆肺之邪，白疹随汗出入，身热反炽，大便黑，小溲黄，舌仍红赤，黄苔稍厚，齿枯如石结瓣，紫色。阴液几竭，温邪尚炽。

桑叶三钱　　豆卷三钱　　鲜生地七钱　　川贝半钱　　知母一钱半　　银花一钱半杏仁三钱　　滑石一钱　　甘草四分　　苇根七钱　　枇杷叶四钱

服后热稍淡，齿转润，鼻衄痰血，热随血解，可冀转安。即以原意去豆卷五分，加元参、细生地、青蔗汁，不十剂而安谷矣。（《慎五堂治验录》）

【评议】寒热日久，复感风温，初予辛平之剂泄胆肺之邪，然药后症情未减，温邪尚炽，阴液暗耗。故予桑叶、豆卷、银花等辛凉之品疏风透邪

解表，鲜生地、川贝、知母、甘草、苇根、滑石等甘寒之品清热养阴生津。药后症状稍缓，热随鼻衄痰血而解。继以原方去豆卷，加玄参、生地、青蔗汁，以增强养阴生津之力，旬日而愈。叶天士对温病的诊断方法，于辨舌验齿、辨斑疹白痦方面尤多发挥。此案辨证乃不失于运用叶法的范例。

清展气机治疗风温内炽案

周，右，己卯四月，洋泉泾。始恶寒，后但热不寒，头痛耳聋，作恶便薄，喘咳痰多，面赤胁痛，舌红苔黄，脉弦。是风温内炽，肺胃受邪也。清展气机为治，俾气宣则热解矣。

桑叶三钱　白菊花三钱　羚羊角一钱半　川贝三钱　蛤壳五钱　牛蒡子四钱　苇根五钱　旋覆花二钱　薄荷五分　丝瓜络三钱　枇杷叶五钱

病瘥，胃液未振，痰仍黄稠，再拟方宗仲景以饮食消息之意。

糯秧三两　苇根二两　淡海蜇一两　地栗二两　（《慎五堂治验录》）

【评议】此案风温之邪虽炽，但尚在气分，故治以清展气机即可。俟气机得展，宣降复常，则热势有可解之机。药后病愈，然胃液未复，痰尚黄稠，故宗仲景"以饮食消息止之"（《金匮要略·疟病脉证并治第四》）之意，予糯秧、苇根、地栗（即荸荠）养阴生津，海蜇清热化痰。又地栗配海蜇，名"雪羹汤"，功在清热化痰消积，是王孟英习用之食疗方。

风温表里皆病之危证治案

杨英母，丁丑三月，南码头。壮热无汗，上喘咳，下滑泄，腹中阵痛，头疼口渴，唇焦齿干，鼻煤不食，脉素细小，左部稍弦，舌色微红，苔黄无泽。风温烁津，表里皆病，危险症也，拟泄表生津和中为治。

鲜石斛七钱　豆豉四钱　生谷芽五钱　蔗汁磨冲香附五分　鲜沙参四钱　甘草五分　牛蒡子三钱　羚角片二钱　川贝三钱　扁豆皮四钱　杏仁三钱

诸症皆退，养胃阴以善后。前方去豆豉、牛蒡子，加枇杷叶、茯神。（《慎五堂治验录》）

【评议】风温灼津，表里皆受其病，在表发为无汗头疼，在里现为喘咳滑泄。唇焦齿干，口渴鼻煤，乃津液受劫，不能荣养也。"不食"一症，表明胃气受损，病情已趋危险，故急以泄表生津、和中护胃为治。方证相应，药后病退。续以清养胃阴而收功。

风温夹食治以泄邪化滞案

任，左。抬肩鼻扇，喘嗽不能卧息，脘痛拒按，额汗时多时少，大便不爽，小溲色赤，昨增身热咽疼，脉浮滑带数，舌苔薄黄。风温夹食，肺胃之气不降，暂拟泄邪化滞。

桑叶三钱　旋覆花三钱　宋半夏一钱半　蒌皮五钱　杏仁三钱　葶苈子一钱半　元明粉一钱半　竹茹一钱半　天虫三钱　枇杷叶五钱　枳实一钱半　香附一钱半　焦谷芽五钱

诸症皆平，唯脘痞不舒，纳食难运，足肿脉微，脾虚健运少力，枳术丸主之。（《慎五堂治验录》）

【评议】风温内侵，扰乱气机，以致肺胃之气不降。肺气不降，故抬肩鼻扇，不能卧息；胃气不降，故脘痛拒按，兼夹食积。治疗当泄邪化滞，用药多为降气行气之品，辅以消食化积之药。药后症安，尚有脘痞纳呆、足肿脉微等脾虚失健之症，故予枳术丸健运脾气、消食化湿以善后。唯本例值得留意的是，"抬肩鼻扇，喘咳不能卧息"，从现代医学观点来看，似有"肺炎"之可能，当引起警惕。

息风开窍治疗风温传入厥阴案

胡荣　神昏而笑，撮空痉厥，痰喘便泄，脉弦数。风温传入厥阴，治以息风开窍。

羚羊角三钱　天竺黄一钱半　元参五钱　钩钩三钱　石决明一两　龙齿三钱　至宝丹一粒　川贝三钱　鲜菖蒲一钱半　连翘心三钱

又，去至宝丹、石菖蒲，加桑叶。（《慎五堂治验录》）

【评议】风温之邪传入厥阴，内闭心包，热盛动风，烁津为痰，痰热蒙蔽心窍，以致神昏而笑，撮空痉厥，痰喘便泄。亟需息风开窍为治。药用羚羊角、天竺黄、玄参、钩钩（即钩藤）、川贝、菖蒲、连翘心等清热息风、豁痰开窍之品，佐以石决明、龙齿等镇心定惊之药。同时予以至宝丹清解热毒，化浊开窍，以助息风开窍之功。

风温入营劫津治以复液回津清宫案

曹芝岩女，蟠龙镇。始病发热畏风，脘痞咳嗽，遍身疹点隐约，医进消导，温升神狂汗止，脉洪且数，舌绛而干。风温内炽劫津，拟复液回津，佐以清宫法。

鲜石斛四两　苇根二两　桑叶三钱　连翘心三钱　鲜生地四两　竹叶四十叶　湖丹皮三钱　牛黄四分　鲜沙参四两　银花四钱　甘蔗汁一碗　琥珀五分　石菖蒲七分　犀角七分　元参心五钱

三剂愈。　（《慎五堂治验录》）

【评议】此案初起，发热畏风，脘痞咳嗽，显然邪在气分之征也；遍身疹点隐约，亦是邪在气分之象，所谓"疹发于肺"是也。然前医不明此理，妄投消导之品，以致邪入营分，劫损津液，而现温升神狂，脉洪且数，舌绛而干等症。治宜复液回津清宫之法。方以《温病条辨》清营汤加减，三剂而瘥。

风温误治舍症从脉案

忠州广文黄东阳之子，年甫十三，春日病温，所现发热恶寒，口不渴而微思热饮，医用辛温表散愈剧，延余诊视。审其六脉洪数有力，询其小便短涩，时而鼻衄，似此全非寒症，乃属风温也。但风温一症，首以恶热而渴为辨，此病外症，全然相反，唯脉洪鼻衄可凭，自应舍症从脉，不然必致错误。余用小柴胡汤去人参、姜、枣，加元参、麦冬、荆芥、葛根、连翘、银花、车前仁等味，连服三剂，小便清利，鼻衄亦止，恶寒反减，再服竹叶石膏汤二剂，诸症悉退而愈。若果拘执成法，不参以脉象，以及鼻衄溺短，仅以发热恶寒辨之，鲜不误事。《经》云热深厥亦深，即此之谓也。　（《温氏医案》）

【评议】本例脉症之取舍，当须推敲。此案虽病温，然所现症状却似伤寒，故前医误用辛温散表之药。温氏诊其六脉洪数，小便短涩，时有鼻衄，一派风温之象，全非伤寒也。故其舍症从脉，从风温论治，先以小柴胡汤出入清解为主，续以竹叶石膏汤善后治疗，疾病转安。由此观之，风温之病，不可仅以发热恶寒辨之，须参以脉象及其他症状，方不至于误人也。

风温治后尚留气分之热案

方左　风温两候，风化为火，火风内旋，由壮热懊烦而致瘛疭。叠经泄热和阴，火风渐平，烙热亦定，乃大便通行之后，频见溏泄，咽痛鼻红，咳嗽痰多稠黄，耳窍闭塞。脉象数大，重按带弦，舌红苔黄。沸腾之风火虽息，而气分之热何能遽化。风痰为热所灼，自然色变黄稠；气燥则清窍不利，自然两耳失聪。咽通于胃，喉通于肺，今肺胃两经，为风热渊薮，自然咽中作痛；大肠与胃相联续，与肺相表里，热盛之下，腑气失通，肺胃之热乘热下移，再以牛乳横助其虐，所以大便为之频泄。为今之计，唯有清化肺胃，以清肠热。与式训仁兄大人同议方。

射干六分　桔梗一钱　川斛五钱　黑山栀三钱　细木通五分　前胡一钱　淡芩一钱五分　连翘三钱　六一散三钱　茅根一两　竹叶十二片　（《张聿青医案》）

【评议】热为火之渐，火为热之极。此案初起，风火相煽，火邪炽盛。经多次泄热和阴之后，火势渐平，然热势尚留于肺胃，故频见溏泄，咽痛鼻红，咳痰稠黄，耳窍闭塞。个中道理，张氏分析颇为透彻。处方亦考虑周到，切合病机。

风温挟痰化热伤阴治案

张左　初起伤食吐泻，风温之邪乘势而发，平素内伏之痰，与热相合，熏蒸于肺胃之间，以致热不外扬，咳嗽痰稠。上中两焦，为痰气所遏，则清津不能上升，口渴，舌干少津，中心灰糙，小溲作痛，脉数而滑。症属风温挟痰，化热伤阴，今方旬日，恐转候之际，痰热内闭而致神昏发痉。拟清化痰热，参以救阴。即请商裁。

天花粉二钱　光杏仁去尖打，三钱　海浮石三钱　真川贝炒黄，二钱　北沙参四钱　冬瓜子四钱，打　大天冬三钱　白萝卜切片，一两五钱　肥知母二钱，炒　鲜芦根去节，一两　陈关蛰洗淡，一两　干枇杷叶去毛，四片

二诊　清化痰热，舌苔灰燥转润，中心霉黑亦化，溲痛已退，气逆亦平，脉亦稍缓。然内热未楚，还宜清化。

北沙参三钱　橘红盐水炒，一钱　鲜竹茹一钱五分　冬瓜子三钱　通草一钱　青盐半夏一钱五分　茯苓一钱　光杏仁三钱　薏仁四钱　枇杷叶去毛炙，四片

三诊　咳嗽气逆已定，胃纳亦得稍起。然肺胃之间，痰热未化，气不流布，津液不行，以致口燥舌干欲饮。右脉滑大。虚火挟痰，熏蒸胃口，恐起口糜。再引津上升，而导热下行。

细生地四钱　细木通四分　天花粉二钱　竹沥半夏一钱五分　海蛤粉三钱，包　细甘草三分　真川贝炒黄，二钱　冬瓜子三钱，打　白茯苓三钱　鲜竹茹盐水炒，一钱　活水芦根去节，一两　青竹叶十片

四诊　和阴降火，清化痰热，痰爽，舌干转润。的属津气不行，与津枯者有间。

南沙参四钱　竹沥半夏一钱五分　海蛤粉三钱，包　橘红盐水炒，一钱　川石斛四钱　川贝母炒黄，一钱五分　生薏仁四钱　茯苓三钱　炒竹茹一钱　枇杷叶去毛，四片

五诊　痰气渐化，津液流通，口渴已定，胃亦渐起。足见燥乃假燥，湿乃真湿，病之变态，足以惑人如此。

白茯苓三钱　制半夏一钱五分　海蛤粉五钱，包　炒蒌皮三钱　甜杏仁三钱，炒　薄橘红一钱　炒川贝一钱五分　生薏仁三钱　生熟谷芽各一钱　枇杷叶去毛，四片　（《张聿青医案》）

【评议】伤食吐泻之后，又感风温之邪，内伏之痰与外袭之热相合，熏蒸肺胃，阻遏津气，以致咳嗽痰稠，口渴舌干，小溲作痛。故一、二诊以清化救阴为主，药以天花粉、海浮石、北沙参、冬瓜子、天冬、知母、芦根、竹茹、枇杷叶等清热化痰，滋阴生津。药后咳逆已定，胃纳亦起，但痰热尚未全化，津液仍然不行，故三诊以导赤散加味导热下行，引津上升。四、五诊之时，痰热已有渐化之势，津液亦趋敷布流通，故以南沙参、川石斛、生薏仁、橘红、生熟谷芽等和胃养阴之品收功。痰热交阻，缠绵难愈；假燥真湿，亦难辨别。张氏抽丝剥茧，明辨真假，堪为后学范式。

风温郁于肺胃治案

某　形寒发热，咳嗽少汗，风温之邪袭于肺胃，脉数苔黄。法当清泄。
淡豆豉　杏仁　淡子芩　青蒿　鲜沙参　前胡
又　风温郁于肺胃，咳嗽痰腥，偏卧，肺金为热所伤，宜清热肃肺。
鲜沙参　苡仁　冬瓜仁　桃仁　桑皮　银花炭　蛤壳　川贝　知母

丹皮炭　黄芩　枇杷叶　大荸荠　（《柳宝诒医案》）

【评议】风温初起，侵袭肺胃，营卫失调，肺气不利，以致形寒发热，咳嗽少汗，故治以清泄之法。药后未果，病势有进，热邪炽盛，肺金受伤，津液受损，故咳嗽痰腥。治宜清热肃肺之法，药取桑皮、蛤壳、川贝、知母、黄芩、枇杷叶泻肺清热，沙参、冬瓜仁、荸荠生津润肺，薏苡仁健脾化痰。方中尚有桃仁、银花炭、丹皮炭三味，以防热伤血络，瘀血停留也。又案载"咳嗽痰腥，偏卧"，"肺痈"堪虑，似可加鱼腥草、金荞麦、蒲公英之类，效当更好。

阴虚体质风温病后调治案

吴　风温作咳，必伤肺胃之阴。以阴虚之质，咳嗽两月乃平，熏灼无疑。脉象细而带数，舌色红而少苔，悉属阴伤见象。善后之法，当清养肺胃之阴，勿使余热留恋，庶几复原。

南北沙参各　西洋参　麦冬　金石斛　小生地　川百合　上毛燕窝　紫蛤壳　橘红　白苡仁　川贝

二诊　前方清养肺胃，是因病后而设。人身五脏属阴，主藏精而不泻。阴虚之体，脏阴必亏。凡阴之亏，心肾居多，而见病则肺胃为甚。平时调摄，当补益心肾以滋水，可以生木清心，即可以保肺也。

人参　丹参　生熟地各　天冬　白芍　山药　丹皮　泽泻　茯神　牡蛎枣仁　莲子　（《柳宝诒医案》）

【评议】素体阴虚，风温作咳，两月乃平，脉象细而带数，舌色红而少苔，此为阴伤无疑。初诊之方为病后调治而设，重在清养肺胃之阴，以免余热留恋；二诊之方为平时调摄而立，旨在滋水涵木清心，以保肺之无虞。

风温误服温散治以清化案

感冒风邪，痰嗽头痛，不饥寒栗，误服温散，其势益甚，口渴无溺，脉弦数浮促。症系风温，既服温散，热得风而更炽也，舌绛无津，亟宜清化。

桑叶　知母　菊花　杷叶　冬瓜仁　花粉　栀子　元参　贝母　鲜梨

汁　（《雪雅堂医案》）

【评议】此案又一风温误服温散之例也。热得风助，炽盛势强，燔灼津液，以致口渴无溺，舌绛无津。急需清润宣化以救阴液。药用桑叶、菊花疏风散热，知母、枇杷叶、冬瓜子、天花粉、栀子、贝母清热生津，玄参、梨汁滋养阴液。俟风去热清，津液得复，则病情转愈指日可待也。

肝阳体质罹患风温体病兼治案

平时肝阳体质，因患风温，外寒挟内热，头痛如劈，畏寒发热，口渴恶心，抽搐，肌舌麻疼，腹内风蜜，脉象缓大模糊，勾起其肝风鼓荡，其温邪须防痉厥内闭，辛凉甘寒宜之。

羚羊二钱　桑叶三钱　天麻二钱　生地三钱　荆芥一钱　白芷二钱　川芎二钱　羌活一钱　石膏二钱　蝉蜕一钱　石斛三钱　蔓荆三钱

又

元参三钱　丹参三钱　犀角一钱　竹茹三钱　钩藤二钱　天麻二钱　菊花二钱　蝉蜕一钱　蔓荆三钱　连翘二钱　桑叶三钱　石斛三钱　（《雪雅堂医案》）

【评议】外感风温，肺卫失调，"伤于风者上先受之"，肺为脏腑之华盖，外邪侵之，首当其冲，故肺卫失调，见"头痛，畏寒，发热"等症。本案患者平素肝阳体质，外邪入侵后，其病情随体质而变化，故出现风阳鼓荡之证。案中首方选用辛凉甘寒之品，辛凉以解表，甘寒以滋阴清火，既治标又顾本。又方中仍选用清滋柔木之品，以达到上宣肺气，下潜肝阳之效。此为体病结合施治的范例。

风温时毒邪入营分治案

此风温时毒，汗泄体酸，便通神昏，邪不在表，必致发癍发疹，急须清透，不厥不痉，方可向愈。

犀角　连翘　查炭　大力　羚羊　丹皮　赤苓　滑石　芦根　茅根（《上池医案》）

【评议】本例为风温之重症，邪气已由表入里，发斑发疹，营分症状将至，医者遵叶天士"入营犹可透热转气"之旨，在凉营解毒之中兼以清透，以防痉厥的发生，用药堪称周密。

风温夹湿伤于手足太阴治案

盛　右关脉浮数，舌苔微白，风温夹湿，伤于手足太阴。肺气上郁则咳嗽，脾湿下流则便溏，兼之阳气独发，热而无寒。治以辛凉解表兼利气，佐以淡渗清热而和脾。

连翘壳一钱　淡豆豉一钱　荆芥穗八分　苦杏仁一钱　鼠粘子一钱　苏薄荷八分　北桔梗八分　淡竹叶八分　生谷芽二钱　赤茯苓二钱　紫川朴八分　川通草八分　（《阮氏医案》）

【评议】风温夹湿，伤于手足太阴，方用银翘散加减以辛凉解表，此即吴鞠通“治上焦如羽，非轻不举”之谓；赤苓、通草淡渗利湿，所谓“治湿不利小便非其治也”；复加川朴通畅气机，寓“气化则湿化”之意。堪称法合方妥药当，值得借鉴。

风温夹湿重证治案

谢　风温夹湿，头痛身热而汗漐漐，周身痹痛沉重，大便溏薄，口干咳嗽，神气不清，胡言乱语，苔黄脉数，法以清热利湿为主治。

炒山栀三钱　生苡仁三钱　淡竹叶钱半　淡黄芩钱半　连翘壳三钱　苦杏霜钱半　水法夏钱半　水云连一钱　汉防己钱半　益元散三钱　广郁金钱半　（《阮氏医案》）

【评议】“神气不清，胡言乱语”，表明湿热已蒙蔽心窍，处方有病重药轻之嫌，当配合菖蒲郁金汤（菖蒲、炒栀子、竹叶、牡丹皮、郁金、连翘、灯心草、木通、竹沥、玉枢丹），似更合适。

芳香轻扬法治风温夹秽浊案

风温由皮毛而入肺，秽浊从口鼻而入胃，前用辛凉透皮毛以解风温，芳香宣阳气以逐秽浊，汗泄蒸蒸，在表之风温渐从汗衰，大便频频，在里之秽浊渐从下夺。而舌苔仍形黄腻，其中尚有浊邪，诊脉象依然数大，上焦犹有风热。风为阳邪，鼓荡肝阳，阳升于上，耳窍为鸣，风淫末疾，指节为酸，阳动则心烦，热炽则唇燥，胃气尚窒，纳谷未增，病邪专在气分，气郁渐从火化，大旨似宜前辙，以芳香轻扬法。

羚羊角　连翘　山栀　钩钩　鲜石斛　滁菊　丝瓜络　橘红　佩兰叶　瓜蒌皮　郁金　桑叶　（《近代名医学术经验选编·金子久专辑》）

【评议】风温袭受，在外之表邪已得汗泄而解，在内之秽浊亦从下夺而退。唯脉仍数大，上焦风热未撤，纳谷不增，胃家气机尚窒，病之重心，专在气分。气郁则化火，火升则阳动，故治法轻清宣气，芳香醒胃，气机通畅则内外流行，而诸症可去。羚羊角一味，取其有散风清热之功，当时货源较多，价亦不贵，故恒多用之。

风温斑痧治案

时感风温，逗留肺胃，外达皮毛，发现斑痧，内郁气分，酝酿痰热，痰阻清肃，时或咳逆，热入肝窍，目眶瘭痒，稚阴不足，病热晡剧，脉象浮数而滑。当用轻清宣泄。

羚羊角　连翘　黑山栀　钩钩　川通草　橘红　瓜蒌皮　象贝　忍冬藤　滁菊　白杏仁　竹茹　（《近代名医学术经验选编·金子久专辑》）

【评议】风温由皮毛而入，邪袭肺卫，肺失清肃，气郁酿痰，致有咳逆之患。邪不外解则渐入阳明，邪欲外泄则发为斑痧，稚体阴分不足，脉见浮数而滑，证脉合参，既非麻疹之热毒，亦非营分之斑块，显系时感之邪，化成斑痧之类，故其邪尚在气分，治以轻清宣泄，显在情理之中。

风温邪入营分治案

孙妻

初诊：身热不退，头痛肢酸，神志时清时昧，脘痞太息，鼻塞唇燥，脉弦细数，苔糙黄浮灰，舌尖色绛。此属温邪入营之候，不得宣达，有津伤风动之虑，势欠稳妥，姑拟宣达清泄为治。

犀角　连翘　川贝母　广郁金　鲜菖蒲　豆豉　瓜蒌皮　鲜石斛　山栀　杏仁　清心丸

二诊：温邪不从外达，势必内结。昨进清泄之剂，神志依然时清时昧，鼻塞气粗，耳听欠聪，便下失达，脉细滑数，左手兼弦，苔黄浮灰，舌绛起刺。温邪内结，津液耗损而神明被蒙，证势仍欠稳妥。拟清心达邪之法，应手则吉。

犀角　淡豆豉　山栀　大连翘　玄参　广郁金　菖蒲　川贝　石决明
石斛　玄明粉　至宝丹

三诊：阳明之邪，本当假大肠为去路，昔人是以有釜底抽薪之法。进清心达邪方，神志稍慧，腑气通畅，脘闷口渴，苔灰舌刺，脉细滑数。燥矢虽去，伏热尚盛，津液受劫而神明被扰，险途依然未出。再以清心化热，参保津为治。

犀角　郁金　知母　石膏　山栀　玄参　连翘心　生地　川贝　石决明　鲜石斛　天花粉

四诊：温病以津液为至宝，留得一分津液，方有一分生理。连进清心泄热方，热象徐退，神识渐清，仍或泛恶，脉细滑数，苔黄起刺，舌本色绛，温邪未能尽退，津液受劫。再从清泄，参保津为治。

犀角　竹茹　玄参　鲜石斛　生石决　知母　瓜蒌皮　桑皮　广郁金　天花粉　地骨皮　灯芯

五诊：温邪须顾津液，百病胃气为本。前进保津泄热之法，苔已退而舌色转红，刺尚未平，精神疲乏，脉来濡细带数，肺胃津液未克递复，后天生生之机尚未勃发，当易甘平养阴之法，徐图效力。

洋参　生石决　广郁金　鲜石斛　制女贞　玄参　泽泻　茯神　花粉　灯芯　谷芽

六诊：肝为风木之脏，高巅之上，唯风可到。昨因哭泣，旋即头痛，体复灼热，神烦妄语，脉弦细数，舌红苔花。津液未复，余邪未清，复得肝郁化火，风阳旋扰。当从清热保津参入息风为治。

羚羊　石决明　知母　鲜石斛　连翘心　白蒺藜　天花粉　钩藤　广郁金　茯神　滁菊　竹叶　卷心

七诊：火郁则生风，理固然也。前进保津泄热息风之剂，头痛虽未止而幸能间断，口干善饮，精神疲乏，不时烘热，便秘不通，脉细滑数，舌红苔微。证由津液未复，胃热肝阳互相冲扰。当仍以前法为治。

羚羊角　肥知母　鲜石斛　玄参　瓜蒌皮　滁菊　石决明　枳壳　麻仁　广郁金　天花粉　鲜生地

八诊：伏热久逗，津液与水饮皆能炼而为痰，胸膈为清气流行之部，亦属积痰受盛之区。叠进保津泄热之剂，便下溏而色如酱，伏热之邪，当从下达，无如身热不净，至夜尤灼，神情烦躁，胸膈如窒，口干舌红，脉细滑数。肺胃之阴津未克速复，心肝之阳遂亢而无制，阴虚不复则余热难泄。再拟清热保津，标本两顾治之。

羚羊角　西洋参　鲜石斛　鲜生地　地骨皮　肥知母　天花粉　炒蒌皮　川贝母　石决明　制丹参　炒枳壳

九诊：津与液皆属阴，是阴中之阳也，所以充身泽毛，润养百脉者也。前方连服数剂，今诸疴徐退，唯肌肤觉燥，口干欲饮，头痛隐隐，大便少解，脉细数，苔干黄。时邪之后，津液大伤，余热已净。法宜培养后天，仿吴氏增液汤加味为治。

原金斛　鲜生地　京玄参　麦冬　炙鳖甲　肥知母　制女贞　桑皮　麻仁　阿胶　珠谷芽　滁菊　（《近代名医学术经验选编·陈良夫专辑》）

【评议】本案初诊见舌绛，神志时清时昧，陈氏断为温邪入营，用栀豉汤和清营汤加减，并用牛黄清心丸宣达清泄；菖蒲、郁金、川贝涤浊利窍，无如病重药轻，力有不逮。二诊时改用至宝丹加强清热辟秽开窍的作用，并加入玄明粉咸通下，釜底抽薪，始得见效。但由于津液受劫，则热不易彻，故迫后数诊均以清热保津为治。后复因情志刺激，余热复炽，肝郁化火生风，故六、七诊急用羚羊、石决、蒺藜、钩藤、滁菊等平肝潜阳息风。最后二诊重用养阴生津之洋参、石斛、鳖甲、阿胶、麦冬、玄参、花粉等育阴清热以善其后。纵观全案，温邪深入心营，夹痰动风，病情颇为复杂，但陈氏辨证精细，治法进退有序，用药丝丝入扣，故病得痊愈。

宣肺清胃保津泄热治风温案

张男

初诊：温热之为病也，要不离乎肺胃两经。盖肺主皮毛，胃主肌肉，邪从外受者，必由肺以及胃，邪从内发者，必自胃而传肺。据述形寒身热，循环而作，头或疼而胸或闷，咳痰欠豁，甚则带红，咽痛神烦，易见鼻衄，便下未能通畅，脉来弦细滑，右手滑数，苔糙薄黄。此阳明胃经素有伏热，兼之外束风邪，肺气失肃，遂致表里同病，发为温病。考温邪以外达为轻，下行为顺，若郁而失达，必有耗气劫津之变。今舌色红而稍有芒刺，气液已有劫损，苔糙色黄，伏热依然内盛。顾正势必滞邪，祛邪恐其损正，不得不予为留意也。昔吴又可治温病，以汗下清为大法，叶氏专重保津，孟英有阳明之邪当假大肠为去路之说。拙拟参用诸法，投以宣肺清胃、保津泄热，分达其蕴结之邪，急救其已伤之液，务使正胜邪却，庶无液涸风动神蒙之虑。

淡豆豉　黑山栀　杏仁　杭菊花　象贝母　桑叶皮　连翘　银花　牛蒡子　天花粉　蒌皮　鲜石斛

二诊：前从风温痰热劫损津液议治，身热依然间作，咳痰欠豁，便下如酱，入夜略能安寐，神疲肢软，脉来弦细滑数，舌苔糙黄根厚，舌色仍红，刺仍未退，良由肺经留痰与胃经伏热，郁遏熏蒸。痰得热而愈粘，热得痰而愈炽，已损之津液未克速复，欲求松达痊可，势必尚须时日也。况津伤热逗，证情易多反复，必得加意静摄，庶几稳妥。目前证象，务期表热渐和，咳痰频吐，津液复而苔渐化，斯可日臻佳境。仍拟宣肺化痰，清胃泄热，参入保津之品，祛其邪以顾其正，能得徐生效力为佳。

豆豉　山栀　杭菊　桑叶皮　大连翘　金银花　象贝母　枳壳　杏仁天花粉　瓜蒌皮　鲜石斛

三诊：身热渐和而咳痰亦豁，纳呆神惫，便通又涩，腹常鸣响，脉来弦滑，苔色糙黄，肺经痰热未能遽楚，治宜清宣化降，徐图效力。

桑叶皮　山栀　光杏仁　冬瓜子　全瓜蒌　川象贝　天花粉　炒枳壳黛蛤散　鲜石斛　香谷芽　　（《近代名医学术经验选编·陈良夫专辑》）

【评议】叶天士谓"温邪上受，首先犯肺，逆传心包"，不仅明确了风温初起的病变所在，而且指出了温病的演变规律。本例肺胃同病，表里之症迭见，风热之邪束肺，清肃失职势所必然；胃之伏热内炽，津液劫损在所难免。若泥于先解表后清里，则表邪未尽而里热益炽，若徒投苦寒必冰伏其邪。陈氏集栀豉、桑菊、银翘之长，轻透其邪而不伤津，泄热解毒而不滞其邪，其中石斛、花粉贯串始终，乃寓津损热逗，当保其津之意。

2. 春温

春温是春季发生的一种急性热病，临床以发病突然，病情严重，变化多端，病程较长，初起即见发热头痛，口渴溲赤，心烦不安，舌赤苔黄，脉象数疾等里热伤阴或表里同病症候为其主要特征。故前人大多将本病列入伏气温病的范畴。

春温真热假寒辨治案

族侄孙仲登，因与堂兄构讼，城中方归。时值二月末旬，醉后房事二，起而小溲随即脐下作痛，水泻肠鸣，一日十数度，发热头痛。里医进理中汤一帖，反而呕逆烦躁口渴。敦予诊之，左脉弦大，右洪大，俱七至，饮食不能下咽，昼夜不得睡，面赤唇燥，舌上黄苔深厚。诊毕语予曰：我房失后，阴症伤寒也，小腹痛且漏底，幸叔祖救之。予笑而应曰：以子所言，决为阴症，以予指下辨之，当是春温阳症也。且外症亦阳，乌得为有房事而遽以理中进之乎？族中相知者交为予言，渠病的属阴症，故呕吐水泻，不可因其面赤便认为阳，顾戴阳症与此近似，幸加察之。吾辈正拟于理中汤内再加大附子、肉桂，庶可保全。予极言不可。仲景有云：桂枝下咽，阳盛则毙。况附子理中者乎？阴阳寒热之间，辨之不真，生死反掌耳！兹当舍症而从脉也，以温胆汤加姜汁炒黄连、柴胡、干葛，与二帖。嘱令当夜饮尽，俾明日不他传也。

予别后，渠一服而呕逆止，余症悉在。诘朝予诊，竟扣渠曰：夜来二药必未服完，不然何两手之脉洪大搏指如是？金曰：因有竹茹、黄连，恐非房失后所宜，故仅服一。予曰：不服黄连，致热转剧，今日非石膏不能已。乃与白虎汤加竹茹两剂。临别嘱渠曰：今症非昨日可比，用石膏者岂得已哉！设当用不用，使经中之热传入于腑，非大黄不能瘳。切勿失时误事。讵知别后，又有惑之者，仍只服一帖，泻即随止，余小腹之痛具在。

次日，予诊毕语渠曰：昨临行时嘱之再三，何乃又不服完？今脉洪长坚硬，邪已入腑，奈何！奈何！对曰：众谓石膏大寒，恐小腹加痛，实只服一帖而已。予曰：惧服石膏，今且服大黄矣！皆失时误事之过，周金人铭云：荧荧不灭，炎炎奈何，其斯之谓欤！思非桃仁承气汤不可，乃觐面煎服，连饮二剂，下极黑燥粪五六枚，痛热俱减。再为诊之，六脉皆缓弱，迨是病方尽去，改以四君子汤加白芍药、黄连、香附，调养数日而愈。（《孙文垣医案》）

【评议】病起醉后房事，症见小溲脐下作痛，水泻日十数度，前医辨为中寒而用理中，孙氏力主从温邪论治，其辨在脉："左脉弦大，右洪大，俱七至。"实际上，病症的发热头痛、烦躁口渴、烦热不寐、面赤唇燥、黄苔深厚，就是春温阳证的症状表现。于是，施方温胆汤，妙在加用了姜黄连、柴胡、干葛，疏中兼清，着眼于祛邪。奈何患者并未遵嘱服药，以致温邪入里，热势转剧，拟方白虎汤。因未遵嘱服用，进而出现腑实证，直至攻下，下极黑燥粪，痛热俱减，六脉缓弱，病方尽去。春温传变之速，由此可见一斑，用药应当机立断，此案足资警醒。又本例的辨证关键在于辨别寒热之真假、虚实之疑似，孙氏能识得其中旨趣，故能转危为安，洵医林高手。

春温误作痛风而用辛温致变改用轻解得愈案

程孺人黄氏，予之内亲也。发热头痛，遍身如煅，口渴，谵语，饮食不进。先已迎程文峰氏疗之，认为痛风症，授以蜡丸及辛温之剂进之。余适至，为之诊，六部弦而洪数，视其舌，皆沉香焦燥，芒刺深厚，神渐昏沉。乃语之曰：此春温过时热病也，法宜清解，彼视为痛风而用辛温，是谓如火益热，适足以戕生，非卫生也。方和宇氏亦以予言为是。乃用石膏五钱，知母、麦冬各三钱，竹茹、甘草、黄连各一钱，生姜三片，一帖而神清。再帖汗津津出，始能言，热解食进。又两帖，一身轻快，自能坐立。再用薏苡仁、麦冬、白扁豆、甘草、黄连、白芍药、香薷、白茯苓调养而愈。（《孙文垣医案》）

【评议】古所谓痛风，多指风痛，是因风邪引起的经脉痹阻，以致有疼痛诸症，故此程氏误用辛热温散。据其症，脉弦而洪数，舌沉香焦燥、芒刺深厚，神渐昏沉，殆温热至甚，只宜清泄。孙氏用白虎汤重剂，复加黄连，重在清热毒，使能热解神清，复以轻清之品调养获效。

春温瘥后食复治案

文贵者，善为族文学岐原出入子母者也。寓长兴邸中，病发热，昼夜不止，口渴，齿燥，鼻干，舌苔黄厚，不得眠。服药不效。予适至雉城，岐原邀诊之。脉俱洪数，呕恶，胸膈痞满，小水短而赤，大便下皆清水。予以石膏七钱，知母五钱，甘草一钱，软柴胡五钱，葛根三钱，黄芩二钱，枳壳、竹茹、桔梗各一钱。连进三帖，呕恶止，胸膈宽，热仍未退，无汗，泻未止也。时有问予者，谓胡不用柴苓汤而退热止泻也？服石膏故益泻耳！予戏之曰：予乃三脚猫耶，能认此为何症用柴苓汤也。仍以柴胡、石膏各七钱为君，葛根、知母各五钱为臣，黄芩、甘草各一钱为佐，生姜五片。速进二帖，汗则津津然出，热退泻止，口不渴而眠矣。予因他往，留药三帖而嘱之曰：胃气初回，势必思食，宜谨慎不可多进，若多则余热复作，必成食复，治将费手也，慎之慎之。后五日，果以食不慎而复病。予又至，热较前为重，且加懊恼，夜谵语如见鬼状，口大渴，齿燥，舌焦黑有芒刺，势甚危急，以前方加枳实、栀子各三钱，淡豆豉二钱煎饮之。二帖懊恼止，余症犹然，夜更甚，前方减去豆豉，加黄连、麦冬、生地、白芍，一日二帖，舌以井水生姜擦去黑苔，用蜜调玄明粉涂之，而苔去矣！服三日，始得微汗，诸症尽减。再四叮咛，慎饮食，调理半月而全。岐原问曰：人始皆认此症为漏底伤寒，谓叔不用柴苓汤退热止泻，而用石膏为非，乃竟以石膏收功，何也？予曰：此问甚善。盖医贵认症，此症乃少阳、阳明合病也，柴胡、白虎汤、葛根为二经对症之药，服之可解肌热，止口渴。若柴苓汤为太阳、少阳合病之剂，内有五苓散，乃太阳经之里药，症非太阳，曷敢用之？且其内有人参、白术、肉桂，皆助热发燥之味，误投则必发斑。其齿燥舌干而焦黑，又何敢用茯苓、泽泻、猪苓利之，使益亡其津液耶？古人谓：以伤寒为大病，不察症而误投，则生死立见。《伤寒论》有言，不得汗，不得下，不得利小便，是谓三禁。故曰：少阳，阳明，不从标本，从乎中治，小柴胡白虎汤，中治剂也。人徒见其大便作泻为漏底，不察泻皆清水无糟粕者，为热极所致，症乃春温时疫也。但为发散，使清气上升而微有汗，泻当自止。此泻岂五苓散所能止哉？止则误事。岐原曰：夜重如见鬼者，何以故？予曰：热入血室故也。岐原曰：男子亦有血室乎？予曰：血室男妇同之，冲任二脉为血之海，二脉附于阳明，今病乃阳明之热遗入血海也，故加生地、白芍而效。余治伤寒，用柴葛解肌汤及柴胡白虎汤而热不解者，加此二味，则热无不退，汗无不出矣。且下午与夜，又阴分主事，欲解血海之热，必投此二味以收其功，此亦予一得之愚也。岐原曰：善。愿记之以诏后来。（《孙文垣医案》）

【评议】本案启示之一，春温时疫，外邪引动郁热，起病即发热昼夜不止，兼见口渴、齿燥、鼻干、苔黄厚、脉洪数，只宜清泻实热，疏解外邪，是故用药石膏、知母、黄芩、柴胡、葛根、桔梗。如按少阳诊治，用药柴苓，热必难退，泻必不止。启示之二，热去胃气可复，但病后胃弱，多食则余热复作，而成食复。是案瘥后五日，就是因进食不慎而复病，热势更甚，且加懊憹、谵语、口大渴、齿燥、舌焦黑有芒刺，以至势危，仍以前方加枳实栀豉煎服，方得痊愈。

春温初起妄用滋阴致病剧改投清解得治案

侄君孝，后溪兄次子也。三月患头项痛，腰脊强，遍身如被杖，脐腹也痛，口渴不寐，饮食不进，六脉浮数。吴医以为阴虚，为滋阴降火三投而三剧，反加呕恶。又与疏通，热尤不退，下午烦乱。延方和宇丈视之，以为外感拟进人参败毒散。吴争之，谓阴虚体弱，难再汗。仍用四物汤加柴胡、葛根、薄荷、黄芩、知母，而热如焚，神且昏冒矣。予时远出，促归诊之，六脉浮弦而数，鼓指。语之曰：此春温症也。方诊良是。因复加内伤，以故病剧。滋阴之剂，壅而作滞，且引邪入于阴分，宜乎热加而躁闷也。法当清解兼消，可愈无伤。以二陈汤加羌活、柴胡、防风、麦芽、山楂，服下得微汗，热退其半。唯下午作潮，大便未行，腰脐之痛不止。用小柴胡汤加葛根、白芍药、青皮、黄连、山楂，饮下热又少退，大便已行，腰脐之痛也随减去，但不知饿。再以柴胡、甘草、青皮、枳实、麦芽、知母、黄芩、白芍药，诸症悉平，唯觉体倦乏力，加人参、白扁豆、薏苡仁，减去柴胡、青皮，调养而痊。（《孙文垣医案》）

【评议】春温初起，宜乎且清且疏，以为阴虚，不唯滋阴难收其效，更至病邪难解。孙氏之治，二陈汤加用羌活、柴胡、防风、麦芽、山楂，重在疏解，继以小柴胡汤加葛根、白芍药、青皮、黄连、山楂，仍以疏解为法，使热象因微汗而退去；嗣后，重在清郁热，养胃气，使邪去正复，而得向安。

春温药随证变而愈案

太学程好吾，偶傀博洽士也。季春患两太阳痛，胸胁稍疼，口渴，大便水泻。左脉浮弦而数，中按有力，右关滑大。予曰：春温症也。柴胡、前胡、葛根、粉草、青皮、黄芩、知母、桔梗、半夏曲、石膏，半夜后得微汗。因起大便感风，续又发热，依然口渴，更觉烦躁。石膏三钱，知母、柴胡各二钱，葛根、黄芩各一钱，粉草、桔梗各五分，竹叶二十片，两进而汗出热解，诸症悉平。四肢尚倦，口微干，语言乏力，以生脉汤加薏苡仁、石斛、甘草、白芍药、黄芩，调养如初。（《孙文垣医案》）

【评议】春温为病，治虽得法，但难以一剂即效。是故药后微汗出，邪未尽，复感风则热势又起，依然发热口渴，更觉烦躁。于是，白虎、柴葛复投，方得汗出热解，更以生脉汤、黄芩汤、石斛辈益气养阴，调养方瘥。

春温凉解泻下先后投剂获愈案

仆子得贵，春温头痛，体热面赤，舌心焦燥。以石膏、柴胡、葛根、甘草、黄芩、知母、天花粉、白芍药服之，而舌不焦黑矣。进粥太早，半夜后又复发热，中脘硬痛。与大柴胡汤一帖，汗出津津，大便行二次，腹痛不止。乃以小承气汤调下玄明粉一钱，大便又行二次，热不退，而痛全减，旋作鼻衄。改以石膏、牡丹皮、生地黄、山栀子、甘草、升麻、黄芩、赤芍药，一帖而热散衄止。　（《孙文垣医案》）

【评议】春温，表现为阳明实热证，故以白虎汤清阳明热盛，顾及温病伤津特点，合用天花粉、白芍药，更以柴葛疏解。虽谓进粥太早，实是热势没有控制，而有大柴胡汤证、小承气汤证，继而泻其实，方得便行痛止，热散衄止。

春温战汗而解案

吴孝廉球泉公内人，痢疾后感寒，又月水适至，大发热，口渴，遍身疼，胸膈饱闷烦躁，头微疼，耳亦聋，大便泻，舌上白苔，脉七八至，乱而无序。此三阳合病，春温症也。时师误以为漏底伤寒不治。予曰：病已危，医而不起者有矣，未有不医而起者也。且投三阳药服之，挑察征应，再相时而动。以柴胡三钱，葛根、白芍药各二钱，枳实、桔梗、酒芩、竹茹各一钱，天花粉八分，炙甘草、桂枝各五分，服后但觉遍身冷如冰，面与四肢尤甚，六脉俱无。举家及医者皆叹为物故矣。予独曰：非死候也，盖夜半阴极阳生，势欲作汗，比之天将雨而六合皆阴。球泉疑信相半，而诸医闻之皆笑去，四鼓后果战而汗出，衣被皆湿，四肢体面渐温，神思清爽，且索粥，举家欣欣，以为再生。次日唯耳尚聋，腹中大响，脉近六至，改以柴苓汤加乌梅，两帖而愈。 （《孙文垣医案》）

【评议】战汗，即全身战栗后汗出，是热性病过程中正邪抗争的一种表现。《伤寒论》有云，太阳病未解，脉阴阳俱停，必先振栗，汗出而解。本案是春温病变过程中出现的战汗。明战汗之理，故能众医皆疑而我自清醒，见"遍身冷如冰，面与四肢尤甚，六脉俱无"而不惊，俾战而汗出，以柴苓汤加乌梅，调治得安。吴又可《温疫论》有"战汗"专篇，可参。

春温里热灼盛投甘寒大剂霍然而愈案

淮右章公克，壬寅春客游海邑，患温病发热，邪气再传，壮热神昏，漐漐自汗，眼红面赤，口渴舌黑，胸膈满闷，势甚危殆。医者泛用清热轻剂以冀幸免，余曰：春温之温邪，伏藏于冬，触发于春，随天气化，寒郁为热，此时令之热也。脉来洪大，舌黑口干，灼热汗流，神思昏瞆，此脉症之热也。当速煎甘寒大剂清彻里邪，庶不使胃热腐化。若徒任芩、连诸药，恐一杯之水难救车薪之火，热必自焚矣。立方用石膏五钱，麦冬二钱，知母、花粉各一钱五分，山栀一钱，甘草五分，加竹叶、粳米、灯心为引，二剂而神爽热除。 （《旧德堂医案》）

【评议】本例系伏气温病，即《黄帝内经》所谓"冬不藏精，春必病温"是也。因其里热灼盛，故用清彻里热之剂而克奏肤功。

春温邪伏少阴治案

城东有徐姓人，种园为业，年近五旬。丙戌夏初，患温病六七日。云医者回覆不治，恳余视之。其人昏愦不省人事，大便流粪水不止。按脉寸关散漫不应，尺部摆荡下垂，轻按皮肤则凉，重按肌肉，热如火。其妻言病初起时，发热畏寒而口渴，今泄利不止，口即不渴，而神昏矣。余意必因服蒌仁等凉药，脾气滑泄，热邪陷入太阴也。并病家检方出，果系柴、薄、羚羊、知、芩、枳、半、蒌仁等药。因思贫苦人劳力，非同内伤，或可救治。随告病家曰：若服余药，必要仍然发热口渴，及有汗出，方有生机。遂用生党参三钱，加柴、葛、升麻、苏、朴、甘草、姜、葱两剂。次日视之，脉弦数，身热汗出，而口大渴。即于前方去苏、朴、姜、葱，加生石膏一两，知母五钱，又进两剂，大汗淋漓，下利止而神渐清，遂思粥食。乃减党参钱半，加鲜生地根，连服数剂，调理渐安。

按是证救回后，脉弦数，左尺甚微，右尺独大，数如沸汤。此因贫苦人，力食衣单，冬受寒冷，邪伏少阴，至春阳旺，郁邪化热，劫烁肾阴，故尺脉如此，即余《温暑提纲》中所论之证也。热蕴少阴，乘春升少阳之气而动，兼外感虚风，表里俱病。故初起畏寒发热者，外感风邪也；口渴者，内热勃发也。《内经》云，火郁则发之，木郁则达之。先须辛甘微温，升散其郁，使外风解而汗出，则内热透发，然后清之可愈。若不透达，见其口渴，即透凉药遏其内发之火。又见大便不解，以蒌仁滑之，脾气下泄不止，火邪内陷，变成坏证矣。夫热邪在经，必从汗解，既无实积腹胀，其大便不解本无妨碍，何必通之，反使外邪内陷乎？总因不究仲圣六经治法，但以吴又可《温疫论》为规则，不辨邪之浅深，人之虚实，谓通大便即可退病。或不效而变坏证，未知其故，则云不治。反谓仲圣之法，止可治伤寒，不可治温病，而不思伤寒温病虽不同，其辨邪之浅深，人之虚实岂有异乎？若又可之论，偏执一隅，未达至理，余于《温暑提纲》已辨其弊，岂可师法。且仲圣麻桂、四逆、理中、真武、白通等汤，则为治伤寒之法。若黄芩、白虎、泻心、大小柴胡、承气等法，岂不可以治温热乎？而伤寒、温病皆有虚实不同，故如理中、桂枝新加、小柴胡、人参白虎、半夏泻心、复脉等汤，皆用人参，补泻兼备。又如后世之参苏饮、人参败毒散、温脾汤、黄龙汤等法，或发表，或和中，或攻里，而参、地、芩、连、大黄、姜、附，错杂并用者，不可枚举。良由正虚挟邪，不得不攻补兼施。但必审其虚之多少，邪之浅深，而使药病相当，方能奏功，不比纯虚纯实之易治耳。

今也则不然，无论体之虚实，邪之浅深，总以柴、薄、知、芩、枳、朴、杏、半、连翘、栀子、郁金、豆蔻、犀角、羚羊等为主，一闻大便不解，不论寒热，先用蒌仁，如不应，继以大黄。更不辨有无实积，总谓通便可以去病。

若诸药用遍不效，反见坏证者，即言不治。凡见身热头痛之病，即用前药，名为时方。如有挽用他药者，即谓其方不时，众必咻之，而不敢服。或有风寒之邪，亦混称风温湿温，而用前药。风寒为凉药所闭，其人委顿，气化不行，大便反结，亦必用蒌仁、大黄以通之，终至不救而后已。如是受枉者，殆不可数计。嗟乎！轩岐仲圣之道，一至于斯，诚可痛也。余既浅陋，年力已衰，断不能挽狂澜于既倒矣。或因刍荛之言以发其端，引申触类，得以渐明圣道，是则望于后之君子。吾今再拜叩首，泣告当世明贤，务师轩岐仲圣，研究历来古法。审病用药，切勿揣摩时方，作医门捷径，不顾人之虚实、之浅深而致害，则积德无量，获福亦无穷尽矣，幸甚祷甚！（《医门棒喝初集》）

【评议】本案以邪伏少阴患者为例，阐述了伏气温病的症状和治法，对本例所用方药大发议论，重点说明《伤寒论》方药可用于温病，告诫医家不应将经方时方划为鸿沟，可以融会贯通加以应用，说得有理有据。至于对吴又可《温疫论》的批判，未免有失公允。

春温邪陷劫津治以甘寒息邪案

某　春温身热，六日不解，邪陷劫津，舌绛，骨节痛，以甘寒息邪。
竹叶心　知母　花粉　滑石　生甘草　梨皮　　（《临证指南医案》）
【评议】脉案虽简，但表述清楚。病属春温，本在阴分里虚，内有郁热，病至六日，邪入营分，治在寒以清热，甘以润燥。

老人下虚而病春温治案

包　老年下虚，春温上受，痰潮昏谵，舌绛黄苔，面赤微痉，先清上焦。

天竺黄　金银花　竹叶心　连翘　竹沥　（《临证指南医案》）
【评议】吴又可《温疫论·四损不可正治》载："伤寒偏死下虚人。"这里所说的"伤寒"，当指广义伤寒，温病自然包括其中。本例老年下亏而病春温，出现痰潮昏谵、舌绛苔黄、面赤微痉等危重症候，显然邪已入营，内陷心包。当此之时，急宜送服人参至宝丹，汤剂当在叶氏处方的基础上，再入生地、麦冬、玄参之属，既清热涤痰，又兼养阴，寓扶正于祛邪之中，似更恰当。此案方药，有病重药轻之嫌。

清郁热兼以疏解治伏气春温案

汪天植 脉数如浮，重按无力，发热自利，神识烦倦，咳呛痰声如嘶，渴喜热饮，此非足三阳实热之症，乃体属阴虚，冬月失藏，久伏寒邪，已经蕴遏化热。春令阳升，伏邪随气发泄，而病未及一旬，即现虚靡不振之象，因津液先暗耗于未病时也。今宗春温下利治。淡黄芩、杏仁、枳壳、白芍、郁金汁、橘红。 （《叶氏医案存真》）

【评议】冬不藏精，春必病温。体属阴虚，冬月失藏，内伏之邪蕴遏化热，随春阳升发而显现，而有足三阳实热之症，其治清郁热兼以疏解，用药至简，其效可期。

理阴托邪治春温两感案

尚兄体素清癯，夏月病温，延诊，金迈伦翁偕往。据述昨午先寒后热，头痛汗出，热灼不退，口渴心烦，夜不安卧，形倦莫支。就榻诊之，脉虚浮大而数，视舌无苔，抚如干版。予为之骇曰：此证乃春温两感，至危至急。仲圣云：发热而渴，不恶寒者为温病，发汗已，身灼热者，名曰风温。《内经》云：冬伤于寒，春必病温。冬不藏精，春必病温。既伤于寒，又不藏精，同时病发，谓之两感。凡伤寒瘟疫，热盛舌干，亦须至一候之外始见，今病才一日，舌即干涸，足征肾水素亏。冬伤于寒，邪伏少阴，暗吸肾真，劫其家宝，故一见发热，津液无以上供，舌即干矣。《热论篇》云：伤寒一日，巨阳与少阴俱病，则头痛口干而烦满，断为两感，不可救药。比类而推，殊难着手。爰用熟地一两，当归三钱，料豆五钱，玉竹五钱，甘草一钱。疏方讫，告迈翁曰：予生平治少阴先溃于里，太阳复感于表，伤寒春温两感危殆之候，初起悉宗景岳新方，理阴托邪，往往获效，无如此证津液既涸，再投姜、附，则阴立亡，故但师其意，以广期前辈风温汤佐之，虽一时之权宜，亦经营之惨淡耳。迈翁曰：善。遂服其药，热减神安，舌稍转润，再加沙参、麦冬、女贞、石斛，更进复脉、左归，渐次而愈。 （《杏轩医案》）

【评议】本案病初始即见舌干涸，究由冬不藏精，故即便发热，治在理阴托邪，熟地、当归、玉竹之投，意在于此。进药后热减神安，舌稍转润，再加沙参、麦冬、女贞子、石斛，更进复脉、左归，一味救阴，得以向安。

此案为春温两感的治疗提供了借鉴，且案语引证据典，对本例的理法方药作了精辟的论述，文句极为精妙，洵属上乘之佳案，值得仔细品味。

辛凉轻解治春温犯肺案

李　寒热微汗，口渴呛嗽，脉浮洪，乃春温犯肺。用辛凉轻剂，为手太阴治法。山栀、淡豉、桔梗、花粉、杏仁、象贝、桑皮（蜜炙）、薄荷、蔗汁（冲）。二服嗽减。去栀、豉、桔、粉，加栝蒌、橘红、前胡服愈。此邪干肺，从卫分得解者。（《类证治裁》）

【评议】本例所谓"春温"乃感受时令温邪，侵犯肺卫之证，属新感温病，与伏气温病有别，故治在辛凉轻清，遵叶天士"在卫汗之可也"之旨。

肃清太阴治春温痰火壅肺案

李　春温痰火壅肺，宵咳上气，卧不着枕，心神恍惚，脉浮洪，舌绛口干溺赤。治宜肃清太阴，兼佐除烦，杏仁、蒌仁、桔梗、贝母、豆豉、山栀、连翘、枇杷叶、蔗汁。二服嗽稀得寐，因远客劳神，心营耗损，参用养营安神，生地黄、百合、枣仁、杏仁、茯神、贝母、沙参、甘草。二服心神安，胃阴亦复，可冀加餐，嗣因内人语言枨触，气郁生涎，改用温胆汤而痊。（《类证治裁》）

【评议】杏仁、瓜蒌仁宣肃并用，重在祛除在肺之病邪；豆豉、山栀有除烦之用；嗣后，虑及心营耗损，重在养营安神，百合、地黄之属，安心神，养胃阴。三诊之治，因气郁生涎，方用温胆汤行气解郁，祛除痰涎，药随证转，颇为合辙。

白虎合承气汤治春温误用姜附致阳明实热案

刘姓子，四月初旬病春温，发热而不恶寒，医投以姜附，遂致面赤唇焦，口渴舌黑，烦躁谵语。余用白虎汤合承气汤一剂，半晌，大便畅解，神识顿清，语言不乱，安静能睡。傍晚，促余至店，登楼视之，大汗如浴，手足战栗，两目直视，口张气粗，死症毕具。余曰：上午服药，如此应效，何一变至此？细观病人身上，羊裘絮袄，棉被拥盖，通身汗出。诘所由来，

乃用附子医人，教之取汗也。急令揭去衣被，汗渐止而战略疏。随用梨汁生汁二大碗灌之。次早，诸病皆愈。 （《尚友堂医案》）

【评议】时在四月，天时趋热，病属春温，发热而不恶寒，是热象显现，前医投用姜附则大误，以致面赤唇焦、口渴舌黑、烦躁谵语阳明实热变证。其时之治，后医改投清气分之实热，病有转机。不幸的是，前医仍用大热之附子，劫耗精液，以至大汗如浴，手足战栗，两目直视，口张气粗。好在随后摒弃热药，灌以香梨汁，使津复病瘳。

春温热证相继用寒凉清热滋阴泻火得安案

靖邑舒允第兄，寓省得病，服药发汗，旬日不退。旋归医治，大热口渴，鼻血淋漓，汗出便闭，烦躁不安。余曰：此春温热症也。先以白虎汤服之，继以滋阴泻火，乃得大便，热退身安。 （《尚友堂医案》）

【评议】春温不比风温，汗出热退即瘳，是故汗出旬日，热仍不退。大热口渴，鼻血淋漓，汗出便秘，烦躁不安，究由伏邪发自阳明气分热盛，治法白虎汤清热，继以滋阴泻火，大便解，腑气通，使热退身安。

春温大热烦渴谵语无次治案

罗福毓兄，染春温症，大热烦渴，谵语无次。余以竹叶石膏汤投之清其胃火，旋与以滋阴润燥，十余剂而安。 （《尚友堂医案》）

【评议】竹叶石膏汤在《伤寒论》中治"伤寒解后，虚羸少气，气逆欲吐"证，而对于温病发热气津已伤者，颇为适合。方中竹叶配石膏清透气分余热，除烦止渴；人参配麦冬补气养阴生津；半夏降逆和胃以止呕逆；甘草、粳米和脾养胃。清热与益气养阴并用，祛邪扶正兼顾，清而不寒，补而不滞。是以白虎汤大寒之剂，易为清补之方。本案用之，胃火清后以滋养为继，恰中春温本有郁热、阴分已伤之病机，体现了治温"保阴为第一要务"的原则。

春温实热壅滞得泻下始安案

张秀慧妻，春月得病，大热便闭，绝食七日，舌黑唇焦，神昏僵卧，呼之不应，举家号泣，治棺相待。余因游览，偶过其门，迎入诊视，尺脉只一丝未绝，面红如醉。遂以大承气汤加生地服之，下结粪数枚，四肢稍动，方能言语。复以滋阴生血之药连进旬余，乃得复旧。（《尚友堂医案》）

【评议】病在气分，阳明经证则要清气，阳明腑证则重通腑。本案大热、便闭、舌黑唇焦、神昏僵卧、面红如醉，腑实证俱，故以承气汤攻下；病性属温热，阴津难免损伤，故加用生地，后继以滋养，意在救其阴也。至于患者"尺脉只一丝未绝"，言下之意，余脉均已伏匿，即吴又可《温疫论》所谓"脉厥"，在温病或温疫，多因"内结壅闭，营气逆于内，不能达于四末"所致，吴氏主张用承气以下之。此案与此颇为类似。

春温两感阴阳俱损验案

靖邑某妇，病两感春温症，舒医投剂罔效，难以消息病情，商余往诊。见其头面戴赤如醉人状，知其有少阴里症。顷之又索水饮，令少与之便咽，复多与之亦尽咽，似阴似阳，固无怪其难于消息也。诊之脉果沉细，再询其势，竟自谓极热，而扪之反不烙手，其两感症已显然。若仅清其热不温其经，必至亡阳；但温其经不清热，必至亡阴。疏方用附子五钱，熟地八钱，白芍二钱，嘱令立服。一剂渴止，二剂热退，病即瘳矣。（《尚友堂医案》）

【评议】诊为两感，阴阳俱损，既用附子以救阳，又用熟地、白芍以救阴，药仅三味，非识证准、经验老到，难以用之。

春温误治痉厥神昏得救案

姚令舆室，素患喘嗽，而病春温。医知其本元久亏，投以温补，痉厥神昏，耳聋谵语，面青舌绛，痰喘不眠。皆束手矣！延孟英诊之，脉犹弦滑。曰：证虽危险，生机未绝，遽尔轻弃，毋乃太忍。与犀角、羚羊、元参、知母、花粉、石膏以清热息风、救阴生液。佐苁蓉，石英、鳖甲、金铃、旋覆花、贝母、竹沥以镇逆，通络蠲痰。三剂而平。继去犀、羚、石膏，加生地黄，服旬日而愈。（《王氏医案续编》）

【评议】素患喘咳，肾元久亏可知，伏邪盘踞少阴，所谓"至虚之处便是容邪之所"。至春阳气升动，发为春温。前医但知其下元亏损，而不究邪伏少阴，妄投温补，致温邪愈加鸱张，逼于营分，陷入厥阴，出现痉厥神昏，耳聋谵语，面青舌绛等症。孟英诊其脉犹弦滑，认定证虽危重，生机未绝，以胃气尚存，犹有挽救之望，遂投清营息风以治其邪；滋阴养液以固其本，复加清肺化痰之品兼顾宿恙，乃获捷效，继以滋养调摄而善其后。

春温时疫得下始安案

王皱石广文令弟患春温，始则谵语发狂，连服清解大剂，遂昏沉不语，肢冷如冰，目闭不开，遗溺不饮，医皆束手。眉批：此正吴氏所谓凉药无涤秽之功，而反冰伏其邪也。孟英诊其脉弦大而缓滑，黄腻之苔满布，秽气直喷。投承气汤，加银花、石斛、黄芩、竹茹、元参、石菖蒲。下胶黑矢甚多，而神稍清，略进汤饮。次日去硝、黄，加海蜇、芦菔、黄连、石膏。服二剂而战解肢和，苔退进粥，不劳余力而愈。继有张镜江邀治叶某，又钱希敏之妹丈李某，孟英咸一下而瘳。唯吴守赭之室暨郑又侨，皆下至十余次始痊。今年时疫盛行，医多失手，孟英随机应变，治法无穷，救活独多，不胜缕载。（《王氏医案续编》）

【评议】春温时疫宜清宜下，各有其适应病证，若误用之，非独病不能愈，反生变端，观此案，即可见一斑，临床可不慎哉！

春温犯肺药用清泄使邪从腑出而痊案

余侄森伯患发热面赤，渴而微汗，孟英视之，曰：春温也。乘其初犯，邪尚在肺，是以右寸之脉洪大，宜令其下行，由腑而出，则即可霍然。投知母、花粉、冬瓜子、桑叶、杷叶、黄芩、苇茎、栀子等药，果大便连泻极热之水二次，而脉静身凉，知饥啜粥，遂痊。设他人治之，初感总用汗药，势必酿成大证。（《王氏医案续编》）

【评议】春温发病，即便病邪在肺，也当轻清疏解，绝非大汗发散为宜，是故知母、花粉、桑叶、枇杷叶之投，清泄而灵动，使邪从腑出，热得泻而邪去。王孟英用药以轻灵取胜，于此可见一斑。

春温邪热直入营分治案

陈建周令郎患春温，初起即神气躁乱，惊惧不眠，两脉甚数。孟英谓：温邪直入营分也。与神犀丹，佐紫雪，两剂而瘥。夏间吴守旃暨高若舟令郎，胡秋纫四令爱，患温，初起即肢瘛妄言，神情瞀乱，孟英皆用此法，寻则霍然。世人每执汗解之法，为初感之治，孰知病无定体，药贵得宜，无如具眼人稀，以致夭枉载道，归诸天数，岂尽然哉？（《王氏医案续编》）

【评议】病有变数，传变或有不同，有病起即见传营乱神之象，故起手即神犀、紫雪。是以初感之治，不宜执于汗解，重在圆机活法。

春温顺逆双传用凉膈散双解得愈案

关寅伯赞府家某厨，患春温，渠主人颖庵治之弗瘳，为速孟英诊焉。脉来弦软而寸数，舌绛苔黑而神昏，谵渴溺红，胸腹拒按，是双传证也。夫顺传者宜通其胃，逆传者宜清其营，治法不容紊也。然气血流通，经络贯串，邪之所凑，随处可传，其合其分，莫从界限，故临证者宜审病机而施活变，弗执死法以困生人。此证属双传，即当双解。予凉膈散加犀角、菖蒲、元参，下之果愈。（《王氏医案三编》）

【评议】凉膈散主治病证在于上、中二焦积热，重用连翘清心肺，解热毒，是为主药；配黄芩清心胸郁热，山栀泻三焦之火，薄荷、竹叶外疏内清，朴硝、大黄荡涤胸膈积热，泻下而清其火热。症见舌绛苔黑，神昏，谵语，烦渴溺红，显然热毒内盛，故加用犀角、菖蒲、玄参清营分热毒，而能神清病愈。案中"临证者宜审病机而施活变，弗执死法以困生人"，乃金针度人之语，切记！

春温痰火逆于心营治案

曹十七岁，二月二十四日　春温化斑，隐约不达，痰火自肺胃逆入心营，热伤津液，神昏谵语，手指掣搐，唇齿燥裂出血，苔焦燥边红，脉弦滑数兼见，以脉参证，慎防痰升内闭之忧，拟清解为法，以俟高明酌夺。台参须、牛蒡、丹皮、石决明、青黛五分，拌打、竹沥、鲜石菖蒲汁一茶匙和冲、

乌犀角、川郁金、纯钩、人中黄、银花露、翘心、鲜地、赤芍、珠黄散、西珀三分，研，同冲入。（《凌临灵方》）

【评议】痰火逆于心营，当清痰火，凉心营，犀角、丹皮、鲜生地、珠黄散、人中黄、金银花、连翘心，正是为此而设，牛蒡子、青黛、竹沥、石菖蒲、郁金为痰火所用，石决明、钩藤凉肝息风，琥珀镇心宁神，复因春温化斑，隐约不达，元气不足，是故起手即用台参须，妙在扶正托邪。

养阴泄卫治伏气春温案

五马路，英昌照相馆李寿山兄，年未三十，身面俱长，乃木形之体。病延旬日，前医治以风温之法，而加豆卷等味，药进罔效，病势甚危。余诊脉象，其细如丝，沉数有力。此乃邪传少阴之候。舌干少苔，热重额间微汗，喉痛甚，喜冷饮，两颧红晕，两耳赤色，唇微肿而燥，口渴溺涩，善寐，明明病邪已传少阴矣。夫人身病入于少阴，无不是寒，而唯内伤发为春温者，无不是热。缘人身手足两少阴，一水一火对峙，唯水能灭火，故见病是寒。在伤寒，则用四逆汤之类。而冬伤其寒水蛰藏之令，发为春温者，木火先盛于内，正在欲发未发之时，一经春风外袭，风火相因而病，初传三阳，腑中之津已伤，传至太阴，脏中之阴告竭，再传少阴，少阴之水立涸矣。余因重用生地，佐以元、丹、麦、芍、知母、天冬、滑石、浮萍、淡芩、花粉、竹叶、蔗皮之类，三日三易方，一以养阴泄卫为主。至第四日，脉象忽起，洪滑而和，喉病先止。第五日热已退清。七日后，不复求药矣。此病见其善寐，而不知病传少阴，再进发泄寒凉，欲其发癍，势必咽喉胀塞，火亢水涸，即成败症。叶氏谓温病以存津为主，即是此症。虚谷谓银翘散等方但治风温时行之症，若冬伤于寒，水不蛰藏之症，则非所宜。此为定论。（《吴东旸医案》）

【评议】冬伤其寒水蛰藏之令，发为春温，是因木火先盛于内，欲发未发之时，因春风外袭，风火相因为病，是对春温病机的阐述。治病要切中病机，是故重用生地，配以玄参、丹参、麦冬、白芍、知母、天冬、滑石、浮萍、黄芩、天花粉、淡竹叶、甘蔗皮之类，方虽日易，但重在养阴泄卫，可为临床师法。

春温重症药后战汗而解案

曾廷煌春月病温，医者误治，转成谵语，咽干口渴，舌生芒刺，日夜发热，目瞪气粗，迫急无奈，延余诊治。六脉沉疾，谓之曰：此阳邪陷入阴分者也。法当以热药下之。方用元参五钱，生地五钱，厚朴三钱，枳实三钱，生栀仁三钱，生石膏六钱，生甘草一钱，外用生大黄五钱，黑附片五钱，另熬极熟，和前药同煎。再以生地一两，以水泡透，捣绞取汁，渴即与饮。药未尽剂，病者陡发寒战，床榻为之振摇，其子惧而来问，余曰：此战汗也，不可扰动，涎汗一出，病即解矣。阅一时许，始得大汗，病者久不寐，汗出后，即熟睡一觉，大小便皆通，随用人参白虎汤加减调理，舌苔尽退，改用香砂六君子汤，数剂而愈。（《医案类录》）

【评议】案中所述"战汗"一证，温病学家多有论述，吴又可《温疫论·战汗》即为此而设。对于战汗之后的病情转归，一般以"脉静身凉"为吉，是正复邪却之佳象，本例类此。

春温过汗变症案

城东章某，得春温时病，前医不识，遂谓伤寒，辄用荆、防、羌、独等药，一剂得汗，身热退清，次剂罔灵，复热如火，大渴饮冷，其势如狂。更医治之，谓为火证，竟以三黄解毒为君，不但热势不平，更变神昏瘈疭，急来商治于丰，诊其脉，弦滑有力，视其舌，黄燥无津。丰曰：此春温病也。初起本宜发汗，解其在表之寒，所以热从汗解，惜乎继服原方，过汗遂化为燥，又加苦寒遏其邪热，以致诸变丛生。当从邪入心包、肝风内动治之。急以祛热宣窍法，加羚羊、钩藤。服一剂，瘈疭稍定，神识亦清，唯津液未回，唇舌尚燥，守旧法，除去至宝、菖蒲，加入沙参、鲜地，连尝三剂，诸恙咸安。（《时病论》）

【评议】春温过汗，以致邪陷心包，肝风内动，出现营分症状，雷氏用自拟祛热宣窍法化裁，药证相符，故获"瘈疭稍定，神识亦清"之速效，表明邪热已有退舍，乃佳象也。唯津液未回，是以续配甘寒生津之品，诸恙咸安。盖祛热宣窍法雷氏自释"是法治邪入心包之证也。连翘苦寒，苦入心，寒胜热，故泻心经之火邪；经曰：'火淫于内，治以咸寒'，故兼犀角（现用水牛角代）咸寒之品，亦能泻心经火邪；凡邪入心包者，非特一火，且有痰随火升，蒙其清窍，故用贝母清心化痰，菖蒲入心开窍；更用牛黄、至宝之大力，以期救急扶危于俄顷耳。"

春温邪从战而解案

三湘刘某之子，忽患春温，热渴不解，计有二十朝来，始延丰诊，脉象洪大鼓指，舌苔灰燥而干，既以凉解里热法治之。次日黎明，复来邀诊，诣其处，见几上先有药方二纸，一补正回阳，一保元敛汗。刘曰：昨宵变证，故延二医酌治，未识那方中肯？即请示之。丰曰：先诊其脉再议。刘某伴至寝所，见病者复被而卧，神气尚清，汗出淋漓，身凉如水，六脉安静，呼吸调匀。丰曰：公弗惧，非脱汗也，乃解汗也。曰：何以知之？曰：脉静身凉，故知之也。倘今见汗防脱，投以温补，必阻其既解之邪，变证再加，遂难治矣。乔梓仍信丰言，遂请疏方。思邪方解之秋，最难用药，补散温凉，概不可施，姑以蒌皮畅其气分，俾其余邪达表；稆豆衣以皮行皮，使其尽透肌肤；盖汗为心之液，过多必损乎心，再以柏子、茯神养其心也；加沙参以保其津；细地以滋其液；米仁、甘草调养中州；更以浮小麦养心敛汗。连服二剂，肢体回温，汗亦收住。调治半月，起居如昔矣。（《时病论》）

【评议】是案从"复被而卧，神气尚清，汗出淋漓，身凉如水，六脉安静，呼吸调匀"，判断为邪从汗解，与"战汗"后的表现颇似。春温甫解，其治无需猛药峻剂，在于轻清和通，故以瓜蒌皮、稆豆衣、柏子仁、茯神、沙参、生地、薏苡仁、甘草、浮小麦为方，轻灵取效。

春温邪由卫及营治案

冯国子，二月廿八日。春温劫津，身热无汗，舌尖干绛，神昏谵言，有由卫及营之象。急拟气血两清，佐以救津为治。鲜石斛五钱，羚羊角一钱半，桑叶三钱，京元参四钱，大力子四钱，菊花三钱　薄荷叶七分，金银花一钱半，生草七分。

津未充足，余热未楚，灼热喘促咳嗽，齿槁唇焦。专益胃津，以凉里热。甘草七分，苇根七钱，元参四钱，川贝母二钱，梨皮三钱，谷芽七钱，川斛四钱，地骨皮一钱半，桑叶三钱，桑白皮一钱半，莲子心五分。

复病湿动于中，大汗便泻，白痦略布，不饥不食不溲，渴不多饮。拟用仲景复病例治法。豆豉炭三钱，杏仁霜一钱半，苡仁四钱，荷叶一方，黑山栀五分，白蔻仁三分，川贝二钱，陈枳壳三分，金石斛一钱半，谷芽五钱，六一散一钱半，枇杷叶三钱。

病后泄泻，屡药不效，正虚少阴不摄，拟和中固气治。生苡仁三钱，於术一钱，杜仲三钱，蚕砂五钱，金石斛一钱半，谷芽一两，桑枝五钱，川石斛三钱，莲子三钱，冬虫夏草一钱半。

病愈，加潞南党参。 （《慎五堂治验录》）

【评议】本案首治因病邪入营，拟剂"气血两清"，用了清营透邪之品，乃步叶天士"入营犹可透热转气"之意。病属春温，毕竟须逐邪外出，首诊及二诊都用了桑叶。三诊现"白㾦略布"，是邪有外达之象，故用栀豉、杏仁、薏苡仁、荷叶、豆蔻以助透发。四诊见泄泻，与三诊白㾦联系起来看，是病体原本脾虚有湿，故以和中固气收功。

春温误治而成坏症转危为安案

癸酉三月，邑侯李听翁之外甥刘辑五得染温病，被医误治，遂成烦躁不眠，两目直视，大小便闭，津液枯涸，舌起芒刺，危在顷刻。延医满座，各出心裁，或议温补，或议攻下，纷纷不决。延余往视，因各医议论不同，取决于余。诊其六脉浮洪兼数，重按无力，所现各症，皆因前医误用温散助其蕴热，耗干津液，已成坏症。此时再用温补，定成亡阴之症，并非实火，攻下不宜。余即拟用人参白虎汤，外加元参、麦冬、生地、连翘、前仁、花粉滋润之品生其津液。幸听翁平日信任之专，照方煎服，服后酣眠。次日往诊，前症俱减大半，仍照原方再服而热退津回，大小便俱通，随用清润之品，调理月余始痊。然此病入脏最深，拔去匪易，是以需日甚久也。后因马养斋大令之胞弟仲容亦患此病，与前症大略相同，余依用前法而瘳。（《温氏医案》）

【评议】本案坏症，是因病属温热，更以温散助其蕴热，耗干津液，故见烦躁不眠、两目直视、大小便闭、舌起芒刺诸津液涸燥之危证。好在明眼识证，人参白虎汤加用玄参、麦冬、生地、连翘、车前子、天花粉益气救阴，滋润生津，终使热退津回，化险为夷。

春温营热夹积滞治案

乙未春，余客上海，凌少遗之母，年近花甲，患春温症，两旬后，身热汗出，谵语神昏，食不进，寐不安，势已垂危，似不可治。来延余诊，切其脉，虚细而疾，望其舌，苔腻而黄。令按胸脘，问痛否，闻伊答曰痛，出话声音，颇有清郎之致，外象虽危，中气未败。核脉参症，明是邪入营室，阴液被劫，脘中更有积滞未消，用羚羊清营汤加枳实。二剂，热止神清，脉象亦静，唯神疲气弱，不思饮食，改用加减复脉法。二剂，胃气渐苏，神识亦振。再承前方去二冬加黄芪、白术，温补而愈。（《诊余举隅录》）

【评议】身热汗出，谵语神昏，寐不安，病在营分，主方用羚羊清营汤；虞其胸脘痛，苔黄腻，参以枳实祛中脘积滞。此乃营热夹胃中积滞之治法，可供临床借鉴。

春温愈后食复治案

癸巳春，余客都门，有孙姓女公子患咽痛症，前医以其胸满闷溺短赤，任用破气导湿之剂，症益剧。来延余诊，切其脉，数甚，左尺独微，知是春温邪盛，水液受耗，非滋清不可，用白虎汤、冬地汤法，加减治之而愈。愈后，旬有余日，前症复作。余诊之，身热汗出，烦躁口干，脉来滑数，舌中苔厚而黄，谂是饮食不节，温邪复聚为患，又用白虎承气汤法治之。两剂，病不减。至再诊时，望见被褥太厚，始知病所以不减故，令去其半，告以症宜凉不宜温。投剂始效，十数服而病豁然。（《诊余举隅录》）

【评议】欲使病瘥，对证下药固是一端，合理的调节养息又是一端。深入病室，见病之被褥太厚，始知病势所以不减之理。令其减衣被，告以宜凉不宜温，投剂始效，病症方得豁然。

春温邪由少阳外发溃入厥阴治案

周　伏温之邪乘少厥两经而发。前日痉厥，少腹痛，寒热往来，右耳失聪，皆其症也。今日热势虽轻，而腰脊疼痛，足膝酸楚，难于屈伸。其阴经之伏邪，尚未一律外达也。拟方从阳经疏达，俾得热势外发，续图清化。

豆豉　元参　独活　青蒿　香附　丹皮　秦艽　黑山栀　郁金　茅根
(《柳宝诒医案》)

【评议】此系伏气发温之证，故见症如此。治当从阴分托邪，从阳经疏达，俟热势外达，再与随经清泄，乃奏全功，可谓深得治疗春温之要旨。

春温体病合治案

阴虚体质，春温咳喘，脉来细数，清上潜下立局。川贝、女贞子、旱莲草、前胡、龟板、桑叶、真蛤粉、南杏仁、燕窝、磁石　　(《雪雅堂医案》)

【评议】咳喘，在上治肺，在下治肾。体素阴虚，证属春温，脉象细数，阴之本虚可证。于是，处方用药，重在滋肾，仅以杏仁、桑叶几味以清肺。此辨体与辨证结合施治的案例。

春温邪遏阳郁热厥治案

春温为病，风热内郁，头昏口渴，鼻衄，乍寒乍热，四肢逆冷，两手脉弦数，宜进辛凉。生石膏二钱，荆芥穗二钱，蝉蜕肚二钱，连翘心三钱，淡豆豉三钱，白茅根四钱，川羌活二钱，青蒿梗三钱，羚羊角二钱。

再诊左脉滑数，舌麻头昏，口渴，不时胃火面赤，四肢不温，清阳郁遏之象。青蒿三钱，白茅根四钱，连翘二钱，羚羊二钱，蝉蜕二钱，钩藤三钱，细生地三钱，元参三钱，花粉二钱，莲叶三钱。　(《雪雅堂医案》)

【评议】温病过程中，出现四肢逆冷、四肢不温，有因邪遏阳郁所致者，此为"阳厥"(热厥)，不能贸然诊为阳虚，而用温阳。本案初用石膏、羚羊，继用羚羊、生地，始终从温热论治，有示范作用。

体质阴虚病春温治案

李载之夫人　阴虚之体，春温，右脉数，咽干而痛，时有时无，舌心微黄，音嗄，咳吐白痰，肺胃余热未清，煎丸并进，若再日久失治，恐延烂喉重症。北沙参五钱，生薏米三钱，枇杷叶三钱，陈皮白一钱，生甘草五分，干苇根四钱，正茯神三钱，肥玉竹三钱，鲜石斛三钱，送六味丸四

钱。（《雪雅堂医案》）

【评议】咽干而痛，音哑，一是素体阴虚，二是病属春温，治法重在清肺胃邪热，兼顾阴虚之体，北沙参、鲜石斛、玉竹、芦根，正是对证之药。

春温津液受灼治案

宋男。叶香岩云：疹子为邪热外露之象，见后宜热退神清，方为外解里和；若斑疹出而热势不解，或其色不晶莹者皆是邪虽外出而气液虚也。孟英谓：温邪须顾津液，留得一分津液，便有一分生机。鞠通云：温病之不大便者，不外乎津干、热结两端，此皆先贤之明训，而为后人所取法也。初起即壮热口渴，旋见疹点，神烦，舌刺，更衣不行，手指搐搦。本属春温伏邪，充斥气营，津受劫而神被扰，风阳从而暗动，已非浅候。急进气营两清之法，便下稍通，内伏之邪虽得清泄，然身热入夜尤灼，疹点日多，延又旬余，便复秘结，神志时有恍惚，耳欠聪而时鸣，口干纳少，舌本光绛，根苔干糙，顷诊脉来弦数，不甚有力。合参苔脉症因，拙见是春温伏邪尚未尽去，而气液已大受劫损；阳明失于清润，腑气因之秘结，心肝之阳，复化风而上扰清窍。目前证象，有正不能支之虑，勉拟救正为主，化邪为佐，仿吴氏增液汤加味，从标本两顾，以免流弊，未识诸同道以为然否？

细生地　麦冬心（辰拌）　辰茯神　大连翘　肥知母　火麻仁　粉丹皮
玄参心　西洋参　生石决明　天花粉　玄明粉

另用猪胆汁灌入肛门，以润肠通便。西洋参、枫斗石斛煎汤代茶，随时饮之。　（《近代名医学术经验选编·陈良夫专辑》）

【评议】本例初起即壮热口渴，旋见疹点，神烦舌刺，便秘搐搦，显系伏温内发，充斥气营，进气营两清之剂后，虽便下稍通，无奈伏邪根深蒂固，层出不穷，是以邪热复炽，气津大受劫夺。陈氏权衡邪正之盛衰，揣度矛盾之主次，毅然采用大剂生脉、增液加味，佐以清营泄热，润肠通便。前贤有云：留得一分津液，便有一分生机。当津液消亡，正不胜邪之际，纵然邪热鸱张，亦不惜倾全力以救行将耗竭之阴。养津保液在温病治疗中的重要性，于此可见一斑。

轻清宣达保养气液治春温案

王男

初诊：肺主皮毛，胃主肌肉，六气着人，首先犯肺，次传于胃。感而即发，则为头疼身热，是表分病也。若肺不即病，传袭于胃，郁久而发，便成伏气也。据述自觉感风，旋即不寒身热，头痛异常，曾经汗解，顷转壮热，此属新感袭邪，引动伏气。神烦寐少，甚则气粗若逆，左手震动，盖表邪既解，里分伏热，乘机勃发，自里蒸表，正如抽蕉剥茧，层出不穷。气液受其劫损，风阳因而翔动，深虑热愈炽，正愈伤，而有内陷动风之变。且热盛生痰，冲扰肺金，而肺气又失肃降，故热时又增咳呛，复有气粗之状。诊得脉来滑数带弦，苔色薄糙而花，舌尖光绛。目前证象，治之之法，计维轻清宣达，佐以保养气液，顾其正，化其邪，庶无热盛生风之虑，然必得热势递缓为顺。

豆豉　连翘　天花粉　光杏仁　陈胆星　石决明　铁石斛　枯芩　山栀　桑叶　川贝　钩藤

二诊：邪正二字，本相对峙，邪盛则正伤，邪却则正胜。所谓正者，气阴是也。气也者，所以完我之神者也；阴也者，所以造我之形者也。温热之邪，最易耗气伤阴，然更有气中之阴，阴中之气，尧封谓津与液皆属阴，实气中之阴也。初起不寒身热，顷转壮热，曾从汗解，屡发不已，迄今旬日，神倦嗜卧，寤时多而寐时少，气怯而粗，口干唇燥，喉间似有痰声，形瘦神乏，便下失达，苔花糙，舌尖色绛，脉象六部滑数，左手稍大。合参苔脉症因，气阴已形告乏，邪热依然留恋；肺气既失其展布，胃阴复失于涵濡，殊有正不胜邪之势。考《内经》论逐邪之法，一则曰衰其大半而止，再则曰无使过之，过则伤其正焉。孟英谓留得一分津液，便有一分生理。此证正虚邪逗，补正恐其碍邪，祛邪又虑损正。今与少伯翁两先生会商，议得先从救阴补液为急，并以釜底抽薪，冀其气阴来复，热从下达，斯精神日见振刷，余剩之邪，不击而自退，庶无风动神迷之变。未识有当否，录方候正。

吉林参须　生地　通草　生石决　连翘　枫斗石斛　天花粉　甘中黄　麦冬　钩藤　玄参　玄明粉

另西洋参煎汤代茶。（《近代名医学术经验选编·陈良夫专辑》）

【评议】本例原书列入春温医案。春温初诊为里热炽盛，肺有留痰，津液劫损，肝风翔动，故用桑叶、豆豉、山栀、连翘、枯芩清热透表；杏仁、川贝、胆星清肺经痰热，石斛、花粉清热生津；石决明、钩藤清热平肝息风。二诊虽然邪热未退，然而神疲乏力、舌绛、嗜卧，种种见象，尚存之气液日见消磨，正不胜邪堪虑，故用吉林参须补其已虚之元气，又以增液汤加西洋参增强救阴补液之力。治法已从清热救阴转为扶正为主，可见陈氏用药，不墨守成规，能抓住病机变化，自持进退。

春温发斑治案

张男

初诊：昔人云，伏邪以出表为轻，下行为顺。据述身热不解，已经一候，脘痞口干，神烦寐少，大便五日未行，脉弦滑数，苔糙腻。拙见阳明伏热熏蒸，不得宣达，而通降因之失职，治宜宣解清泄，分达其邪，觇其进止。

香豆豉　焦山栀　光杏仁　辰滑石　炒枳实　赤苓　大连翘　瓜蒌仁　天花粉　鲜石斛　炒竹茹　番泻叶

二诊：进宣表通里方，身热已从汗解，便下亦通，原属松象，但苔仍糙腻，口干且苦，脘痞寐少，脉弦数，伏邪尚盛，逗于阳明，虑其热势之复炽也。姑以清解为治，再觇进止。

大豆卷　鲜石斛　广郁金　焦山栀　大连翘　辰滑石　光杏仁　竹茹　辰灯芯　炒枳壳　天花粉　赤苓

三诊：伏气为病，正如抽蕉剥茧，去一层又见一层。身热得和而复炽，神烦不寐，脘膈作疼，渴喜热饮，脉滑数，苔糙腻，湿热伏邪，虽达未透，阳明之气不宣，当以宣达清化为治。

淡豆豉　连翘心　鲜石斛　辰滑石　鲜菖蒲　桑叶　焦山栀　广郁金　光杏仁　炒枳壳　炒枯芩　粉丹皮

四诊：身热曾从汗解，昨见白疹，当属气分之邪自里出表。今晨鼻衄过多，身热复炽，神烦不寐，又见紫斑蓝斑，营分伏热，郁久化毒，昔人所谓阳毒发斑是也。脉弦滑数，苔糙黄而舌光起刺。法当清解毒邪，参保津为治，必得身热递和为佳。

犀角尖　鲜生地　鲜石斛　广郁金　大青叶　大连翘　天花粉　西赤芍　紫草茸　焦山栀　银花　霜桑叶

五诊：斑色紫蓝，都属阳明温毒。进犀角地黄汤加味，斑点较昨天更多，鼻衄牙宣，龈腐口干，身热和而不净，脉象滑数兼弦，苔薄糙，舌光起刺。温邪化毒，未尽外达，阴液受劫，势尚未稳，姑以前法加减主之。

犀角尖　生石膏　鲜石斛　鲜生地　嫩白薇　紫草　桑叶　甘中黄

六诊：温热余邪，留恋营分，两进清营泄热方，斑衄略见松象而时有体热，脉弦数，苔糙起刺，再以凉解为宜。

鲜生地　肥知母　玄参　地骨皮　生石膏　嫩白薇　鲜石斛　桑叶制女贞　墨旱莲　天花粉　淮牛膝炭　　（《近代名医学术经验选编·陈良夫专辑》）

【评议】本例原书亦列入春温医案。陈氏认为伏邪为病以外出为顺，内陷为逆，因此首用清透之剂以解外泄之热。斑症虽属里热外达之象，但若里热热势太甚，失之以清，邪有内陷之虑，故后用大剂清热解毒，直折里热，此亦遵叶氏"在卫汗之可也，到气才可清气，入营犹可透热转气……入血就恐耗血动血，直须凉血散血"之旨，随证而施，终使危笃之症化险入夷，克收全功。

3. 暑温（暑湿同见）

暑湿是新感暑邪引起的一种温病，其发病急骤，初起往往即见气分证候，传变迅速，动辄伤津劫液，入营犯血。盖暑多夹湿，故暑邪与湿邪常相兼为患，故本节暑温与暑湿医案同见。

外感暑病气阴两伤治案

滑伯仁治一人，病自汗如雨，至赤身热，口燥心烦，盛暑中宜帷幕周密。自以至虚亡阳，服术、附数剂，脉虚而洪数，舌上苔黄。脉虚、身热、苔黄、自汗、口燥、心烦，亦难别阴阳。但汗如雨而不畏寒，暑可知。若阴有汗则死。伯仁曰：前药误矣。轻病重治，医者死之。《素问》云：必先岁气，毋伐天和。术、附其可轻用，以犯时令。又云：脉虚身热，得之伤暑。暑家本多汗，加之刚剂，脉洪数而汗甚。乃令撤幔开窗，少顷渐觉清爽。以黄连、人参、白虎三进而汗止大半，诸症亦减。兼以既济汤，渴用冰水调天水散，七日而愈。（《名医类案》）

【评议】患者在盛暑之节感病，身热、汗出、口燥、脉洪，乃患暑温可知，治疗用白虎汤清暑泄热，加黄连解心烦，人参治体虚，三剂即汗减，继用既济汤、天水散清暑、生津、益气以善后。

暑温热盛体虚救治案

一人夏发大热大汗，恶寒战栗，不自禁持，且烦渴。此暑病也。脉虚微细弱而数，其人好赌、致劳而虚。以人参、竹叶作汤，调辰砂四苓散，八帖而安。恶寒战栗亦有属暑者。但此脉不沉，与少阴反发热不同；烦渴，与少阴引水自救不同。少阴战栗，恶寒无汗者多，少阴引水自救，自利人静而不烦者多，然阴脉俱沉。（《名医类案》）

【评议】患者夏季发热、汗出、恶寒、烦渴、脉数，乃患暑温之病；而其脉又见微细弱，为平素好赌而现虚劳之症。故治疗一方面清解暑热，另一方面顾忌其体虚，故佐人参以疗虚。此外，案后对暑病和少阴病从症状、脉象等方面进行了鉴别，可资参考。

桂苓甘露饮治暑伤元气案

凌藻泉比部公，暑月荣归，亲友称贺，自朝至暮，殆无暇晷，夜间头痛如破，内热如火，通宵不寐，汗出如流，小水短赤，舌上黄苔，右胁胀痛。半夜令人来城迎予，予适忙冗未至，近处医家数人，先到诊疗，有谓头痛身热宜散者，有谓烦劳之后宜补者，议论纷纷，不能归一。病家见病势危急，不敢妄投，必待余来用药。薄暮予至，见其身热喘急，而语言似不能出，气乏不足以息，诊其脉浮数按之不甚有力。予曰：此热伤元气之候也。乃以河间桂苓甘露饮，加人参一钱服之。片时汗止，热减喘定，便能言语。黄昏进看，藻翁曰：今日候公，度日如年，未服妙剂，昏困中不复识世间滋味，及服良剂，真如天上甘露，醍醐灌顶也。予曰：此药原名甘露饮。藻翁曰：古人制方之妙，苦不对病，藉公神力，药病已相对矣。是晚又进一服，昏倦思睡，四鼓方醒，明早其脉浮按已平，沉按弦而有力。予曰：浮热已除，内热未尽。藻翁曰：今日症愈十之八九，但胁腹尚微痛耳，不知可食粥否？予先以当归龙荟丸一钱五分，空腹送下，而后令其食粥，至下午便通色黑，痛即减矣。复以参麦散，调理一二日而起。

卢绍庵曰：昼锦荣旋，贺者盈庭，暑月应酬，不胜劳烦，以其有头痛身热，而欲散欲补，几致谬治，先生用清暑利溲，加人参以培元气，诸症顿减。尚有胁痛者，肝火郁而未舒也，龙荟丸一入，便通病退，何其用药之神耶！盖先生诊脉，超出寻常，以脉之浮数无力中求之，其余外症悉置勿论，脉精药当，是以人莫能及。（《陆氏三世医验》）

【评议】患者暑月因劳累致病，出现汗出、头痛、不寐、右胁胀痛、小便短赤、苔黄等症，医家因意见不同而病家不敢妄投。至薄暮出现身热喘急、语言似不能出、气乏不足以息、脉浮数按之不甚有力，显系暑热伤气之候，故用桂苓甘露饮清暑利湿，加人参补益气阴。服药后诸症减，唯胁腹尚微痛，治用当归龙荟丸空腹送下以泄热通便。后用参麦散补益气阴以善后。

暑风重症急救案

太学蒋麓亭病，时诸名家以为伤寒，服药罔效，举家危迫，召余诊视，见衣棺已全备矣。余按六脉尚有根，但虚弱之甚耳。病者角弓反张，手足搐搦，面垢不言，余未诊脉，望而知非伤寒证矣。及切得虚脉，参外证，乃暑风也。暑症与伤寒相似，但面垢背寒，此为异耳。向其乃翁云：余可保即安也。法令疾者卧地，洞开户牖，先进六一散五钱，用新汲井水和下，遂冷汗淋漓，弓搦皆止。又用井水二盆，置病者两傍。再以黄连香薷饮一大剂投之，遂而全愈。时在三伏中，盛暑侵酷，顺时调变，见真守定，故不为伤寒之语惑耳。　（《两都医案》）

【评议】患者误用治伤寒药后，出现角弓反张、手足搐搦、面垢不言等症，结合病发于三伏天中，并切脉为虚，辨证当为暑风证，故治用六一散清暑利湿，服后冷汗出而症止，继服黄连香薷饮祛暑清热而愈。

暑热内陷心经治案

上洋王邑尊幕宾张姓，盛暑发热，至六七日昏沉不语，面赤苔焦，与水则咽，大便不通，身艰转侧，医者束手。投束招治，予诊毕谓王公曰：病虽危候，脉象和顺，况身体软缓，唇吻红润，气息调匀，俱为吉兆。只因邪热传入手少阴经，郁而不舒，所以面赤昏呆，口噤不语。乃以导赤散加黄连、麦冬，佐犀角少许，加灯心、竹叶。煎成，用刷脚抉开口，徐徐灌下，片时觉面色稍退，再剂而目开能视，三剂而语言如旧，后调理乃安。（《旧德堂医案》）

【评议】患者盛暑之际染病，始发热，后出现神昏、便闭之危症，但其脉象和顺、身体软缓、气息调匀等皆为吉兆，示预后乃佳。辨证为邪热内陷手少阴经，故以祛除心经邪热为治，选方用清心火、养津液之品，三剂即见效，后调理而愈。

暑温气分热盛治案

一人于五月间，面赤，头痛，大热而渴，自汗，脉数有力，用石膏一两，知母三钱，甘草一钱，粳米一勺，山栀一钱，豉二钱，童便一杯，水

二钟煎服，脉势稍平。继以大剂六味地黄汤加麦冬、山楂，三服而愈。（《东皋草堂医案》）

【评议】患者五月感暑温之邪，发热面赤、汗出而渴、脉数有力等皆为气分热盛之证，故用白虎汤直清气分热盛，加栀子豉汤清宣郁热，服后脉势平、热势减，终以大剂六味地黄汤加减养阴以清余热，三剂乃愈。

暑温误治案

又有一面白体盛人，夏月患暑温，服凉解数帖而愈，以邪轻故也。旬日复感，自服苏合丸，覆被发汗，津液大泄，热邪内陷。又兼少年多欲，其脉空数无根，余告以难治。盖苏合丸中冰、麝等，辛温走窜，治寒尚可，温暑大忌也。勉进甘凉薄味之药，养阴和阳。四五日，脉象稍转，而尺部甚空，身热不退，夜则谵语，天明即清，舌有薄苔，边淡黄，中白滑。每日饮粥二三碗，如是十余日病不增减。药稍疏利，则委顿不堪；稍补助，则邪热愈炽。余不能治，病家笃信，不肯更医。一日因换床起动即大汗，口开，眼闭，欲脱。余急视之，几如死状。细审脉象，虽虚数无神，尚不至于即脱。因思其二便尚通，能进粥食，胃气未绝，胸腹不胀，则腑气无碍。正气欲脱，不得不先扶本元。且因多欲肾亏，而粤东木火之地，肝风易炽，常多痉厥，故参不能用，恐助虚阳上越，则下元根脱。乃用熟地一两二钱、附子四钱、厚朴二钱，合二陈汤如数，煎一大碗。黄昏时服一半，即熟寐。二更醒后又服一半，亦无所觉。子后仍谵语，天明即清。余视之，脉稍有神而加数，舌苔中心亦黄，胸腹仍宽，能进粥食。乃用白虎汤，加细生地等，连服数日，脉渐好，粥稍加。唯身热不退，夜仍谵语，左关独滞且沉。因思昼清夜昏，为热入血室，血室厥阴所主，故左关独滞。而仲景有刺期门之法，是邪结血分也。余不知刺法，乃用归须、赤芍、新绛、青蒿、鳖甲、柴胡、黄芩、细生地之类。五六服，全然不效，此时已一月有二日矣。因病家笃信不获辞，药总不效，彻夜思之，未得其理。倦极而寐，醒后忽记来复丹方中有灵脂，专入厥阴。暑湿浊邪，与伤寒不同，故前药不效。灵脂以浊攻浊，兼有硝礑，直达至阴，助本元以祛邪，必当奏功。遂于前方去柴胡，送来复丹一钱，果然神效。夜即安睡至晓，而无谵语。又连进三服，身热即退，忽解小便甚长，色深碧，稠如胶浆，病家惊疑询余。余曰：此病根除矣。因其少年多欲，湿热之邪乘虚陷入肝肾，故与伤寒之热入血室，病同而邪不同。邪不同，故药力不能胜邪，则不效。此来复丹以浊攻浊，所以神效也。所谓有是病，必用是药，此见医理幽微，难测如是，即进补剂而愈。呜呼！此证若非病家笃信专任，余虽竭尽心思，无从着力。或多延数医，乱投杂试，则万无生理矣。仲圣治伤寒变热之邪内陷，用芩、连、大黄，水渍取汁以泄热，和入煎熟附子之扶阳，其法妙矣！（《医门棒喝初集》）

【评议】本例暑温病情复杂危重，治疗几经周折，未能奏效，后加用来复丹，"果然神效"，章氏对本丹获效的原因作了分析，可资借鉴。前贤有云"有是证即用是药"，于此可见一斑。

上焦暑湿证治案

张二五　形瘦脉数，骤凉暮热，肺失和为咳，小暑后得之，亦由时令暑湿之气，轻则治上，大忌发散。暑湿

大竹叶　飞滑石　杏仁　花粉　桑叶　生甘草　（《临证指南医案》）

【评议】患者小暑后感病，暑湿之邪侵犯上焦，出现肺失宣降之证，故治疗以清宣肺卫为重，忌用辛温发散之品。

暑入营络证治案

施　脉小数，舌绛，喉中痒，咳呛血，因暑热旬日，热入营络，震动而溢，凡肺病为手太阴经，逆传必及膻中，仍以手厥阴治。

竹叶心　生地　银花　连翘心　玄参　赤豆皮　（《临证指南医案》）

【评议】患暑病日久，邪已入营，恐有逆传心包之势，治疗当以凉营清气为重。其中，连翘心、竹叶心可清心热，防止邪热内侵心包。

暑湿弥漫三焦证治案

某二六　暑热郁遏，头胀脘痛，口渴溺短，当清三焦。

丝瓜叶　飞滑石　淡竹叶　茯苓皮　厚朴　藿香　广皮　通草　（《临证指南医案》）

【评议】暑热夹湿郁遏三焦，须三焦分治，用药亦三焦兼顾，当宣上、

畅中、渗下。

暑入心营救治案

杨　暑由上受，先入肺络，日期渐多，气分热邪逆传入营，遂逼心胞络中。神昏欲躁，舌音缩，手足牵引。乃暑热深陷，谓之发痉，热闭在里，肢体反不发热，热邪内闭则外脱，岂非至急？考古人方法，清络热必兼芳香，开里窍以清神识。若重药攻邪，直走肠胃，与胞络结闭无干涉也。

犀角　玄参　鲜生地　连翘　鲜菖蒲　银花

化至宝丹四丸。　（《临证指南医案》）

【评议】暑邪初起犯肺卫，日久则入营、传心包。患者现已出现神昏、发痉等症，故治疗急以清营泄热，开窍醒神。

暑伤营阴证治案

项　初病舌赤神烦，产后阴亏，暑热易深入，此亟清营热，所谓瘦人虑虚其阴。暑伤营阴。

竹叶　细生地　银花　麦冬　玄参　连翘　（《临证指南医案》）

【评议】患者体瘦，产后又感暑温之患，阴伤在所难免，况邪已深入营分，治疗直以清营泄热为主，并加养阴之品扶正以祛热，此乃辨证与辨体结合施治的案例。

上焦暑湿从肺论治案

龚　暑必夹湿，二者皆伤气分，从鼻吸而受，必先犯肺，乃上焦病，治法以辛凉微苦，气分上焦廓清则愈，惜乎专以陶书六经看病，仍是以先表后里之药，致邪之在上，漫延结锢四十余日不解，非初受六经，不须再辨其谬。《经》云：病自上受者治其上。援引经义以论治病，非邪僻也。宗河间法。

杏仁　瓜蒌皮　半夏　姜汁　白蔻仁　石膏　知母　竹沥　秋露水煎。

又　脉神颇安，昨午发疹，先有寒战。盖此病起于湿热，当此无汗，肌腠气窒，至肤间皮脱如麸，犹未能全泄其邪，风疹再发，乃湿因战栗为解。一月以来病魔，而肌无膏泽，瘦削枯槁，古谓之瘦人之病，虑涸其阴。阴液不充，补之以味，然腥膻浊味，徒助上焦热痰，无益培阴养液，况宿滞未去，肠胃尚窒钝，必淡薄调理，上气清爽，痰热不致复聚，从来三时热病，怕反复于病后之复，当此九仞，幸加留神为上。

元参心　细生地　银花　知母　生甘草　川贝　丹皮　橘红盐水炒竹沥

此煎药方，只用二剂可停，未大便时，用地冬汁膏，大便后，可用三才汤。（《临证指南医案》）

【评议】暑邪夹湿，与湿热同例。盖湿为氤氲之邪，湿与热合，如油入面，胶结难解。本例暑湿留恋气分四十余日，病程虽久，仍当从上焦气分治之。方中杏仁、薏皮、蔻仁功擅宣展肺气，疏瀹气机，乃取"肺主气，气化则湿热俱化"之理。二诊因病情缠绵，患者已现瘦削枯槁之象，液涸堪忧，故治疗滋清两顾，冀其正复邪却，然非易也。

暑久入营治案

程　暑久入营，夜寐不安，不饥微痦，阴虚体质，议理心营。

鲜生地　元参　川连　银花　连翘　丹参　（《临证指南医案》）

【评议】本例为营分证，案中虽未载舌苔，其舌必绛可知。用药以清心凉营为主，为治疗营分证提示了治疗大法。吴鞠通《温病条辨》的清营汤，即由此化裁而成。

分消法治暑湿热气弥漫三焦案

某　暑湿热气，触入上焦孔窍，头胀，脘闷不饥，腹痛恶心，延久不清，有疟痢之忧，医者不明三焦治法，混投发散消食，宜乎无效。

杏仁　香豉　橘红　黑山栀　半夏　厚朴　滑石　黄芩　（《临证指南医案》）

【评议】"头胀，脘闷不饥，腹痛恶心"，乃暑湿热气弥漫三焦之象。叶氏用三焦分消之法，取杏仁、香豉开上，橘红、半夏、厚朴宣中，滑石导下，并配合山栀、黄芩清热，使邪有去路，其病可解。叶氏在《外感温热篇》中对湿热留恋三焦提出"分消上下之势"的治法，即指此等症而言。

阴虚之体感受暑湿治案

杨二八　暑热必挟湿，吸气而受，先伤于上。故仲景伤寒，先分六经，河间温热，须究三焦。大凡暑热伤气，湿着阻气，肺主一身周行之气，位高，为手太阴经。据述病样，面赤足冷，上脘痞塞，其为上焦受病显著。缘平素善饮，胃中湿热久伏，辛温燥烈，不但肺病不合，而胃中湿热，得燥热锢闭，下利稀水，即协热下利。故黄连苦寒，每进必利甚者，苦寒以胜其辛热，药味尚留于胃底也。然与初受之肺邪无当，此石膏辛寒，辛先入肺，知母为味清凉，为肺之母气。然不明肺邪，徒曰生津，焉是至理？昔孙真人未诊先问，最不误事。再据主家说及病起两旬，从无汗泄，《经》云：暑当汗出勿止。气分窒塞日久，热侵入血中，咯痰带血，舌红赤，不甚渴饮。上焦不解，漫延中下，此皆急清三焦，是第一章旨。故热病之瘀热，留络而为遗毒，注腑肠而为洞利，便为束手无策。再论湿乃重浊之邪，热为熏蒸之气，热处湿中，蒸淫之气，上迫清窍，耳为失聪，不与少阳耳聋同例。青蒿减柴胡一等，亦是少阳本药，且大病如大敌，选药若选将，苟非慎重，鲜克有济。议三焦分清治，从河间法。初三日。

飞滑石　生石膏　寒水石　大杏仁　炒黄竹茹　川通草　莹白金汁
金银花露

又　暮诊。诊脉后，腹胸肌腠，发现瘰疹，气分湿热，原有暗泄之机，早间所谈，余邪遗热，必兼解毒者为此。下午进药后，诊脉较大于早晨，神识亦如前，但舌赤中心甚干燥，身体扪之，热甚于早间，此阴分亦被热气蒸伤，瘦人虑其液涸，然痰咯不清，养阴药无往而非腻滞，议得早进清膈一剂，而三焦热秽之蓄，当用紫雪丹二三匙，藉其芳香宣窍逐秽，斯锢热可解，浊痰不黏，继此调理之方，清营分，滋胃汁，始可瞻顾。其宿垢欲去，犹在旬日之外，古人谓下不嫌迟，非臆说也。

紫雪丹一钱六分　知母　竹叶心　连翘心　炒川贝　竹沥　犀角　玄参　金汁　银花露

又　一剂后用：

竹叶心　知母　绿豆皮　玄参　鲜生地　金银花

又　一剂后，去银花、绿豆皮，加人参、麦冬。

又　初十申刻诊。经月时邪，脉形小数，小为病退，数为余热，故皮腠麸蜕，气血有流行之义，思食欲餐，胃中有醒豁之机，皆佳兆也。第舌赤而中心黄苔，热蒸既久，胃津阴液俱伤，致咽物咽中若阻，溺溲尿管犹痛，咯痰厚厚，宿垢未下。若急遽攻夺，恐真阴更涸矣。此存阴为主，而清腑兼之。故乱进食物，便是助热，唯清淡之味，与病不悖。自来热病，最怕食复劳复，举世共闻，非臆说也。

　　细生地　玄参心　知母　炒川贝　麦冬　地骨皮　银花露　竹沥

　　又　脉症如昨，仍议滋清阴分余热，佐清上脘热痰，照昨日方去地骨皮、银花露，加盐水炒橘红。（《临证指南医案》）

　　【评议】又是阴虚感温案。叶氏认为，温病辨证必须重视体质，论治也不能按常规立法处方。张景岳曰："当识因人因证之辨，盖人者本也，证者标也。证随人见，功败所由。故当以人为先，因证次之，若形体本实，则始终皆可治标，若形体原虚，则开手便当顾本。"是患阴虚之体，感受暑湿之邪，初起在气甘寒救津，热入心营则滋阴救津与利窍清心合法，后期甘寒濡润以善其后，可谓步步顾护阴液。纵观叶案，可见叶天士体病结合施治功夫娴熟，药证相配丝丝入扣，不愧是清代医界杰出的名流。

阴虚体质暑入心营治案

　　程　暑久入营，夜寐不安，不饥微痞，阴虚体质，议理心营。暑入心营。
　　鲜生地　玄参　川连　银花　连翘　丹参　（《临证指南医案》）

　　【评议】患者阴虚体质，感暑热之邪，日久病已入营。治疗以清营分之热、养营分之阴为主，兼以用银花、连翘等药清气分热邪，有"透热转气"之意。

清暑益气汤治高年暑湿内著案

　　舌心黄边白，渴饮水浆，停胃脘欲吐，微微冷呃，自利稀水，小便不利，诊脉坚劲不和。八旬又二，暑热湿邪内著，必脾胃气苏，始可磨耐，以尊年不敢过用清消矣。议用清暑益气方。

　　人参　茯苓　广皮　猪苓　石莲子　川连　黄芩　厚朴　泽泻　煨葛根　（《叶氏医案存真》）

　　【评议】患者年老体弱，暑湿之邪内蕴，治疗应以祛湿泄热为主，因其年老故兼以扶助正气。李东垣清暑益气汤常用于脾胃之气本虚又感湿热之邪，功效补气健脾兼以清暑祛湿，与此患颇为吻合，故效法治之。

瘦人暑热入营治案

钱四十七岁　瘦人暑热入营，疟来咳痰盈碗。平日饮酒之热蓄于肝胃，舌黄，渴饮。议用玉女煎。（《叶天士晚年方案真本》）

【评议】"肥人多痰湿，瘦人多火热"，患者为阴虚之体，加之素饮酒、辛热之品，耗伤精血，里热更甚，又感暑热之邪，内外相引，气血两燔。舌黄，渴饮，此乃少阴不足，阳明有余之证。故选用玉女煎滋肾阴、清胃火，取其轻而不重，凉而不温之义，其旨在壮水制火，清热与滋阴共进，虚实兼治，以治实为主，使胃热得清，肾水得补，则诸症可愈。

暑湿弥漫三焦证治案

盛木渎，五十四岁　暑必兼湿，湿郁生热，头胀目黄，舌腐，不饥能食。暑湿热皆是一股邪气，迷漫充塞三焦，状如云雾，当以芳香逐秽，其次莫如利小便。

杏仁　厚朴　蔻仁　滑石　苓皮　橘白　绵茵陈　寒水石　佩兰叶（《叶天士晚年方案真本》）

【评议】暑湿之邪弥漫三焦，治疗当以三焦分治。此案患者病变重在肺胃，故治疗以宣通上中二焦为主，兼以渗下以利湿。

禀质阴虚适逢炎夏因人因时调理案

林　色苍形瘦，禀质阴虚火亢，津液不充，喜冷饮。夏季热蒸，须培生气，顺天时以调理。

麦冬　知母　川贝　地骨皮　丹皮　绿豆皮　（《种福堂公选医案》）

【评议】本案患者素体阴虚，阴液不足而不能制阳，以成阴虚阳亢的虚热之证。色苍形瘦，是阴虚火亢体质的外在表现。适逢夏季，暑性炎热，最易伤津耗气，方中选用麦冬滋养阴液，知母、地骨皮、丹皮除骨蒸潮热，绿豆皮祛暑解表。用川贝者，谅兼咳嗽之症。本案似痨瘵之病，治疗体现了体病两调和因时因人制宜的原则。

暑热误治伤津救治案

闾门内香店某姓，患暑热之证，服药既误，而楼小向西，楼下又香燥之气，薰烁津液，厥不知人，舌焦目裂。其家去店三里，欲从烈日中抬归以待毙。余曰：此证固危，然服药得法，或尚有生机。若更暴于烈日之中，必死于道矣。先进以至宝丹，随以黄连香薷饮，兼竹叶石膏汤加芦根，诸清凉滋润之品徐徐灌之。一夕而目赤退，有声，神气复而能转侧；二日而身和，能食稀粥，乃归家调养而痊。雄按：此证已津液受烁，舌焦目裂矣，则用至宝丹，不如用紫雪，而香薷亦可议也。（《洄溪医案》）

【评议】患者感暑热证，经误治后，又受香燥之气薰烁，致使津气大伤，出现"厥不知人，舌焦目裂"危证。徐氏先以至宝丹清热解毒开窍，再以黄连香薷饮清暑化湿，竹叶石膏汤加芦根清热养阴。药证相符，故获捷效。中医中药能治危重之病症，于此可见一斑。

暑湿内蒸脾胃受伤治案

舌白黄，不饥，筋骨甚软，自暑湿内蒸，脾胃受伤，阳明胃脉不司分布流行，若不早治，必延疟痢。

白蔻　杏仁　藿梗　木通　滑石　厚朴　广皮　桔梗　（《扫叶庄一瓢老人医案》）

【评议】暑湿内蒸，脾胃受困，药用杏、蔻、桔梗宣肺，厚朴、广皮、藿梗运中，木通、滑石渗利。全方重在宣肺理气，盖肺主一身之气，气化则湿热自化。

暑热误用辛温解表而成坏病救治案

李少华知医，六月得暑病，服九味羌活汤一剂，汗出不解。谓药剂少，发汗不透，复作大剂服之，汗大泄而热转甚。连进三剂，病益亟。如痴如狂，舌强，言语謇涩，手足掣动，小便不利，茎中痛，以手捏之，才下一二滴。不食，唯能饮水。万脉之，微弱而迟。或问病可治否？曰：坏病也，医之过耳。心恶热，壮火食气，方今盛夏，火气正壮，而重发其汗，汗之过多，则伤心。心藏神，如狂如痴者，神气乱也非蓄血。舌内应乎心，汗多则血虚不能荣舌，故强不能言也。手中瘈动者，汗多筋惕肉瞤也非中风。渴饮水，汗多津液涸也非阳明发渴。小便不利者，心移热于小肠，小肠移热于膀胱，津液少而气不化，故茎中痛。连五剂而愈未载所用作何方，殊嫌疏漏。 （《续名医类案》）

【评议】患者六月得暑病，解暑化湿乃为正治，却误用九味羌活汤辛温之剂，三剂后，两阳相劫，津液大伤，邪热内陷蒙蔽心包，出现神志之症。治疗方面，此案未载用方，临床上，可先用温病"三宝"等开窍解毒方以清心开窍，神志好转后可用清热养阴方以标本合治，待邪气除尽则继用养阴益气方以善后。此外，案中对本病与蓄血、中风等出现的一些症状做了鉴别诊断，可资参考。又仲景对误治所造成的恶果，告诫医者曰："一逆尚引日，再逆促命期，"本案前医妄投辛温之剂，且一误再误，遂变为坏病，足证仲景之言，为临证之圭臬。

暑湿郁蒸气分治案

暑湿郁蒸。

滑石飞　竹叶　连翘　淡芩　桑皮　木通　（《扫叶庄一瓢老人医案》）

【评议】此乃暑湿逗留气分之治法。用药以轻清宣透、渗利湿热为主，且药性偏于寒凉，故热重于湿者尤宜。

暑温危急重症治验案

家无阙翁精于岐黄，声名颇振，予素与交厚，翁精神矍铄，向无他病，夏间忽发温邪，壮热不退，昏瞀喃喃，舌如沉香色，至五朝势更沉重，下颏颤动，喉间痰涌，烦躁而渴，时循衣摸床，药皆不当。仲子振三，以书来请。诊其脉，则数而模糊，翁年将七十，邪发膜原，散漫营卫，而脉症如是，殆九死一生矣。时医有议下者，有议温补者，予应之曰：年高症危，腹无所苦，承气不可尝试，热邪鸱张，阳火亢甚，人参亦难轻投。且脉之不鼓，乃阳极似阴，若复行温热，以火助火，适以杀之。唯有救阴而无解秽一法，庶几可以挽回。乃用鲜地黄、麦冬、知母、石膏、瓜蒌根、金汁，以大剂甘寒微苦投之。服后已大有转机，诸公私谓翁绝谷已八日，将药减半，暗加人参二钱，至夜分忽昏躁不宁，舌肿满口，因怪问之，遂以实告。

予谓：翁向以国士待我，故排众议而力任之，乃方信而忽疑，虽扁仓无能为役，遂于前方中加川连、紫雪。次日舌肿顿消，各症俱减，至夜半㼤㼤有汗，大便自行，始能开目识人，见予以手诊脉，乃云君来吾得生矣。后调理半月而安。予时尚设绛授徒，乃力劝予以医济世。（《赤厓医案》）

【评议】暑之为病，前贤有"阳暑""阴暑"之别，阳暑乃夏令感受暑热之邪；阴暑系感受阴寒之邪，实属伤寒范畴。盖暑性酷热，其伤人也，病势发展十分迅捷，危症蜂起。试观本例，症见壮热不退，昏瞀喃喃，循衣摸床，舌如沉香色，脉数而模糊等，显系邪传心营，肝风扇动，津液枯涸，正不胜邪之象。汪氏细加辨证，力排众议，毅然决然地投生津养液以扶正，清热解毒以祛邪，标本兼顾，病情遂获转机。如此濒危之疾，得以挽狂澜于既倒，若非熟谙临床经验丰富之老手，断难有此杰构。

方中金汁为人粪经加工而成，功能清热解毒，凉血消斑，现已不用。

半产后暑热停滞危证验案

家灿如兄令政，暑月小产后，数日遂发热，腹痛，泄泻，目上视，气喘自汗。其兄江扶曦世兄，请同道七人参看，至则皆舌挢不下，以谓上喘下泄，自汗上视，阴阳俱脱，议用温补大剂以救之。诸公已散，予独后至，乍视其症，良然，切其脉则弦细，重按而脉犹应。予为详细审度，则热汗因于暑，痛泄因于食，目窜喘呼因于痛，且痛在当脐，痛甚则泄，其为暑湿伤脾，而兼有宿食无疑矣。乃断之曰：此小产后暑热停滞，非虚脱也。遂用扁豆、茯苓、红曲、滑石、炒山楂、木瓜、砂仁。一剂热退，痛泄减半，凶症殄迹。再剂已向安矣。（《赤厓医案》）

【评议】产后有"三急""三冲"之重证，本例上喘下泄，自汗上视，证情与此颇相类似，无怪诸医欲投温补大剂以急救虚脱。汪氏详细审度，析之曰："热汗因于暑，痛泄因于食，目窜喘呼因于痛"，遂诊断为"暑湿伤脾，而兼有宿食"的"暑热停滞"证，与前医的诊断霄壤有别，遂投祛暑消导之剂而"凶症殄迹"。

暑热烦渴舌苔黑润火极似水治案

巴文彧兄令爱，暑月壮热，舌苔黄，烦渴热饮，间有谵妄，至五日舌转黑苔，湿润有津，知其热淫于内，与连翘、黄芩、青蒿、麦冬、赤芍、竹叶、元参、甘草，势已稍减，或又荐他医，医以脉来数而无力，喜热饮而畏凉，舌苔黑而不燥，不知火极似水，认作寒症，訾前手药误，举家无措，乃立温散一方，又令以姜汤送消暑丸，病人更烦躁无耐，其乃弟独强予救之。予以胃中按之牢若痛，转矢气，黑苔微干，已有应下之症，宜以咸寒苦辛泄之，用大承气汤。二剂大便始通，各症虽退，而黑苔反燥，夜间潮热，仍与犀角地黄汤加减而后愈。 （《赤厓医案》）

【评议】本例系暑温重证，他医以"喜热饮而畏凉，舌苔黑而不燥"，认作"寒症"，乃立温散一方，又以姜汤送消暑丸。药后病情转剧。汪氏细察症情，以"胃中按之牢若痛，转矢气，黑苔微干"为据，断为"应下之症"，用大承气汤大便始通，症虽退而黑苔反燥，夜间潮热，阴液损伤显露，续用犀角地黄汤加减而愈。此亦属"火极似水"的病例，临证务必分辨疑似真假，方不致误。

暑热误治已见虚脱之机案

江元韬姻翁侄女，长夏发热，头昏口渴，乃冒暑也。数日后，汗大泄，痰鸣壅闭，食入即呕，下利不止，脉虚细无力，是谓五虚。予以为暑伤元气，而药剂过当，以至于此，而犹云暑邪所为，虚虚之误，祸不旋踵矣。以六君子汤加秔米、五味等，再服症转，旬余乃安。 （《赤厓医案》）

【评议】"暑邪易伤元气"，这在临床上屡见不鲜，故李东垣有清暑益气汤之设，王孟英易其药，着重益气养阴，亦名清暑益气汤。本例凭症参脉，暑伤元气明矣。方用六君子汤加味，乃图本之治。

暑热时行治案

洪文典兄，偶寓苏州，楼居感受暑热，发热，复怯寒，口渴头痛，医以疟和解，又用首乌、鳖甲、当归、沙参等，其热不退，更加心烦，呕恶，小溲短赤，不欲食，乃专足来扬请予至苏。按其脉症，乃暑热时行，非疟症也。与麦冬、青蒿、黄芩、知母、黄连、扁豆、滑石、竹茹等剂，热呕减大半，各症渐平，晚间啜粥，卒然大吐，喘汗，两手颤动，同寓皆失色。予脉之，知无他端，取几上小菜嗅之，大有馊味，此致吐之由也。少顷，神气定，复食无恙。因余热未尽，再为调剂，已日向愈。但卧至更深，觉下半体寒冷，虽拥以厚絮不温，且寐则多盗汗。文兄欲予改用温补，予曰：病退数存，骤难温热养之、和之，待其来复，约以六味、四物加人参、麦冬、浮麦等。至旬余，而精神卧起，已脱然如常矣。（《赤厓医案》）

【评议】暑令而见发热、口渴、头疼、心烦、呕恶、小溲短赤等症，显属"暑温"无疑，汪氏用清暑解热、利湿止呕之剂，宜其取效。唯证瘥后下半体寒冷，厚絮不温，若不细究，最易误诊为病后阳虚而投温热之剂，致旧恙复作。叶天士曾告诫："恐炉烟虽息，灰中有火"。汪氏深知余邪未尽，善后十分妥帖，遂使患者脱然如常。

暑热误治致汗喘交作治案

吴绣泉兄，从淮安来扬，其使方良受暑发热，头痛，时适有名医在扬，特求诊视。医以为风寒，而用羌葛等表散，遂大汗如洗，气喘不休，下午肩舆复往诊视，又以脉虚喘汗，为伤寒脱症，而用姜附等温中，主人惊疑，不敢与服，既乃延予。予曰：脉虚身热，得之伤暑。暑热能伤元气，长夏腠理皆疏，医不以暑治而发表，故喘汗交作，若复投温热，本非寒邪，何处消受，一误岂容再误耶？予仿清暑益气例加减，黄芪、白术、麦冬、茯苓、扁豆、木瓜、炙甘草、北五味，一服喘汗俱已。后因劳动不谨，旬余症作，汗多口渴，以小柴胡去半夏加石膏、知母，三发自止。（《赤厓医案》）

【评议】本例为伤暑之证。盖暑为阳邪，其性酷热，初起邪在卫分，宜辛凉解暑，《温病条辨》新加香薷饮为常用之方。医者误热为寒，浪投辛温发汗，致大汗如洗，气喘不休，当此之时，医者又误诊为伤寒脱证，拟用姜附温中救脱，所幸病家不敢与服。汪氏诊之，以《伤寒论》"脉虚身热，得之伤暑"为据，辨证为暑伤元气，仿东垣清暑益气汤以治，药中肯綮，遂获桴鼓之效。

暑邪逆传心包案

暑由上受，先入于肺，久则由气分逆传营分，逼入心包络中，致烦躁神昏，舌短语謇，手足牵掣，乃邪势内陷已深，防有内闭外脱之变，症极危急，速宜清络泄热，并以芳香通窍，倘转顺候，始可冀其转机，勉拟一方列后。

犀角八分（磨冲）　羚羊角五分（磨冲）　鲜生地三钱　玄参二钱　金银花二钱　石菖蒲一钱　另吞至宝丹三分　（《南雅堂医案》）

【评议】卫气营血辨证，大凡卫之后方言气，营之后方言血，而叶天士《三时伏气外感篇》云"夏暑发自阳明"，说明暑温为病，初起即可见壮热、烦渴、汗多、苔黄燥等暑炽阳明气分的症候，相较其他温病，卫分之证短暂而不典型。故而暑温初起便应果断施治，不可姑息，本案日久，及至递传心包，热入营血，恐其耗血动血，故方中一派凉血散血之品，另吞至宝丹清心开窍，后世王孟英"治暑者，必以清心之药为君"，此之谓也。

暑伤元气案

当夏湿热熏蒸，身热口渴，自汗心烦，四肢疲倦乏力，脉虚，火盛肺金必受其克，乃暑伤元气之证，拟用清暑益气汤。

人参一钱五分　黄芪一钱五分　白术二钱（土炒）　苍术一钱（制）　麦门冬二钱　当归身一钱（酒炒）　神曲一钱（炒）　青皮八分　陈皮八分　五味子八分　泽泻一钱　升麻四分　葛根一钱　黄柏八分（酒制）　生姜两片　大枣二枚（《南雅堂医案》）

【评议】历代名方中冠"清暑益气汤"之名者有二，一者出自李东垣《脾胃论》，一者出自王孟英《温热经纬》，二方名同药异，辨治思路亦迥然有别。李东垣清暑益气汤，为脾胃元气损伤而设，方以芪、术、升、柴升清，中有陈皮、青皮、神曲、甘草建中，后亦有当归、泽泻、参、麦、五味子滋阴泻火，清阳升则浊阴降，一气周流则暑湿得清、脾胃得张。王氏认为李氏方实为"从补中益气加味""虽有清暑之名而无清暑之实"，去李氏方中辛燥之药，用西洋参、石斛、黄连、竹叶、荷秆、知母、粳米、西瓜翠衣等，以清暑热而益元气，王氏注重养阴，其所言益气者可作气阴解，其方乃为益气保津所设。两方各有侧重，验之临床均获良效。本案所用为李氏清暑益气汤，但依笔者管见，王氏方当更贴切，可惜陈念祖编撰《南雅堂医案》时，王氏方尚未面世。

暑湿郁于三焦案

暑热炎蒸之气，外袭肺卫，游行三焦，气分被阻，午后恶寒微热，腹胀而不知饥,小便赤涩,脉弦,拟用和法。

香薷二钱　淡竹叶二钱　杏仁二钱　木通一钱　川朴一钱　白茯苓三钱　滑石三钱　白蔻仁八分　　(《南雅堂医案》)

【评议】是案症见中满不饥,午后身热,若以为停滞则易误下伤阴,以为阴虚则易致阴湿锢结不解。须知此为暑热夹湿郁于三焦,导致三焦气化失司所致,故以宣畅气机、清热利湿为大法,处方宣肺、运中、渗利并用,意在气化则湿化也。

重证予重剂获效案

胡某乃媳,夏月患感证,延诊时已七日矣。切脉弦数搏指,壮热谵狂,面目都赤,舌黑便秘,腹痛拒按。诊毕,令先取冷水一碗与服,某有难色。予曰:冷水即是妙药,饮之无伤。盖欲观其饮水多募,察其热势之轻重耳。其姑取水至,虽闻予言,心尚犹豫,勉倾半盅与饮。妇恚曰:何少乃尔。予令尽碗与之,一饮而罄。问曰:饮此何如?妇曰:其甘如饴,心地顿快。吾日来原欲饮水,奈诸人坚禁不与,致焦烦如此。予曰:毋忧,今令与汝饮,但勿纵耳。因谓某曰:汝媳病乃极重感证,邪踞阳明,已成胃实。问所服何药,某出前方,乃小柴胡汤也。予曰:杯水能救车薪之火乎?即投白虎、泻心,尚是扬汤止沸耳。某曰:然则当用何方?予疏大承气汤与之。某持方不决。邻人曰:吾妇昔病此,曾服此方得效。于是取药煎服。夜间便行两次,次早腹痛虽止,他证依然。改用白虎、泻心及甘露饮,三方出入,石膏用至四两,芩、连各用数钱,佐以银花、金汁,驱秽解毒。数日间,共计用药数斤,冷水十余碗,始得热退病除。众皆服予胆大。予曰:非胆大也,此等重证,不得不用此重剂耳。(《杏轩医案》)

【评议】程杏轩熟读《伤寒》《金匮》,对仲景方使用颇有心得,尝言"仲景组方,用之对证,无不桴鼓相应",本案便是其使用仲景方之验案。案中先用大承气汤,意在急下存阴,泻胃家内结之邪热,顺其胃气。继予白虎、泻心及甘露饮,其中白虎汤系阳明经证主方,君药石膏辛甘大寒,入肺胃二经,功善清解,透热出表,以除阳明气分之热,张锡纯谓其"凉而能散,有透表解肌之力。外感有实热者,放胆用之,直胜金丹"。是患实热炽盛,非重剂不可力挽狂澜,故用石膏至四两,始得热退病除。此案不仅体现了仲景方用药简捷、重剂取效的特色，更可看出程氏用药的不拘陈法、胆大心细。

三焦皆病治参河间案

安　连日烦劳忧虑深，暑邪伤气易归心，神昏、脉数细而沉，病危甚。邪闷心胞，如火如焚。舌色干黄唇齿燥，耳聋便泄津枯了。三焦皆病须分晓，究治疗，河间热论宜参考。

鲜石斛　天竺黄　连翘　菖蒲　赤苓　北沙参　通草　益元散　茉莉花　竹茹　薄荷叶　芦根　鲜荷叶　紫雪丹另调服　（《王旭高临证医案》）

【评议】王旭高系清嘉庆年间名医，自幼随其舅父——明清外科三大学派之一"也得派"开山鼻祖高秉钧习医，师出名门而博学广识，擅撷众家之长，师从疡科名医故应诊先以疡科行，后渐及内科。王氏在外科疾病治疗过程中，常抓住"外疡多火证"的特点，对热证的诊治和寒凉药物的使用颇有心得。本案患者感受暑邪，病累三焦，所谓"伤寒宗仲景，热病崇河间"，王氏认为治疗当参刘河间之法，处方集宣、清、散于一方，分消三焦热邪，兼顾护阴保津，并采用河间治暑名方益元散，祛暑而不伤正。另外值得一提的是，王氏用药在剂型搭配上颇有巧思，常见汤剂与丸剂、汤剂与散剂的搭配，于此便可窥一斑。又本案医理文理皆妙，读来朗朗上口，如咏诗词。

暑温邪传心包重症案

甘　二十四岁　壬戌六月二十九日　暑温邪传心包，谵语神昏，右脉洪大数实而模糊，势甚危险。

细生地六钱　知母五钱　银花八钱　元参六钱　连翘六钱　生甘草三钱　麦冬六钱　竹叶三钱　生石膏一两

煮三碗，分三次服。牛黄丸二丸，紫雪丹三钱。

温邪入心包络，神昏痉厥，极重之症。

连翘三钱　竹叶三钱　银花三钱　生石膏六钱　细生地五钱　甘草钱半　知母三钱　麦冬五钱，连心

今晚一帖，明早一帖，再服紫雪丹四钱。　（《吴鞠通医案》）

【评议】"主不明则十二官危"，温病神昏是临床危重急症，吴鞠通于此症救治可谓见解深刻、经验丰富。《温病条辨》云："脉虚夜寐不安，烦渴舌赤，时有谵语，目常开不闭，或喜闭不开，暑入手厥阴也。手厥阴暑温，清营汤主之"，"手厥阴暑温，身热不恶寒，清神不了了，时时谵语者，安宫牛黄丸主之，紫雪丹亦主之。"本案邪入心营，热盛动风，危候已是确凿，单凭清营之方开窍则力欠，独用开窍之剂清营嫌功薄，两法齐下方合病机。案中予清营汤加减透热转气，使营分热邪有外达之路，并予牛黄丸、紫雪丹合用，清心开窍、息风解毒，以挽一线生机。

暑邪误治入血成厥案

周　五十二岁　壬戌年七月十四日　世人悉以羌防柴葛，治四时杂感，竟谓天地有冬而无夏，不亦冤哉！以致暑邪不解，深入血分成厥，衄血不止，夜间烦躁，势已胶锢难解，焉得速功。

鲜芦根一两　丹皮五钱　荷叶边一张　羚羊角三钱　元参五钱　杏仁三钱桑叶三钱　滑石三钱　犀角三钱　细生地五钱

今晚一帖，明早一帖。

十五日　厥与热似乎稍缓，据云夜间烦躁亦减，是其佳处。但脉沉弦细数，非痉厥所宜，急宜育阴而恋阳，复咸以止厥法。

生地六钱　元参六钱　麦冬八钱连心　生白芍四钱　桑叶三钱　羚羊角三钱　丹皮三钱　犀角三钱　生鳖甲六钱

日服二帖。

十六日　脉之弦刚者，大觉和缓，沉者已起，是为起色。但热病本属伤阴，况医者误以伤寒温燥药五六帖之多，无怪乎舌燥如草也。议启肾液法。

元参一两　丹皮五钱　桑叶二钱　犀角三钱　天冬三钱　麦冬五钱　沙参三钱　银花三钱　生鳖甲八钱

日服三帖。

十七日　即于前方内加：

连翘钱半　鲜荷叶边三钱　细生地六钱

再按：暑热之邪，深入下焦血分。身半以下，地气主之。热来甚于上焦，岂非热邪深入之明征乎？必借芳香以为搜邪之用。不然，恐日久胶固之邪一时难解也，则真阴正气日亏一日矣，紫雪丹之必不可少也。

紫雪丹钱半　分三次服。

十八日　厥已回，面赤，舌干黑苔，脉洪数有力，十余日不大便，皆下证也。人虽虚，然亦可以调胃承气小和之。

生大黄五钱　元明粉三钱，冲　生甘草三钱

先用一半，煎一茶杯，缓缓服，俟夜间不便，再服下半剂。服前方半剂，即解黑大便多许。便后用此方：

生白芍六钱　大生地一两　麦冬一两　生鳖甲一两

十九日　大下宿粪如许，舌苔化而干未滋润，脉仍洪数，微有潮热，除存阴无二法。

生白芍六钱　沙参六钱　炙甘草三钱　麦冬六钱　丹皮四钱　牡蛎五钱　天冬三钱　大生地一两　鳖甲五钱

日服二帖。

二十一日　小便短而赤甚，微咳，面微赤，尺脉仍见数洪象，议甘润益下，以治虚热，少复苦味，以治不尽之实邪。且甘苦合化阴气而利小便也。按：甘苦合化降气利小便法，举世不知，在温热门中诚为利小便之上等法。盖热伤阴液，小便无由而生，故以甘润益水之源；小肠火腑，非苦不通，为邪热所助，故以苦药泻小肠而退邪热。甘得苦则不呆腻，苦得甘则不刚燥，合而成功也。

炙甘草四钱　生鳖甲八钱　生白芍六两　元参五钱　阿胶三钱　麦冬六钱　麻仁三钱　丹皮三钱　沙参三钱　黄连一钱

二十二日　已得效，仍服前方二帖。

二十三日　复脉复苦法，清下焦血分之阴热。

炙甘草五钱　生鳖甲五钱　麦冬五钱　生白芍六钱　阿胶三钱　丹皮五钱　麻仁五钱　天冬二钱　元参三钱

日服二帖。（《吴鞠通医案》）

【评议】本案时医误用羌防柴葛等辛温发汗药，误表伤津，以致在表暑邪鸱张，入于血分而现厥衄变证。须知温病最忌辛温汗散，吴鞠通反复强调："太阴温病不可发汗""汗之不唯不解，反生他患……汗为心液，心阳受伤，必有神明内乱，谵语癫狂，内闭外脱之变。"吴氏予犀角地黄汤加减，另加羚羊角粉以增清热解痉之功，再加杏仁宣通肺气、芦根、滑石生津清热、桑叶、荷叶清散表邪，清营宣热、凉血生津，切中病机，故而药后热厥均减。至第十八日，厥已回而阳明腑实证显，吴氏予小承气汤获效。当时学界有一味尊古者，认为谵语"舍燥屎无他证"，反对清心开窍；亦有盲目崇今者，遇神昏谵语辄径用"三宝"。对此吴鞠通认为："温病谵语，有因燥屎，有因邪陷心包，一则温多兼秽，二则自上焦心肺而来，学者常须察识，不可歧路亡羊也""阳明温病，汗多谵语，舌苔老黄而干者，宜小承气汤。汗多，津液散而大便结，苔见干黄，谵语因结粪而然，故宜承气。阳明温病，无汗，小便不利，谵语者，先与牛黄丸；不大便，再与调胃承气汤。"此论明确了清心开窍及通泻阳明的适应证，于温病神昏救治极具指导意义。

宣通三焦法治暑湿误用阴柔致喘满案

庚寅六月廿一日　吴　二十岁　暑兼湿热，暑湿不比春温之但热无湿，可用酸甘化阴、咸以补肾等法，且无形无质之邪热，每借有形有质之湿邪以为依附。此症一月有余，佥用大剂纯柔补阴退热法，热总未减，而中宫痞塞，得食则痛胀，非抹不可，显系暑中之湿邪蹯踞不解，再得柔腻胶固之阴药与邪相搏，业已喘满，势甚重大。勉与宣通三焦法，仍以肺气为主。盖肺主化气，气化则湿热俱化。六脉弦细而沉洪。

苡仁五钱　生石膏二两　厚朴三钱　杏仁四钱　云苓皮五钱　青蒿二钱连翘三钱　藿香梗三钱　白蔻仁一钱五分　银花三钱　鲜荷叶边一片

煮四杯，分四次服。两帖。

廿三日　暑湿误用阴柔药，致月余热不退，胸膈痞闷。前与通宣三焦，今日热减，脉已减，但痞满如故，喘仍未定，舌有白苔，犹为棘手。

生石膏一两　厚朴三钱　藿香梗三钱　飞滑石四钱　连翘三钱　小枳实二钱　云苓皮三钱　广皮三钱　白蔻仁二钱　生苡仁五钱

煮三杯，分三次服。二帖。

廿五日　热退喘减，脉已稍平，唯仍痞，且泄泻，皆阴柔之累，姑行湿止泻。

滑石五钱　姜半夏三钱　黄芩炒，二钱　猪苓三钱　云苓皮五钱　广郁金二钱　泽泻三钱　藿香梗三钱　通草一钱　苡仁五钱

煮三杯，分三次服。

廿七日　喘止，胸痞亦开，热虽减而未退，泻未止。

生石膏一两　泽泻三钱　姜半夏五钱　飞滑石六钱　黄芩三钱　藿香梗三

钱　云苓皮六钱

煮三杯，分三次服。二帖。

廿十九日　诸症俱减，唯微热，大便溏，调理饮食为要。

云苓块连皮，五钱　猪苓三钱　藿香梗三钱　生苡仁五钱　泽泻三钱　炒黄芩三钱　姜半夏三钱　苏梗二钱　白蔻仁一钱　杏仁泥二钱

煮三杯，分三次服。四帖。　（《吴鞠通医案》）

【评议】暑湿误用阴柔之品，致湿热胶固，病情久延，吴氏始终以分消湿热为治，方用三仁汤、藿朴夏苓汤之类化裁，遂获良效。案云："盖肺主化气，气化则湿热俱化。"这是吴氏治疗湿温的大旨，也是制定三仁汤、加减正气散等方剂的理论依据。实践证明，此类方剂治疗湿温、暑湿等病邪阻滞三焦，每有卓效。特别是三仁汤，现代扩大其应用范围，诸如由湿热引起的低热、黄疸型肝炎、急性肾炎、尿路感染等病症，用之每多奏效。

暑湿误表邪侵心包治案

丁亥闰五月廿二日　某　暑温误表，致有谵语，邪侵心包，热重面赤，脉洪数，手太阴症为多。宜辛凉芳香，以清肺热，开心包。阳有汗，阴无汗，及颈而还，极大症也。

生石膏一两　连翘连心，三钱　丹皮三钱　飞滑石六钱　银花三钱　桑叶三钱　细生地五钱　知母炒，三钱　甘草二钱　苦桔梗三钱

煮三大杯，分三次服。外服紫雪丹五分。

廿四日　脉洪大又减，但沉数有力，伏邪未净，舌中黑滑，耳聋，大便仍频溏。

云苓皮六钱　苡仁五钱　黄芩三钱　姜半夏五钱　连翘三钱　银花三钱　雅连姜汁炒，一钱　六一散六钱　竹叶三钱

煮三杯，分三次服，外服紫雪丹五分。

廿五日　即于前方内连翘、银花加至五钱，苡仁加至八钱，紫雪丹仍服五分。

廿六日　热渐退而未尽，脉渐小而仍数，面赤减，大便频数亦少，余邪未尽。

连翘四钱　飞滑石六钱　黄芩三钱　银花四钱　云苓皮六钱　雅连一钱

苡仁五钱　姜半夏五钱　甘草一钱　白蔻连皮，一钱

煮四杯，分四次服。

廿七日，照前方仍服一帖。

廿八日　即于前方内加桑叶三钱，目白睛赤缕故也。

廿九日　大热虽退，余焰尚存，耳聋，与苦淡法。

银花五钱　飞滑石六钱　丹皮三钱　连翘连心，三钱　云苓皮六钱　苡仁六钱　雅连炒，一钱　苦丁茶三钱　牡蛎五钱　龙胆草一钱五分

煮四杯，分四次服。

六月初一日　脉静身凉，热已退矣；舌有新白滑苔，湿犹有存者。与三仁汤宣化三焦，通调水道。

云苓块连皮，六钱　苡仁五钱　晚蚕沙三钱　杏仁泥三钱　泽泻二钱　益智仁一钱五分　姜半夏三钱　白蔻仁一钱五分　黄芩炭一钱五分　藿香梗三钱　通草一钱

煮三杯，分三次服。（《吴鞠通医案》）

【评议】暑为阳邪，其性类火，最易走窜心包。本例初诊气营同病，邪入心包，故用银翘、白虎清解气分邪热，又入紫雪清心开窍；又暑多夹湿，复加滑石甘淡利湿。药后应手取效。以后数诊，均以清暑涤热，化气利湿为治，最后以三仁汤收功。我们在治疗"乙型脑炎"（类似"暑温"）时，根据吴氏的经验，常用银翘散、白虎汤、紫雪丹、安宫牛黄丸等方，并顾及"暑多夹湿"的病理特点，淡渗利湿之品，每多兼用，曾收到较好的疗效。

暑湿参叶氏法治验案

李　暑症，用伤寒六经治法，致壮热烦冤，头目重胀，喉梗气窒，呼吸不利，舌白不饥。夫暑喝所伤，必脉虚少气，自汗面垢，纵有兼症，大异伤寒浮紧脉象，岂堪例治。迨失治而症加重，本症尚自显然。何者？暑入心，故烦冤；暑挟湿，故重胀；暑犯肺，故气窒不利。叶氏所谓暑由鼻吸，必伤上焦气分，每引经义云：自上受者治其上，法宜辛凉微苦，廓清上焦气分自愈。黄芩（酒炒）八分，黑山栀、橘白、郁金（磨汁）各一钱，栝蒌仁（麸炒）、赤苓各二钱，薄荷梗八分，沙参、薏仁各三钱，新荷梗五钱。二服头清咽爽，烦热大减。去黄芩、郁金，加麦冬、鲜藕，渴热退而

思食矣。（《类证治裁》）

【评议】叶天士《临证指南医案》有云："暑必挟湿，二者皆伤气分，从鼻吸而受，必先犯肺，乃上焦病。治法以辛凉微苦，气分上焦廓清则愈。"林珮琴参叶氏法，选取轻苦微辛之品，宣通上焦气机，果然二服即病势大减。林氏对叶天士理论研悟颇深，倍加推崇，于本案便有所体现。

虚体中暑急则治标案

赤山埠李氏女，素禀怯弱。春间汛事不行，胁腹聚气如瘕，减餐肌削，屡服温通之药。至孟秋，加以微寒壮热，医仍作经闭治，势濒于危。乃母托伊表兄林豫堂措办后事，豫堂特请孟英一诊以决之。孟英切其脉时，壮热烙指，汗出如雨，其汗珠落于脉枕上，微有粉红色，乃曰：虚损是其本也。今暑热炽盛，先当治其客邪，急则治标之法，庶可希冀。疏白虎汤加西洋参、元参、竹叶、荷杆、桑叶。及何医至，一筹莫展，闻孟英主白虎汤，乃谓其母曰：危险至此，尚可服石膏乎？且《本草》于石膏条下致戒云，血虚胃弱者禁用，岂彼未之知也。豫堂毅然曰：我主药，与其束手待毙，盍从孟英死里求生之路耶？遂服二帖，热果退，汗渐收。改用甘凉清余热，日以向安。继与调气养营阴，宿瘕亦消。培补至仲冬，汛至而痊，次年适孙夔伯之弟。（《回春录》）

【评议】病情危笃之际，非寻常药可克，需峻药重剂方可奏效，王孟英尝言："急病重症，非大剂无以拯其危。"本案中王氏大胆予患妇白虎汤，但家人担忧方中石膏伤其病体。须知此药性虽大寒，但凉而能散，有透表解肌之力，近代名医张锡纯指出："石膏生用以治外感实热，断无伤人之理，且放胆用之，亦断无不退热之理。唯热实脉虚者，其人必实热兼有虚热，仿白虎加人参汤之义，以人参佐石膏亦必能退热。"二十世纪初京城名医孔伯华也认为"石膏一药，遇热证即放胆用之，起死回生，功同金液，能收意外之效，绝无偾事之虞"。但值得注意的是，石膏毕竟力峻，临证还须谨慎辨证，药证相合方可，切莫滥用。

受暑饮冰肢冷脉伏案

潘红茶方伯之孙翼廷，馆于许双南家。酷热之时，啜冷石花一碗，遂

078

致心下痞闷，四肢渐冷，而上过肘膝，脉伏自汗。方某诊谓：阳虚阴暑，脱陷在即。疏大剂姜、附、丁、桂以回阳。双南在苏，其三郎杏书骇难主药，邀族人许芷卿诊而决之。芷卿云：此药断不可投。第证极危急，须逆孟英商之。时夜已半，孟英往视。曰：既受暑热，复为冷饮冰伏胸中，大气不能转旋，是以肢冷脉伏，二便不行。速取六一散一两，以淡盐汤搅之，澄去滓，调下紫雪丹一钱。藉辛香以通冰伏之气，用意精妙。翼日再诊，脉见胸舒，溺行肢热，口干舌绛，暑象毕呈，化而为疟。与多剂白虎汤而愈，丙午举于乡。眉批：认证既确，治法又极精妙，真可谓万世法程。（《王氏医案续编》）

【评议】暑邪最易灼耗津液，津不载气，枢机气化不利，以致热气怫郁，本案患者又啜冷饮，更是加剧气机凝滞。虽见肢冷寒象，仍属因热致郁，若投大剂姜、附、丁、桂，恐助热燥津。河间尝谓："一切怫热郁结者，不必止以辛甘热药能开发也，如石膏、滑石、甘草、葱、豉之类寒药，皆能开发郁结。"本案王孟英予六一散、紫雪丹等辛寒芳透之品开发热郁，正是此意。

暑温过服大寒致变案

西乡吴某，偶患暑温，半月余矣。前医认证无差，惜乎过用寒剂，非但邪不能透，而反深陷于里，竟致身热如火，四末如冰。复邀其诊，乃云热厥，仍照旧方，添入膏、知、犀角等药，服之益剧，始来求治于丰。诊其左右之脉，举按不应指，沉取则滑数。丰曰：邪已深陷于里也。其兄曰：此何证也？曰：暑温证也。曰：前医亦云是证，治之无效何？曰：暑温减暑热一等，盖暑温之势缓，缠绵而愈迟；暑热之势暴，凉之而愈速。前医小题大作，不用清透之方，恣用大寒之药，致气机得寒益闭，暑温之邪陷而不透，非其认证不明，实系寒凉过度。刻下厥冷过乎肘膝，舌苔灰黑而腻，倘或痰声一起，即有仓扁之巧，亦莫如何！明知证属暑温，不宜热药，今被寒凉所压，寒气在外在上，而暑气在里在下，暂当以热药破其寒凉，非治病也，乃治药也。得能手足转温，仍当清凉养阴以收功。遂用大顺散加附子、老蔻。服一帖，手足渐转为温，继服之，舌苔仍化为燥，通身大热，此寒气化也，暑气出也，当变其法。乃用清凉透邪法去淡豉，加细地、麦冬、蝉衣、荷叶，一日连服二剂，周身得汗，而热始退尽矣。后拟之法，

皆养肺胃之阴，调治匝月而愈。（《时病论》）

【评议】《时病论》载："夫暑邪袭人，有伤暑、冒暑、中暑之分，且有暑风、暑温、暑咳、暑瘵之异。"而暑温之证"比暑热为轻者，不待言矣。"因而暑温证治，雷丰认为用药不宜过于寒凉，警惕凉过冰伏之变。本案便因误治而生变证，雷氏先投温热之药以纠偏，旋即暑热之象毕露，遂改用清凉透邪养阴之剂，乃收全功。由是观之，临证不仅要认证准确，投剂（包括剂量）适当，还应识透疾病真相，不被假象所惑。

元虚受暑验案

冯某年四十许，素质本虚，更患暑邪，脉极虚大而数，近八至，舌绛目赤，面色戴阳，头汗淋漓，目直视而昏。余曰：病原暑邪未透，但真元虚极，医甚棘手，当先固其元。急用四逆加人参汤，益以龙骨、牡蛎，佐以胆汁、童溺，用地浆水一杯为引，浓煎候冷，徐徐投之。服下一时许，口敛神定，目能转动，但大渴舌燥，暑象毕呈。令食西瓜，神气顿觉清爽。次日再诊，脉象稍敛，有根而数，减去一至，为立竹叶石膏汤。服二剂，身能起而口能言，但觉困倦少食，此由胃津已耗，余烬未息之故，乃以沙参、麦冬、石斛、知母、生甘草、银花、生扁豆等滋养肺胃，而清余热，数剂即安。徐洄溪惯用此法，用之颇不易也。盖此症象白虎，开手即用白虎，用则必死，何以辨之？全在脉之虚实而已。（《一得集》）

【评议】患者感受暑邪，舌绛目赤，头汗淋漓，与白虎汤清泄暑热，似尚合拍，但须知"白虎本为达热出表，若其人脉浮弦而细者，不可与也；脉沉者，不可与也；不渴者，不可与也；汗不出者，不可与也"。本案若非医家悉心诊察，辨其"暑邪未透，真元虚极"，未开手白虎，反先固其元，患者安得活路？诚如吴鞠通所言："按白虎剽悍，邪重非其力不举，用之得当，原有立竿见影之妙，若用之不当，祸不旋踵。"

暑热套用风寒通方致危案

余见一某姓子，平素阴虚内热，是年壬午，君火司天，温邪极甚，六月间得热病。琴川有一四时风寒通套之方，豆豉、牛蒡、山栀、厚朴、枳壳、连翘、陈皮、山楂、半夏、赤苓、通草、蝉衣、杏仁之类，热甚者加入鲜石斛、鲜生地等品，不大便则加瓜蒌仁、元明粉，或加凉膈散两许，无论四时六气，皆从此方加减。某医即以此方加减进之。然暑必夹湿，燥则化火，凉则湿凝，而甘淡微苦之法全然不知，以致病人津干舌绛，脘阻便溏汗多。见其因表致虚，某又进参、芪、熟地、杞子、杜仲等温补之品。不知补则碍气助热，聚湿填中，病在垂危。延月余，邀余诊之。脉虚细而芤，舌绛如猪肝，汗出气促，不得平卧，手指战振，灼热津干不渴，咳嗽痰多，溲涩，已有缓变虚劳之势。余曰：此症古人云不服药为中医，若再服药，危矣。病家曰：此不治之症耶？余曰：非也。暑为阳邪，湿为阴邪，天地之气也。清邪先中于上，肺先受之，暑湿交阻，蒸化为热。用药若凉，则依湿一面而化为寒，必转便溏、痞满、冷汗；用药若温，则依暑一面而化为火，必转唇焦、舌黑、痉厥等症。故前辈治暑邪之方，最难着笔，要清热而不碍湿，化湿而不碍热者，唯有刘河间之天水散、三石汤，吴鞠通之清络饮、三仁汤；如补而不助热、不聚湿，则孙真人之生脉散。此诸方皆暑症之要方也。虽然平淡，却能消息于无形之间，以轻能去实也。又以甘凉淡渗、清热存阴、微苦泄热等轻剂，服五六十剂。之后病家问曰：若专于清轻之剂，病人正气恐难支持，亦可服大补否？余曰：人之养生，最冲和者，莫如谷食。既然热清胃苏，饮食大增，不必拘于温补。然热病不服温补，断不能收全功，直至十一月，方能服异功散、归脾汤之类而愈。（《余听鸿医案》）

【评议】 本案出自晚清孟河名医余听鸿《余听鸿医案》，翔实叙述了诊疗经过，夹叙夹议，详而不繁，思路清晰，通俗实用，字里行间不仅看出其学有根底、诊务专精，更可见其辨证严谨，不拘于成见套方。余氏曾言："见病治病，随证立方，是为真的。专信陈言，拘执寒凉，偏于温补，即非上工。"由本案观之，余氏不仅有如是见地，更将此贯彻自身，颇为可贵。案中对暑邪夹湿的证治，阐发尤精，足资参考。

暑湿伤气兼患脾瘅案

西池余　暑湿伤气，潮热，溺赤，大便如酱，脉濡细数，舌心焦黄，口甜。宜清利，防变。

晚蚕砂三钱　仙半夏钱半　光杏仁三钱　苦丁茶钱半　连翘二钱　赤苓钱

半　大腹皮三钱　淡竹叶钱半　大豆卷三钱　炒黄芩钱半　原滑石四钱　荷叶一圈

二帖。

次诊　潮热已退，脉左濡，右细，舌黄燥，口甜，溲溺赤，大便闭。宜泻心汤加减，防变。

仙半夏钱半　炒黄芩钱半　广郁金三钱　省头草三钱　炒川连六分　炒枳实二钱　厚朴一钱　通草钱半　生白芍钱半　光杏仁三钱　赤苓三钱

二帖。

三诊　舌转嫩黄尚腻，脉两手弦细，口尚甜。系脾瘅，胃钝。宜泻心汤加减。

仙半夏钱半　焦神曲三钱　炒谷芽三钱　新会皮钱半　炒川连六分　杏仁三钱　赤苓三钱　滑石四钱　炒枳实钱半　蔻壳钱半　省头草三钱

清煎，三帖。

四诊　舌色犹黄，胃气不振，脉濡，左弦细，便结，心泛。宜养胃清利，最怕变端。

扁金钗三钱　瓜蒌皮三钱　藿梗二钱　鸡内金三钱　省头草三钱　光杏仁三钱　谷芽四钱　淡竹叶一钱　原滑石四钱　陈皮钱半　晚蚕砂三钱

五诊　舌色未清，大便稍下，饥不欲食，顷六脉虚细，胃逆恶心。湿热犹存，仍遵前法加减，不致变端无虑。

扁金钗三钱　柏子仁三钱　瓜蒌皮三钱　通草钱半　省头草三钱　合欢皮三钱　藿梗二钱　薏仁钱半　鸡内金三钱　白茯神四钱　炒谷芽四钱

介按：暑而兼湿，锢结不解，最为淹缠难愈之症，治疗之际，务须辨明暑多与湿多之异。盖因过用清凉以治暑，则湿愈留恋；过用温燥以利湿，则化热劫津。故此案历经四诊，而尚虑变端，实因湿热胶结，一时难以分化。至于方法，尚属步骤井然。唯钗斛一味，虽是滋养胃液之妙品，但湿热尚存，用得太早，须防有恋邪之患。口甘一证，古人名曰脾瘅，因五味入口，必藏于胃，赖脾脏为之行其精气，津液在脾，故令口甘。其人必素食甘美多肥之品，肥则令人内热，甘则令人中满，其气上溢，转为消渴。《内经》谓治之以兰，除陈气也，后人均以佩兰治之，但佩兰之功效，不如建兰叶之生津止渴，以除胃中陈积蓄热之气为愈也。　（《邵兰荪医案》）

【评议】本案原有按语，审因辨证，分析周翔，且文字洗练，颇具可读性，故保留附录于上。按语中所提及"脾瘅"，最早见于《素问·奇病论》："帝曰：有病口甘者，病名为何？何以得之？岐伯曰：此五气之溢也，名曰脾瘅。夫五味入口，藏于胃，脾为之行其精气，津液在脾，故令人口甘也。此肥美之所发也，此人必数食甘美而多肥也。肥者令人内热，甘者令人中满，故其气上溢，转为消渴"。现代医学观点认为，脾瘅类似代谢综合征、糖尿病早期或前期等，临床亦多据此辨治。纵观历代，医家多重消渴轻脾瘅，事实上中医脾瘅理法方药俱全，若能及时干预，则有助于预防糖尿病等疾病及并发症的发生，符合中医"治未病"思想。

暑温坏证验案

谢某，年十六，阳节后患暑温证。医者用羌活、防风、细辛、川芎等辛温发散，劫其津液，更用小柴胡以升其阳，病转增剧。拟为食积而用平胃散以消之，又有用苍术、茯苓、附子、细辛者，更不识其所谓矣。后医矫前医之误，恣用芩、连、石膏，不识何证，祇以杂药乱投，遂至大热如焚，周身无汗，舌起芒刺，先犹时作谵语，后则昏不知人。其母已将伊移至堂中，席地而卧，恸哭于旁，待其气绝而已。诸医束手无策，悉皆辞去。适余进城观剧，族侄清臣，为伊房主，及病者姑丈朱某，均代求余往为诊视。云伊父刚于前月亦因此病而殁，此其丧子，虽有兄弟，幼小无知，倘此子再死，寡母孤儿，何能经理？余聆此言，亦甚怜之。傍晚始去，见其仍卧地上，昏不知人，诊其脉，浮大数疾。因思伤寒虑亡阳，温病虑亡阴，前此杂药乱投，阴津劫烁殆尽，此时只有急存津液一法。于是用大剂增液汤合清宫汤，并调牛黄清心丸一颗与服。嘱其戚李某，明早视舌上津回，余始复诊，否则余亦无可如何也。次早来寓云，舌上津液已回，人亦稍觉清醒，延余复诊。按其脉稍缓，验其舌果有津液，嘱其照原方再服。并告知此病津液虽回，前贤尚云有汗则生，无汗则死。譬如酷暑炎蒸，非雨莫解，如此大热，非汗出何能清凉？然往往战汗，如今夜能出汗，则告知余，再来转方，否则仍无生理。是日连进药五六次，至夜半周身忽然冰冷，面唇灰白，气息微细如丝，牙关咬紧，刻许仍复大热，如此二三次，周身大汗淋漓，盖出战汗也。始如梦方醒，云腹中饥甚，天明食粥二碗。余至见其热退尽，脉亦和缓，转方用增液汤，服六七日，已能出外。但每日晡时，必微觉神昏谵语，移时始清醒，于是改用调胃承气汤，略荡其胃中燥热而愈。

尚按：温暑病误用辛温发表、燥烈升提劫其津液，涸其汗源，酿成坏症者甚多。不胜枚举。如此案之壮热无汗，谵语神昏，不过其一端耳。斯时急救津液，以解蟠燎，冀其汗出热退，则天花粉、茅芦根、梨蔗汁之甘寒生津，透热外出，似不可少。窍闭神昏，清络热必兼芳香，开里窍以清神识，则用牛黄清心丸，不及安宫牛黄丸效力之大。甚者再调入真牛黄数分，直清心脏之痰火，以开内闭，尤有速功。须知神识昏糊，甚至全然不知人事者，已不只邪陷包络矣。 （《萧评郭敬三医案》）

【评议】本案原文及萧尚之所评按语，已将病程经过、诊治思路一一交代清楚，行文雅致又不失论证明晰，笔者在此便不多赘述。案中"用大剂增液汤合清宫汤"急存津液一法，依笔者管见，与现代临床静脉补液有殊途同功之效。现代医学观点认为，高热导致严重脱水，进而可引起水电解质失衡甚至死亡，与大剂药液，不仅取其药效，更可补充体液，颇为高明。案中所谓"战汗"，其病机、治法和注意事项，可参阅吴又可《温疫论·战汗》。又如此重症得以挽救，可见中医治疗急症危症的疗效，不可低估。

暑热症误服温燥药致剧治案

宁波提标湖南弁勇，患暑热症，初微恶寒，旋即发热。彼地医士，喜用温药，以桂枝、吴萸、苍术、厚朴等燥热之药服之，身热如炽，口大渴，喜饮凉水，小便涓滴俱无，邀余诊之。脉洪大而数。曰：此暑热症，误服温燥之所致也。乃用白虎汤加芦根、花粉、麦冬、银花、鲜石斛、鲜竹叶、金汁水、滑石，大剂煎成，候冷饮之，一剂即瘥。次日扶行至寓，诊之热势甚微，小便已通，脉象已和，口舌濡润，诸恙均瘥。乃照前方增减之。去金汁、知母、鲜斛，加西洋参、荷叶、川斛，服两剂而愈。盖省分虽分南北，而六淫之邪，感人则一，总须审体质之强弱，辨脉症之寒热，不可固执成见以施治耳。 （《一得集》）

【评议】案谓："六淫之邪，感人则一，总须审体质之强弱，辨脉症之寒热，不可固执成见以施治也。"此段文字，道出了体质与"病邪从化"的关系问题。《医宗金鉴》说："人感受邪气虽一，因其形藏不同，或从寒化，或从热化，或从虚化，或从实化，故多端不齐也。"章虚谷也说："六气之邪，有阴阳不同，其伤人也，又随人身之阴阳强弱变化而为病。"试观本例，感受暑邪之后，热变最速，谅体质阳热素盛所为；若是阳虚体质，也许邪从寒化，或热象不至于这么明显。故临证务必要辨识体质，重视辨体辨证有机结合施治。

暑湿咳血治案

平望张　失血起于前年，原属因伤动络。去冬复发较多，今夏五月初，咳嗽痰少。至秋初寒热似疟，是先受湿而后受暑。暑湿之邪纠缠至四阅月之久，自然络气不免震动，而血复涌溢也。今身热、舌黄、胸闷、便溏、喉痒、时咳，右胁之痛虽止，而脉象弦数，左甚于右，显属湿邪由气分伤及血分，肺胃失降，则肝阳易升也。宜急为通络化瘀，以清火邪，俟血止后，再商止嗽要法。

米仁三钱　小川连三分　鲜生地四钱　茅根五钱　杏仁二钱　郁金一钱五分　川贝母二钱　芦根八寸　冬瓜子三钱　茜草根一钱　藕节三个

又　血止后，咳势亦稀，稍觉喉痒则咳作，而痰甚凝，夜寐安适，胃气亦和，唯潮热蒸蒸，面黄，舌黄，溺色浑浊，脉右三部虚涩和静，左三部数象亦已退，小弦未尽调畅，究属肝郁不调，挟内蕴之湿蒸为热，上熏则食少而咳逆也。此时咯血已将安静，可无反复涌越之虞，但咳嗽已经四月之久，必须通腑清湿，调肝肃肺，务期渐渐热退咳减为要。

苡仁三钱　杏仁二钱　小川连三分　橘皮一钱五分　川贝母二钱　茯苓三钱　炒山栀一钱五分　桑叶一钱五分　鲜生地四钱　丹皮一钱五分　飞滑石三钱　芦根八寸

又　投甘凉淡渗苦降之剂，以清养肺胃厥阴之气，以渗湿化热已二旬余，虽热减、食增、咳稀、寐安，然舌苔后半犹有凝黄，小溲犹带黄色，阴囊甚至湿痒淋漓，频转矢气，蒸蒸凝热，易以汗泄，足见其湿热之郁蒸于肺胃者，非伊朝夕矣。今脉得左部迟濡，右关尺同，唯右寸尚见濡滑。晨刻痰咳尚较多且厚，喉痒，宜滋润肺胃三焦，以理气化、存津气，务使湿热痰浊渐就清澈，则胃纳充而体气复。阳虚湿胜之体，不可遽进呆补。

西洋参一钱五分　橘红一钱五分　泽泻一钱五分　丹皮一钱五分　芦根八寸　川贝母三钱　茯苓二钱　甜杏仁二钱　炒山栀一钱五分　枇杷叶两片　金石斛三钱　米仁三钱　鲜生地三钱　驴皮胶二钱　（《张千里医案》）

【评议】素有咳血之症，又感暑湿，纠缠日久，化燥化火，耗气伤津，由气分伤及血分，易引起动血，故急用通络化瘀以止血，血止后再用调肝肃肺以止嗽。治法一线穿成，立方则丝丝入扣。

暑湿时疟治案

乌镇周　念九日竟得寒战而热，则暑邪已有外达之机。盖战则邪与正相持而可毕达，况间日又作疟状，则暑当无不达矣。其热甚时之昏沉谵语，是暑中夹湿之浊邪碍清也。暑欲去则湿亦不能独留，而其湿流连于肠胃之间者既久，且未免夹食夹痧，所以肠腑之气奔迫而下，夹溏、夹痰、夹血，或多或少，腹痛滞下。且有干黑之宿垢亦渐错杂而来，则湿亦有下泄之机矣。暑湿之为疟为痢，皆三焦主病。脉得左迟濡、右较大而见流利，舌黄燥干而不渴，胸脘宽舒而纳食无味，甚少频转矢气。论舌与脉，则大肠犹有宿垢留滞，宜疏腑化滞，专与理气，俾宿垢去而气化调，则胃当渐醒。

杏仁二钱　黄芩一钱五分　建曲一钱五分　益元散（包）三钱　陈皮一钱五分　枳壳七分　鲜石斛三钱　茯苓二钱　银花三钱　鲜佛手一钱五分

又　昨日仍有疟状，神气尚为清净，大便连下黑溏数次甚多，后虽似痢非痢，而腹痛后重亦微，稍能纳粥，脉得濡而微弦，非必疟邪在少阳之弦，非必乘土之弦，不过涩滞去而渐有流利之机也。然舌心苔犹老黄且厚，口渴溺少，上噫下转矢气，显属肠腑宿滞与湿浊尚未净尽，阻其气机故耳。疏滞化湿是为要图。

建曲一钱五分　茯苓二钱　金石斛三钱　鲜藿香叶三张　枳壳八分　泽泻一钱五分　炒谷芽三钱　佛手片一钱五分　陈皮一钱五分　山栀一钱五分　益元散（包）二钱　荷梗八寸

三诊　感症初平，遽尔啖饮，衣单且思出房，未免欲速太甚。当此大气升泄、湿热蒸腾之际，即强壮无病，亦须如意调护，以防客气之侵，况体虚病后乎？五六日来忽寒忽热，热时烦冤、呕恶、消渴、喜凉雨、额筋掣、耳鸣、面赤、汗出涔涔，甚至神昏错语；热退则肢冷，引衣自覆。此皆湿热之邪郁蒸未化，阻遏气腑，充斥三焦，故唇燥齿干，舌苔或干或润，而黄苔究未肯退，噫闷䐜胀，寝食俱废，脉得弦大而数。分观之，似乎肝胆肠胃都病，且似虚实混淆，其实三焦湿热为病如是耳。虚弱之体，平时极宜小心，既病不可躁急，则病不易受而重者轻矣。

西洋参一钱五分　小川连三分　通草八分　橘皮一钱五分　粉丹皮一钱五分

石菖蒲三分　赤苓三钱，炒　山栀一钱五分　佩兰叶七片　鲜石斛三钱　郁金一钱五分　芦根八寸　（《张千里医案》）

【评议】夏秋暑湿时疟初起，疟邪非在少阳，流连于肠胃之间，治当平胃除湿，理气化滞，有疏导开先之功。案中所谓"虚弱之体，平时极宜小心，既病不可躁急，则病不易受而重者轻矣"，值得细玩。

受暑吐血验案

堂侄，某年二十岁，禀赋素薄，夏初赴郡考试途中受暑，至郡微作寒热，头两侧痛，舌苔微黄，小溲涩少，服表散药未甚全愈。揭晓后因车夫不便，遂步行回家，且赶站过急，旅次患吐血证。归家后，迎余诊视，脉象略数而虚，与以辛凉清暑之剂，其发热稍减，血亦止。数日后，面目俱黄，小便短赤，胸脘痞闷，不甚思食，气馁神倦，全现暑秽伤气，湿热为患，吴鞠通先生所谓暑瘵之证也。改用三仁汤八九剂，胸脘开爽，遂能健饭，便溺亦利。后以栀子、连翘、茵陈、滑石、石斛等除湿热之药，服数剂十愈八九。然行走过急总觉心跳作馁，复拟熟地、萸肉、山药、茯苓、龟胶、牡蛎、苁蓉、五味子、天冬为丸缓调而愈。夫吐血一证，方书每谓服凉药者百不一生，治法多用温补。余临证既久，乃知此证病因不一，治法不可拘泥古人，为医须活泼泼地。有是病则用是药，不可坚执前贤一偏之见，自误误人。盖草根树皮其性多偏寒偏热，偏散偏收，古圣人创立医法，无非藉药之偏性以治病之偏盛，业医亦可偏乎哉！

尚按：此人禀赋素薄，当是素因先天肝肾之真阴不充，复因暑湿外侵，劳倦内伤，故治法如是。然现证面目俱黄，小溲短赤，则三仁汤不如用甘露消毒丹之捷，迨后行走过急心跳作馁，乃不用补心之药而竟愈，更可证明其为下虚失纳，阴精不主上承使然。至论吐血之病，因不一治法，不可拘泥，则又为医学上之通义矣。（《萧评郭敬三医案》）

【评议】"禀赋素薄"而感邪致疾，先后出现寒热、头痛、吐血、黄疸等病证，萧氏权衡轻重缓急，先以表散、辛凉清暑、祛除湿热等法以治其病，俟病症缓解后投补养肝肾之剂以培其本，终获痊愈。辨证施治与辨体施治有机结合，昭然若揭。尚按对病因、病机和治法的分析十分精当，可参。

小儿纯阳之体暑热呕恶泄泻治案

徐　小儿纯阳之体，阴气未足，时值盛夏，暑热交迫，阳气偏胜，清浊混淆，致成呕恶泄泻，阴津被劫，五液干燥，身发壮热，急进清暑养液兼分利法。

益元散钱半　扁豆衣钱半　鲜荷叶一角　鲜芦根钱半　鲜石斛一钱　水佩兰六分　连翘壳一钱　淡竹叶六分　川通草六分　　（《阮氏医案》）

【评议】小儿纯阳之体，暑为阳邪，两阳相加，势必伤阴；且暑必夹湿，而为暑湿。暑湿变乱于肠胃，吐泻乃作。本例处方，意在祛暑利湿，分清别浊，使邪不扰乱肠胃，吐泻可止。又因津液损伤，故用生津养液之品以扶正敌邪。立方遣药堪称妥帖，值得效法。

解暑利湿治暑湿案

王　右脉涩滞，左脉濡弱，舌苔厚腻。此系元虚感暑，暑中兼湿，中阳被困，健运失常，以致胸膈痞闷，肚腹疼痛，营卫不和，时觉寒热，或浊邪上干，头目昏胀，湿热下注，小水短黄。先拟解暑利湿，然后可以温补调元。

广藿香一钱　连皮苓二钱　南京术一钱五分　白蔻仁八分，研冲　水佩兰一钱　水法夏一钱五分　紫绍朴八分　广陈皮八分　细桂枝八分　川通草八分

又　前经解暑利湿，稍觉见效，再诊六脉模糊，舌苔白滑，乃湿犹未清耳。盖土困中宫，水谷之精微不化，金无生气，阴阳之枢转不灵，清浊混淆，其湿从何而化乎？再进调中化湿，斯为合法。

生白术一钱五分　广陈皮一钱　白茯苓二钱　生谷芽一钱五分　茅苍术一钱五分　水法夏一钱五分　炙甘草八分　生米仁三钱　紫绍朴一钱

又　调中化湿见效，所嫌六脉细弱，五脏皆虚。究其最虚者，唯脾胃耳。中阳困弱，上下失调。然邪症虽退，而真元未复，拟用六君合建中，方列于下。

西党参三钱　炒白术一钱五分　广陈皮一钱　酒白芍一钱五分　白茯苓二钱　炙甘草八分　水法夏一钱五分　川桂枝八分　广木香八分　春砂仁八分　老生姜三片　大红枣三枚　　（《阮氏医案》）

【评议】本例为暑湿浸淫表里，弥漫三焦的病证。盖夏日暑热盛行，蒸

动湿气，人在气交之中，感受暑湿，"壮者气行则已，怯者着而为病"（《素问·经脉别论篇》语）。患者平素体虚，无力抗邪，遂令暑湿着而为病。观其症情，头目昏胀，胸膈痞闷，时觉寒热，显系暑湿客于上焦肺卫；肚腹疼痛，乃邪入中焦，气机阻滞，不通则痛使然；小水短黄，是湿热流注下焦之象；脉来涩滞，舌苔厚腻，湿邪留着明矣。故初诊以藿朴夏苓汤加减，意在宣畅气机，解暑利湿，药后虽获小效，但湿性黏腻，盘踞中宫，脾胃困顿，以致水谷之精微不化，清浊混淆，故续投调中化湿之剂而湿邪得祛，唯脾胃未健，真元未复，善后以补中益气为法，堪称熨帖。

暑温邪入手厥阴心胞治案

蔡　六脉浮洪，舌苔中黄尖黑，此系手厥阴暑温。宫城被困，君主难安，火炽则神昏谵语，水虚则口燥齿干，阳盛阴衰，身体无寒而独热，津枯液竭，大便燥结而难通。拟用加味清宫汤，清心解热，芳香开窍，以救危急耳。

黑犀角（现已禁用，可用水牛角代，下同）五分，磨冲　青连翘三钱莲青心五分　荷叶边一钱半　竹叶心一钱半　连心冬三钱　金银花三钱　黑元参三钱　鲜芦根三钱　鲜石蒲八分　紫雪丹三分　（《阮氏医案》）

【评议】温病邪入心胞，出现神昏谵语等症状，吴鞠通《温病条辨》制清宫汤以治，其组方为玄参心三钱，莲子心五分，竹叶卷心二钱，连翘心二钱，犀角尖（磨冲）二钱，连心麦冬三钱。本例系"手厥阴暑温"，观其处方用药，乃清宫汤合紫雪丹加味，意在清心涤热，芳香开窍，与吴氏经验恰合。二十世纪六十年代，笔者曾参加流行性乙型脑炎（属中医"暑温"范畴）临床研究，对于邪入心胞之危重病证，常采用清宫汤和"三宝"（安宫牛黄丸、紫雪丹、至宝丹）治之，确有较好的疗效。唯方中犀角可用水牛角代替，剂量宜重，一般为六钱。

暑温充斥三焦险证治案

阮　暑温传遍三焦，蕴热太甚，六脉洪数，舌苔焦黑，唇干齿燥，神昏谵语，便秘尿赤，身热燎人，大渴引饮，种种险症，非易治也。幸得前医心灵手巧，对症用药，屡治屡效，至今寒凉已却，热邪逐渐消磨。调补既添，元气亦将复旧，但脉象稍数，舌苔未复，手足心暂灼。肺家阴虚，气不清肃，有时咳嗽微痰；肠间液燥，传导失常，暂觉便时腹痛；血室精虚，液不上潮，黎明睡醒喉干。今承委治，仍照略更前法，清金养液，佐以滋水调元。

京杏仁三钱　北沙参三钱　阿胶珠二钱　淡苁蓉一钱半　川贝母一钱半　大麦冬二钱　红枣杞一钱半　柏子霜一钱半　远志筒一钱　炙甘草八分　广木香三分

又　腹痛喉燥安然，但咳嗽等症未平，仍照前方略为加减。

北条参三钱　京杏仁二钱　驴胶珠二钱　红枣杞二钱　大麦冬二钱　川贝母一钱半　远志筒一钱　淡苁蓉一钱半　佛手花八分　款冬花一钱半　广木香三分　炙甘草八分

又　咳嗽稍愈，精神稍健，脉象稍见和平。但大便略溏，亦是无碍，药亦加减无多。

海南参三钱　京杏仁二钱　淡苁蓉一钱半　广橘络八分　大麦冬二钱　阿胶珠二钱　川贝母一钱半　广木香六分　远志筒一钱　甘杞子一钱半　炙甘草八分

又　痰嗽颇愈，身体颇健，大能坐立行动。拟用补阴和阳，以冀全功耳。

西洋参一钱半　甘枣王二钱　叭杏仁二钱　淡苁蓉二钱　生白芍二钱　黑驴胶二钱蛤粉炒珠　真川贝一钱半　远志筒一钱　广橘络八分　广木香三分

又　舌苔复元，咳嗽清楚，手足心不热，饮食起居如常。再进大补气血数剂，俾八脉调和，则天癸亦可应期而至矣。

别直参一钱半　生白芍三钱　大生地六钱　正枣王三钱　生处术一钱半　白归身一钱半　阿胶珠三钱　淡苁蓉二钱　远志筒一钱半　广木香六分　炙甘草一钱　（《阮氏医案》）

【评议】暑温重证，经治后邪热退舍，险象已除，唯见咳嗽微痰，便时腹痛，睡醒喉干，乃余邪未净，阴伤未复之象，故以清金养液，滋水调元为法，旨在扶正却邪，消除遗患。末诊转用温补气血，为善后之治。

寒暑湿三气合病治案

屈　脉象模糊，舌苔厚腻，系寒暑湿三气合病。三焦阻滞，经络不和，以致身体沉重，手足动摇，午后微寒微热。上则头目眩晕，下则小水短黄，胃液不升则口渴，浊邪上干则胸痞。治宜解暑利湿，佐以表寒通络。

荷叶边一角　淡芦根二钱　粉葛根一钱　钩藤钩一钱　水佩兰一钱半　川通草八分　家苏叶一钱　明天麻一钱　丝瓜络二寸　川朴花一钱　生苡仁三钱（《阮氏医案》）

【评议】寒暑湿三气合病，阻滞三焦，故方以荷叶、葛根、苏叶、丝瓜络解散表邪；佩兰、厚朴花运中化湿；芦根、通草、薏苡仁淡渗利湿，所谓"治湿不利小便非其治也"。用天麻、钩藤、丝瓜络者，取其息风通络，为手足动摇而设。用药轻清灵动，深得王孟英"重病有轻取之法"和周光远"药贵对病，虽平淡之品，亦有奇功"之说。

清宫汤加味治暑温邪入胞络案

王　暑温将传胞络，邪火扰乱宫城，君主难安，神昏谵语，身热烦躁，脉象洪数，舌苔焦黑。此乃棘手之症，勉拟清宫汤加味治之。

犀角尖八分，磨汁冲　竹叶心一钱半　连心冬二钱　荷叶边一钱半　黑元参二钱　青连翘二钱，带心　莲青心五分　金银花二钱　川贝母一钱　篁竹茹一丸　紫雪丹三分　鲜石蒲八分

又：鲜生地四钱　青连翘二钱带心　炒山栀二钱　荷叶边一角　黑犀角五分　竹叶心一钱半　水云连一钱　金银花二钱　广郁金八分　鲜石蒲八分　紫雪丹二分　（《阮氏医案》）

【评议】清宫汤系《温病条辨》方，由玄参心、莲子心、竹叶卷心、连翘心、犀角尖（现代多用水牛角代）、连心麦冬组成。功能清心养液，主治温病邪入心胞，出现神昏谵语等症状。本例的病位、病机和病情与此正合，故用之甚当。配合紫雪丹清心开窍，其效益佳。这里值得一提的是，叶天士尝谓"入营犹可透热转气"，是以前后二诊处方中配银花、荷叶等轻清宣透之品，以冀邪从营分转出气分而解。

暑湿浸淫中焦治案

郑　感受暑邪夹湿，身体发热，胸腹痞胀，口淡不思饮食，脉涩，舌苔白滑。当以解暑疏湿为治。

汉苍术二钱　　水佩兰二钱　　久陈皮钱半　　制绍朴一钱　　带皮苓三钱　　广藿香二钱　　水法夏二钱　　白蔻仁一钱　　川通草八分　　（《阮氏医案》）

【评议】暑多夹湿为患，本例见症，显系暑湿浸淫中焦，脾胃运化失常，故用平胃散、二陈汤、藿香正气散合化，重在祛寒湿，运脾胃，兼解暑邪。值得一提的是，方中白蔻仁、白通草乃取《温病条辨》三仁汤意，旨在宣通肺气，所谓"气化则湿化"是也。

暑湿从手足太阴治案

朱　暑湿伤脾，腹中痞胀，不思饮食，四肢酸软，兼之肺气不得宣布，胸背亦胀。当从手足太阴主治。

广藿香钱半　　水法夏钱半　　白茯苓二钱　　生谷芽二钱　　茅山术钱半　　广陈皮一钱　　紫川朴一钱　　白蔻壳一钱　　大豆卷二钱　　生香附钱半　　广郁金钱半（《阮氏医案》）

【评议】处方乃藿朴夏苓汤、平胃散、三仁汤合化，功能宣畅肺气、清化湿热，对于湿重于热出现的上述症候，颇为合适。

暑热伤阴劫液治案

周　暑热伤阴，津液被劫，大渴引饮，身热不退，当用解暑清热法。

鲜荷叶一角　　鲜石斛二钱　　连翘壳二钱　　川通草八分　　鲜青蒿一钱　　鲜芦根二钱　　淡竹叶钱半　　扁豆花卅朵　　（《阮氏医案》）

【评议】本例当属暑热耗液，气阴两伤之证。阮氏处方标本两顾，无可厚非。鄙意景岳玉女煎（地黄、石膏、麦冬、知母、牛膝），孟英清暑益气汤（西洋参、知母、石斛、黄连、银花、麦冬、竹叶、粳米、西瓜翠皮、荷梗）亦可选用。

暑温夹湿治以清利三焦案

张　六脉涩滞，舌苔灰燥，系暑温夹湿，口干渴饮，身热便溏，烦躁不宁。拟以清利三焦，兼透解法

飞滑石三钱　　淡竹叶钱半　　连翘壳钱半　　川通草八分　　生山栀钱半　　荷

花叶钱半　水佩兰钱半　广郁金一钱　粉葛根钱半　川朴花一钱　鲜芦根三钱
（《阮氏医案》）

【评议】暑湿侵犯，三焦俱病，故以清利三焦为治。方中竹叶、连翘、荷叶清宣上焦肺气，兼透解暑邪；佩兰、厚朴花祛除中焦湿邪；滑石、通草、芦根清利下焦湿热；葛根解肌退热；山栀子善清三焦邪热；郁金开郁以利邪气外达。此三焦同治，表里分消之法。

暑湿余邪未净治案

丁　暑温夹湿之邪，大势已退，仅得络脉空虚，稍有余热，阴液未复。仿吴氏清络饮，兼养液法。

荷叶边一角　丝瓜络一寸　河南花一钱　鲜石斛一钱　西瓜翠一钱　扁豆花十八朵　竹叶心六分　糯稻根一握　西洋参三分　（《阮氏医案》）

【评议】清络饮出吴鞠通《温病条辨》，由鲜荷叶边、鲜银花、西瓜翠衣、鲜扁豆花、丝瓜皮、鲜竹叶心组成，药极轻灵，善清暑湿余邪，常用于暑温恢复期余热未尽，津液未复者。

暑病湿轻热重治案

丁　治暑必兼利湿，但湿轻热重，身热烦躁，口燥津伤，理宜清热解暑，佐以利湿。

鲜石斛二钱　丝瓜络二寸　连翘壳二钱　水佩兰八分　鲜芦根三钱，去节　西瓜翠三钱　扁豆花一掬　川通草八分　鲜荷叶一角　淡竹叶钱半　生竹茹一丸　糯稻根一握　（《阮氏医案》）

【评议】暑多夹湿，其辨证当分湿重于热、热重于湿、湿热并重三大证型。本例据证当属"热重于湿"，故治法以清热为主，化湿为辅。值得一提的是，王孟英连朴饮（厚朴、黄连、菖蒲、半夏、豆豉、栀子、芦根）后世多用于热重于湿之证，可参。

妊娠感受暑湿治案

苏　怀孕六月，感受暑邪，复加寒湿，身体沉重，怕寒发热，咳嗽呕恶，饮不能食。脉见实滑，舌苔白腻。治暑必兼利湿，除寒佐以安胎。

藿香梗一钱　篁竹茹一丸　紫苏梗八分　水佩兰一钱　连皮苓钱半　炒枳实六分　炙甘草六分　青蒿梗一钱　广橘络八分　苦杏仁钱半　春砂仁六分　淡黄芩六分　（《阮氏医案》）

【评议】妊娠感邪而致病，当祛邪为急务，邪去则胎不受伤而自安，此保胎之上策也。切勿乱投补养安胎之品，致闭门留寇而危及胞胎。《黄帝内经》有"有故无殒"之论，实为医者南针。学习此案，对治疗妊娠疾病，不无启迪。

暑伤肺络湿壅脾经治案

丁　暑伤肺络，湿壅脾经，上不清肃，中不运化，以致痰气交作，咳嗽身热而神识不清矣。脉象洪滑，舌红渴饮，阴液复伤。拟清络解暑，佐以顺气化痰。

丝瓜络一寸　扁豆花廿四朵　川贝母一钱　川通草八分　鲜荷叶一角　萝卜络一钱　生竹茹一丸　连翘壳一钱　西瓜翠二钱　青蒿梗一钱　佛手花八分　淡竹叶八分

又　痰气燥渴，稍觉平润，但潮热未退，自言自语，似乎神虚。再进安神清热兼养液法。

白茯神二钱　藿香梗一钱　京杏仁一钱　扁豆花卅朵　辰砂冬一钱　丝瓜络一寸　川贝母一钱　糯稻根一握　青蒿梗一钱　篁竹茹一丸　广橘络八分　灯芯丸一个　（《阮氏医案》）

【评议】本例为暑温重证，身热，咳嗽，显系暑邪犯肺之象，神昏乃痰湿蒙闭心窍之征，口渴引饮，无疑暑热伤津之的据。脉洪滑，舌红，表明暑热嚣张，邪气尚盛。故治以清解暑热，化痰祛湿，兼护津液。鄙意天竺黄、竹沥之类当可加入，以增强清热涤痰之效，甚则"三宝"（紫雪丹、至宝丹、安宫牛黄丸）亦可选用，以清心开窍，苏醒神识。

受暑夹湿任督失调治案

戴　经停两月，受暑夹湿，皆因任督失调，背胀腹痛，中阳被困，饮食无多，至于营卫不和，不时微寒微热，症候多端，治非一理。

泽兰叶钱半　广郁金钱半　水佩兰钱半　紫川朴八分　生香附钱半　玫瑰花八朵　广藿香钱半　红谷芽二钱　原红花八分　元胡片钱半　赤茯苓二钱　南京术钱半　（《阮氏医案》）

【评议】受暑夹湿，任督失调，中阳被困是本例的病理症结所在。方中佩兰、川朴、藿香、赤苓、苍术祛暑化湿；泽兰、郁金、香附、玄胡、玫瑰花、红花理气活血，为经停而设。唯缺乏调理任督之药，谅本例奇经失调，从因果关系来说，是果不是因故也，去除其"因"，"果"自消失矣。

暑湿胃阴脾阳两伤治案

洪　暑伤胃阴，湿伤脾阳，阴阳两伤，化纳失职，饮食无味，营卫乖张，寒热不清。治以辛凉芳香而解暑，佐以辛温淡渗而化湿。

省头草钱半　六神曲钱半　连皮苓三钱　川通草八分　荷花叶一角　大豆卷三钱　紫川朴八分　藿石斛二钱　广藿香钱半　水法夏钱半　糯稻根一握（《阮氏医案》）

【评议】本例病因是暑与湿，病位在胃与脾，案中所谓"暑伤胃阴""湿伤脾阳"是也。方用佩兰（省头草）、藿香、连皮苓、通草、荷叶、厚朴、法半夏、大豆卷祛除暑湿，石斛、糯稻根滋养胃阴，刚柔并施，标本兼治。叶天士尝谓："太阴湿土，得阳始运，阳明阳土，得阴自安。"这在本案中有所体现。

暑湿充斥三焦以宣通上焦为要治案

曹　暑热之邪，自口鼻吸受，先伤上焦，由中以及下。盖肺出主一身之气，肺气不化则浊湿停留，致气机不灵，是故胸痞腹胀，而肠胃不通，大便涩滞，腹痛里急后重，外致身体发热。脉象呆钝，舌泛白苔，当以宣通上焦为扼要。

藿香梗钱半　白蔻仁八分　萝卜络钱半　荷花叶钱半　冬瓜仁三钱　瓜蒌仁皮三钱各半　制川朴八分　川通草八分　苦杏仁三钱　山楂末三钱　水佩兰钱半　（《阮氏医案》）

【评议】本例为暑湿充斥上、中、下三焦，气机不灵，是以症候繁多。阮氏紧紧抓住肺主气，"气化则湿化"（吴鞠通语），处方用药以宣展肺气为主，俾气机灵动，三焦之湿浊自然而解。案中所说"当以宣通上焦为扼要"，即是此意。

暑温邪退善后之治案

苏　暑温大势已平，但余邪未了，口燥，身体微热，夜卧不安，拟以清络饮加减治之。

青蒿梗钱半　川朴花八分　荷叶边钱半　川通草八分　丝瓜络二寸　淡竹叶钱半　鲜芦根三钱　扁豆花卅四朵　连翘壳钱半　（《阮氏医案》）

【评议】清络饮出《温病条辨》，其组成和主治，上列苏案已交代。本例师其法而加减用药，甚合病机。

暑热伤营治案

天暑地热，经水沸溢，上见吐衄，下见崩漏，血去之后，营阴大耗，暑热乘虚鹜入营分，是以身热暮剧，口渴引饮，肝阳乘扰阳明，烦闷气逆懊恼，脉象左部弦芤，右部大小不匀，当用清营通络，佐以潜阳平木。

犀角尖　鲜生地　赤芍　粉丹皮　连翘　黑山栀　橘红　参三七　广郁金　石决明　牛膝　白茅根　（《近代名医学术经验选编·金子久专辑》）

【评议】暑热伤营，血热妄行，热甚伤络，上有吐衄，下见崩漏，加之热灼津伤，口渴、胸闷、懊恼、气逆等症相继出现。但脉象弦芤不匀，并不沉细。治法清营分之热以通络，潜肝阳之亢以平木，药用犀角地黄汤清营凉血，参三七去瘀生新，白茅根之清热，牛膝之引血归经，石决明平肝潜阳，山栀清火除烦，急则治标，良有以也。

暑湿邪犯厥阴治案

热蒸营分为疹，热蒸气分为痦，夫一疹一痦尚不足以去邪，为日已有一旬，正气有所不逮，神识昏，谨防内闭，手足抽，又虑外厥，脉弦滑而数，舌淡绛有刺，热证以津液为注重，治法以甘凉为扼要，加轻清之品以宣肺气，参灵介之类以潜肝阳。

西洋参　玄参　胆星　羚羊角　连翘　芦根　熟石膏　知母　石决明

钩钩　淡甘草　竹沥

二诊：痰阻碍气分，热迫入营分，津为邪所耗，液为火所烁，唇焦齿燥，舌绛口渴，神识有时昏糊，语言有时错乱，最关系者早暮不寐，邪由此不潜消，风由此有炽动，顷刻便下甚多，时常汗泄不少，左脉细弦而数，右脉小滑而数。治当清邪承阴，参用泄风潜阳。

羚羊角　生地　石斛　茯神　桑叶　菊花　川贝　郁金　钩钩　橘红络　西琥珀　竹叶卷心

三诊：暑风伤气，湿痰阻气，肺火失降，胃失通行，胸脘痰滞，颈项瘰泄，为日二旬，气阴受伤，左脉数大，右脉数滑，舌干燥，口喜饮。甘凉生津，咸寒存液，兼宣无形之气，以涤有形之痰。

冰糖煅石膏　银花　玄参　杏仁　甘草　枇杷叶　粉沙参　茯神　竹沥　连翘　橘红　苡仁

四诊：白痦渐次而回，身热复觉增剧，气火上凌，咳呛频仍，湿热下注，泄泻并作，寐不安宁，痰不爽豁，舌质黄腻，根底带灰，左脉疾大。右脉疾滑，病起三旬有余，邪势尚见鸱张，恐力不胜任，殊为棘手也。涤膈上有形之痰，清肠中无形之火。

羚羊角　胆星　橘红　扁豆衣　鲜石斛　竹沥　杏仁　葶苈子　茯神　苡仁　淡甘草　煅石膏　　（《近代名医学术经验选编·金子久专辑》）

【评议】案谓"暑风伤气，湿痰阻气"，当属暑湿为患。先后四诊，病程较长，其势亦重，非但未见好转，且有日益加重之象。虽有痦疹，不足以去其邪；泄泻并作，未足以去其热，正虚邪盛，内风煽动，神昏痉厥，相继而来，脉弦细数而滑，苔黄燥灰带绛，病越一月，邪势鸱张，内闭外脱，不得不防。金氏首用辛凉透热，继用甘寒救津，并以清营解毒之剂，方以白虎汤、羚羊钩藤汤加减，堪称合拍。案云："热症以津液为注重，治法以甘凉为扼要"，寥寥数句，道出了金氏治疗温病重视保津养液，以及善用甘凉之品以生津液的学术特点和经验。

暑湿久伏新感引发治案

暑湿久伏于内，复加风寒袭表，中腑兼有食滞，气机失宣。始患寒热似战，欲疟欠达，邪无发泄，蕴逗阳明，阻气化热酿痰，中脘窒滞不通，二便俱涩，气逆口渴，夜少安寐。风性轻清，善走皮毛，所以遍体发现似斑非斑，似疹非疹。昨复见寒热，无非风邪尚留表分，顷诊脉象浮滑而数大，舌质白腻带黄而尚润，身体并不酸楚，神识亦不烦躁，可见卫有流通之机，营无邪热相干。当用清气宣腑为要务，泄热利痰为佐之。

淡豆豉　黑山栀　银花　铁皮鲜石斛　陈枳壳　连翘　瓜蒌皮　丝瓜络　酒炒黄芩　莱菔子（炒研）　橘红　竹茹　（《近代名医学术经验选编·金子久专辑》）

【评议】暑湿久伏，新感引发，邪在表分则寒热似战，邪留阳明则化热酿痰。中挟食滞，二便俱涩，内外相应，表里同病。唯舌苔白腻，虽带黄而尚润，而神识亦不昏烦，脉象浮滑而数大，由此可知，热邪未入营分，见症尚在气分为多，故治法以清泄气分为要务，余如利痰宣腑，表里双解。此案虽有类似斑疹之见，但不拘于此，据舌不干绛，脉不细数，神不烦躁，明确指出"营无邪热相干"，判断老练，洵非易事。

暑湿由气入营治案

暑为熏蒸之气，湿为氤氲之邪，二者皆伤气分，气郁渐从热化，由气而入营，所以疹痦赤白并现，遍体磊磊密布，身热蒸蒸如燎，烦扰少寐，粘痰欠豁，纳废便秘，唇燥舌干，脉象左数右滑。病邪专在肺胃，阴液已受戕伤，时当炎暑逼迫，诚防逆传迁变，第其表邪尚实，未便专顾营阴。治以辛凉解肌，甘寒清邪。

连翘　黑山栀　薄荷叶　橘红　知母　鲜石斛　瓜蒌皮　象贝　杏仁　益元散　丝瓜络　石膏　（《近代名医学术经验选编·金子久专辑》）

【评议】叶天士云："长夏湿令，暑必兼湿，暑伤气分，湿亦伤气。"暑湿之邪，皆伤气分，蕴扰肺胃，留恋气营，以致疹痦互见，身热如燎，烦扰少寐，此阴耗液伤，心营暗耗之象，此时治法以清暑化湿养阴清营为宜，但因"表邪尚实"，宗叶氏"入营犹可透热转气"之旨，故未便专顾营阴，以辛凉解肌，甘寒清邪为务，方取银翘散、白虎汤意而化裁之。

稚质阴虚感受暑湿治案

稚质懦弱，阴常不足，阳常有余，理势然也。阴虚则热炽，阳亢则痰旺，当此炎暑蒸迫，体虚难胜时热。热者暑邪也，暑者必挟湿，暑先入心，以助君火，湿先入脾，以伤气分，气失输运，热迫旁流，大便为之泄泻，小便为之欠利，为日已多，阴液受伤，致令口渴索饮，神疲嗜卧。邪热炽盛，肝阳煽动，所以目窍少泪，手指时厥。顷视舌苔薄白，摩之并不枯燥，诊得关纹青紫，尚未越出辰位，借此两端，犹有一线之机耳。急当渗泄气分以和脾，佐以宣化热邪以平肝，药取甘凉轻清，庶不耗伐生气。

霍山石斛　益元散　茯神　连翘　钩钩　青蒿子　葛根　於术　六神曲　车前子　莲梗子

二诊：身热已退，病有转机之兆，胃纳未增，脾失苏运之司，关纹尚青，脉形犹数，稚体阴虽欠充，其中余邪尚留，仍宗前方出入，以冀缓图。

於术　扁豆　神曲　益元散（包）　连翘　橘红　姜半夏　青蒿子　胡黄连砂壳　谷芽　鲜莲子　　（《近代名医学术经验选编·金子久专辑》）

【评议】稚体阴虚，感受暑湿之邪，邪热炽盛，肝阳煽动，以致神疲嗜卧，手指时厥，治以清气泄热，平肝和脾之法，服后身热见退，诸症好转。唯余邪未清，胃纳未振，仍宗前法调理，以善其后。案中有"顷视舌质薄白，摩之并不枯燥，关纹青紫，尚未越出辰位，借此两端，犹有一线之机耳"，可见其诊断之细心，判断之老练。

4. 湿温（湿热同见）

湿温与湿热，中医大多混为一谈，如清代薛生白的《湿热条辨》，其实也包含湿温病，当然也有将两者分为两种病名者，如雷少逸《时病论》。盖温乃热之渐，究其湿温与湿热病的理、法、方、药，实不可分割，故本节将两者的医案，一并予以评述。

湿热阻滞肢节肿痛治案

一男子肢节肿痛，脉迟而数。此湿热之证，以荆防败毒散加麻黄，二剂痛减半；以槟榔败毒散，四剂肿亦消；更以四物汤加二术、牛膝、木瓜，数剂而愈。（《外科发挥》）

太阳经湿热肢节肿痛治案

一妇人肢节肿痛，胫足尤甚，时或自汗，或头痛。此太阳经湿热所致，用麻黄左经汤，二剂而愈。（《外科发挥》）

【评议】以上二例均为湿热痹证，对其治法，后世医家在朱丹溪二妙散（苍术、黄柏）的基础上，演化而成三妙丸（苍术、黄柏、牛膝）、四妙丸（苍术、黄柏、牛膝、薏苡仁），对湿热流注下焦而致的腿膝肿痛颇为对证。又《温病条辨》之宣痹汤（防己、杏仁、滑石、栀子、半夏、连翘、蚕沙、赤小豆皮、薏苡仁）治湿热痹证效果尤著，值得参考。

湿热发黄治案

歙邑吴遂兄，木商也，在吴兴。年七十，因冒雨劳力汗出，又以冷水澡浴，因而发热，口渴，心与背互相胀痛，小水长而赤，舌上黄苔，夜不得卧，眼目如金，皮肤尽黄。吴兴之医见之远走，不敢措剂，谓其年高不宜此病，赞劝回家，乃敦访予治。诊得左脉浮数，右濡弱，两手皆有七至。

予曰：此湿热发黄症也。病虽重，年虽高，有是症，当有是药，毋用仓惶。乃以柴胡三钱，酒芩、葛根、青蒿、香薷、天花粉各一钱，人参七分，粉草五分，连进二帖，晚得微汗，即能睡。次早热退其半，舌苔稍淡润，不焦燥矣。胸膈余热作烦，身黄如旧，以竹茹、青蒿、葛根各一钱，人参、麦门冬、天花粉、知母各八分，白芍药六分，二帖，热退食进，精神陡长。后于补中益气汤加青蒿、麦门冬、天花粉。十帖而眼目肌肤之黄尽释然矣。吴兴诸公，悉服其精当，各录方而传。（《孙文垣医案》）

【评议】劳力汗出，腠理疏松，又由冒雨，冷水澡浴，致外感湿邪，入里化热。发热，表也；口渴，热也；夜不得卧，热扰心神也；心与背互相胀痛，湿阻气机也；年高七十，虚也。故见左脉浮数，表也，热也；右脉濡弱，湿也，虚也；舌上黄苔，湿热之征也。酝酿而成黄疸之候，小水长赤，身目尽黄。初诊用柴胡、香薷解表祛湿退黄，青蒿、酒芩清热利湿退黄，葛根、天花粉养阴生津止渴，人参、甘草微补，虑其年高体虚。得微汗而表证退半，仍有余热作烦，身黄如旧，故次诊去柴胡、香薷之解表，酒芩之苦寒，加入竹茹、麦冬、知母、白芍之甘寒清润，涤热除烦，使热退食进而精神长，病已大愈。仍虑其年高，大病之后元气难复，故后以补中益气汤为主，酌加退黄养阴之品调摄，黄退而全安。处措精当，宜其录传。本例湿热黄疸，未用茵陈、山栀等药，仍收黄退而全安，可备一格。

湿热上蒙神窍治案

脉右大，舌黄不渴，呕吐黏痰，神躁语言不清，身热不解。此劳倦内伤，更感湿温之邪，须防变端。

厚朴　茯苓　滑石　陈皮　竹叶　蔻仁　菖蒲根汁

诒按：此温邪而挟湿者，湿热上蒙，故证情如是，此方可以为法。（《（评选）静香楼医案》）

【评议】柳宝诒按谓："湿热上蒙"，当是指"邪蒙心包"而言，故症见神躁语言不清，病情非轻，变端在即。用药似有病重药轻之嫌，至宝丹自可选用，若湿浊甚者，可择用苏合香丸。

湿热发黄上逆下注治案

湿停热聚，上逆则咽嗌不利，外见则身目为黄，下注则溺赤而痛。

茵陈　厚朴　豆豉　木通　猪苓　橘红　茯苓　黑栀

诒按：论病能一线穿成，用药自丝丝入扣。

又按：咽嗌不利，可加桔梗、前胡之类。　（《（评选）静香楼医案》）

【评议】本案湿热发黄，无非清热利湿，导湿热从下焦而去，用茵陈、栀子、木通、猪苓、茯苓也。然毕竟停聚中焦为患，故加厚朴、橘红以斡旋之，诒按值得参考。

湿温邪入心胞治案

张妪　体壮有湿，近长夏阴雨潮湿，着于经络，身痛，自利发热。仲景云：湿家大忌发散，汗之则变痉厥。脉来小弱而缓，湿邪凝遏阳气，病名湿温。湿中热气，横冲心胞络，以致神昏，四肢不暖，亦手厥阴见症，非与伤寒同法也。湿温邪入心胞。

犀角　连翘心　玄参　石菖蒲　金银花　野赤豆皮

煎送至宝丹。　（《临证指南医案》）

【评议】此案为湿热内陷心包，邪犯厥阴之重症，叶氏以清心开窍为治，用药颇为贴切。吴鞠通《温病条辨·上焦篇》四十四条："湿温邪入心包，神昏肢逆，清宫汤去莲心、麦冬，加银花、赤小豆皮，煎送至宝丹或紫雪丹亦可"，即本于此。

木火体质复受湿热便血治案

某　脉右数，形色苍黑，体质多热，复受长夏湿热内蒸，水谷气壅，血从便下，法以苦寒，佐以辛温，薄味经月，可冀病愈。

茅术　川连　黄芩　厚朴　地榆　槐米　（《临证指南医案》）

【评议】形色苍黑，多见于木火体质。患者阳盛体质，又感长夏湿热之邪，积于肠内则便血。治疗以苦寒之品清泄湿热，而地榆、槐米又有止血之效。

湿热弥漫三焦蒙闭神窍治案

某　湿为渐热之气，迷雾离间，神机不发，三焦皆被邪侵，岂是小恙？视其舌伸缩如强，痰涎粘着，内闭之象已见，宣通膻中，望其少苏，无暇清至阴之热。

至宝丹四分，石菖蒲、金银花汤送下。　（《临证指南医案》）

【评议】本例为湿热弥漫三焦，蒙闭神窍之重证。当此危急关头，非寻常清化湿热之剂可以胜任，故叶氏急用至宝丹宣开心窍，实为拯危救急之计。

湿热久留气分热退复热治案

某　脉缓，身痛，汗出热解，继而复热，此水谷之气不运，湿复阻气，郁而成病，仍议宣通气分，热自湿中而来，徒进清热不应。

黄芩　滑石　茯苓皮　大腹皮　白蔻仁　通草　猪苓　（《临证指南医案》）

【评议】此为湿热久留气分反复发作的案例。湿热病留连气分时间较长，症候变化亦较复杂。吴鞠通着重指出："湿温较诸温，病势虽缓而实重，上焦最少，病势不甚显张，中焦病最多。"正因为中焦气分的病变最多，所以"当于中焦求之"，即重点应抓住气分阶段的治疗。浙江省中医药研究院已故名医潘澄濂研究员在实践中也体会到："湿温证的治疗，使其能在气分阶段得以扭转或截断很重要。若待其发展为营血证，则病情就较严重。从较多病例观察，确有这样的情况，所以说处理好气分证是关键所在。"我们体会，湿热病的治疗之所以要把好气分这一关，不仅在于病邪往往留连气分时间较长，更重要的，从温病传变角度来看，气分阶段是正邪相争的关键时刻和病势发展的转折时期。一般地说，病邪初入气分，化燥伤阴之现象尚未突出，此时正气尚盛，如能积极进行合理的治疗，往往能堵截病邪发展，扭转病势，使病变向好的方向转化；反之，如气分证得不到及时控制，病邪就会深入营分，乃至血分，使病变逆转。由此可见，把好气分关，对于提高疗效，有着重要的意义，又吴鞠通《温病条辨》黄芩滑石汤即据此而立。

湿邪弥漫三焦治案

某五十　秽湿邪吸受，由募原分布三焦，升降失司，脘腹胀闷，大便不爽，当用正气散法。湿邪弥漫三焦。

藿香梗　厚朴　杏仁　广皮白　茯苓皮　神曲　麦芽　绵茵陈　（《临证指南医案》）

【评议】"秽湿"一般是指湿热秽浊之邪，以岭南地区为多。本例秽湿弥漫三焦，故治法宣上、运中、渗下融于一方，使邪气上下分消，其病可解。观其用药，以祛湿为主，清热为辅，当属湿重于热之证。

湿热痹证治案

徐　温疟初愈，骤进浊腻食物，湿聚热蒸，蕴于经络，寒战热炽，骨骱烦疼，舌起灰滞之形，面目痿黄色，显然湿热为痹。仲景谓湿家忌投发汗者，恐阴伤变病。盖湿邪重着，汗之不却，是苦味辛温为要耳。

防己　杏仁　滑石　醋炒半夏　连翘　山栀　苡仁　野赤豆皮　（《临证指南医案》）

【评议】此为湿热痹证。治以宣肺利气，清热渗湿为主，用药颇具巧思。吴鞠通师其意，立宣痹汤治湿热痹，临床证实确有较好的疗效。

宣透气分轻清开泄治白㾦案

某　汗多身痛，自利，小溲全无，胸腹白疹，此风湿伤于气分，医用血分凉药，希冀热缓，殊不知湿郁在脉为痛，湿家本有汗不解。

苡仁　竹叶　白蔻仁　滑石　茯苓　川通草　（《临证指南医案》）

【评议】白疹即白㾦，多因湿热郁于气分，而从卫分外发所致。本例用宣透气分，轻清开泄，以冀病邪从卫分而解。吴鞠通《温病条辨·中焦篇》治白疹的薏苡竹叶散，即秉承于此。

湿热邪入心营治案

严　湿温杂受，身发斑疹，饮水渴不解，夜烦不成寐，病中强食，反助邪威，议用凉膈疏斑方法。湿温。

连翘　薄荷　杏仁　郁金　枳实汁　炒牛蒡　山栀　石膏

又　舌边赤，昏谵，早轻夜重，斑疹隐约，是温湿已入血络。夫心主血，邪干膻中，渐至结闭，为昏痉之危。苦味沉寒，竟入中焦，消导辛温，徒劫胃汁，皆温邪大禁。议清疏血分轻剂以透斑，更参入芳香逐秽，以开内窍。近代喻嘉言申明戒律，宜遵也。

犀角　玄参　连翘　银花　石菖蒲

先煎至六分，后和入雪白金汁一杯，临服研入周少川牛黄丸一丸。（《临证指南医案》）

【评议】湿热之邪，已由气分陷入心营，故昏谵、斑疹所由来也。初诊邪偏气分，故以透表清气为主；二诊邪入心营，故用犀角、玄参、石菖蒲、金汁、牛黄丸清营凉血，解毒开窍为务。至于二诊银花、连翘之用，本诸叶天士"入营犹可透热转气"语。

宣肺运中渗利分消湿热案

某六一　舌黄，脘闷，头胀，口渴，溺短，此吸受秽气所致。

飞滑石三钱　白蔻仁七分　杏仁三钱　厚朴一钱半　通草一钱半　广皮白一钱半　（《临证指南医案》）

【评议】舌黄、脘闷、头胀、口渴、溺短，分明是湿热弥漫三焦之主要症状，叶氏针对湿热病因，立足于宣肺气、运中焦、利小便三大治法，方中蔻仁、杏仁宣展肺气，俾气化则湿化；厚朴、广皮健运脾胃，理气化湿；滑石、通草通利小便，给邪以出路，处方用药法度精当，为后世治湿热病证树立了榜样，吴鞠通《温病条辨》治湿温名方三仁汤，即由此处方和下列冯案的处方化裁而成。

湿阻上焦肺不肃降治案

冯三一　舌白头胀，身痛肢疼，胸闷不食，溺阻，当开气分除湿。湿阻上焦肺不肃降。

飞滑石　杏仁　白蔻仁　大竹叶　炒半夏　白通草　（《临证指南医案》）

【评议】据其症状所述，本例乃湿热偏表之证。其处方以宣气化湿为主，兼以清热、运中、渗利。以其有"头胀、身痛肢疼"，当可加入疏表如防风、羌活、秦艽、蔓荆子之品，以提高疗效。

湿温阻于肺卫治案

某二九　湿温阻于肺卫，咽痛，足跗痹痛，当清上焦，湿走气自和。湿温阻肺。

飞滑石　竹叶心　连翘　桔梗　射干　芦根　（《临证指南医案》）

【评议】"卫之后方言气，营之后方言血"，这是叶天士倡导的卫气营血辨证体系的病邪传变的基本规律。案谓："湿温阻于肺卫"，说明邪尚在外表，系卫分阶段，咽痛是其明征，盖咽喉乃肺之门户故也。处方旨在宣肺疏表，清利咽喉，用药轻清灵动，活泼可喜。

湿温夹毒邪为患治案

周　病起旬日，犹然头胀，渐至耳聋，正如《内经·病能篇》所云：因于湿，首如裹。此呃忒鼻衄，皆邪混气之象，况舌色带白，咽喉欲闭，邪阻上窍空虚之所，谅非苦寒直入胃中可以治病，病名湿温。不能自解，即有昏痉之变，医莫泛称时气而已。

连翘　牛蒡子　银花　马勃　射干　金汁　（《临证指南医案》）

【评议】观其处方用药，当是湿温挟毒为患，此银花、连翘、射干、马勃、金汁解毒消炎、清利咽喉所以用也。金汁又名粪清，有较强的清热解毒作用，有研究发现金汁中含有噬菌体。因其有违卫生，现已摒弃不用。

湿热秽气阻窍治案

李三二　时令湿热之气，触自口鼻，由募原以走中道，遂致清肃不行，不饥不食，但温乃化热之渐，致机窍不为灵动，与形质滞浊有别。此清热开郁，必佐芳香以逐秽为法。湿热秽气阻窍。

瓜蒌皮　桔梗　黑山栀　香豉　枳壳　郁金　降香末　（《临证指南医案》）

【评议】案谓"时令湿热之气，触自口鼻，由募原以走中道"，此语得之吴又可《温疫论》"邪从口鼻而入""必由膜原直走中道"，只不过"邪"

的含义不同，吴氏是指"疠气"，而叶氏是指"湿热"。本例乃湿热秽气阻窍所致，故叶氏指出"此清热开郁，必佐芳香以逐秽为法"。方中郁金、降香乃辟秽之妙品，若加菖蒲、藿香，似更周密。

湿热秽邪蒙蔽神窍治案

某　吸受秽邪，募原先病，呕逆，邪气分布，营卫皆受，遂热蒸头胀，身痛经旬，神识昏迷，小水不通，上、中、下三焦交病，舌白，渴不多饮。是气分窒塞，当以芳香通神，淡渗宣窍，俾秽湿浊气，由此可以分消。

苡仁　茯苓皮　猪苓　大腹皮　通草　淡竹叶

牛黄丸二丸。（《临证指南医案》）

【评议】"神识昏迷"，系湿热秽邪已蒙蔽神窍，用牛黄丸清心开窍正是。编者认为，若遇此等证，后世《温病全书》菖蒲郁金汤自可加入。

湿热内停治以去湿清热案

某　阅病源，皆湿热内停之象，当去湿清热为主。至于药酒，蕴湿助热，尤当永戒。

生白术　赤小豆皮　绵茵陈　黄柏　茯苓　泽泻　（《临证指南医案》）

【评议】本案叙症简略，以方测症，当有黄疸表现，且为阳黄之证。湿热黄疸忌酒，不仅为中医所熟知，即使从现代医学观点来看，酒精能损伤肝细胞，会加重病情，亦在禁忌之列。

湿热阻于气分治案

某　脉濡，头胀，胸身重着而痛，寒热微呕，此湿阻气分。

厚朴　杏仁　白蔻仁　木通　茯苓皮　大腹皮　滑石　竹叶　（《临证指南医案》）

【评议】头胀、胸身重着而痛，湿热侵犯卫气，未入营血，不言而喻。故治法仍当从气分着力，这在其处方得以充分体现。

湿热留着四肢痹痛治案

顾　湿热流着，四肢痹痛。

川桂枝　木防己　蚕沙　石膏　杏仁　威灵仙　（《临证指南医案》）

【评议】本案亦属热痹中的湿热痹，故治法用方与上案类似。方中晚蚕沙善治风湿痹痛，《本草求原》谓其"为风湿之专药"，吴鞠通《温病条辨》治湿热痹证之宣痹汤即选用此药。

湿热发黄聚痰生疮治案

叶　久寓南土，水谷之湿，蒸热聚痰，脉沉弦，目黄，肢末易有疮疾。皆湿热盛，致气隧不得流畅。法当苦辛寒清里通肌，仿前辈痰因热起，清热为要。

生茅术　黄柏　瓜蒌实　山栀　莱菔子　川连　半夏　厚朴　橘红

竹沥、姜汁丸。　（《临证指南医案》）

【评议】患者久寓南土，地卑湿重，蒸热聚痰，阻滞气隧，发黄生疮。故用《太平惠民和剂局方》平胃散（茅术、厚朴、橘红）主以燥湿，入莱菔子加强行气化湿之功，合用仲景小陷胸汤（瓜蒌、川连、半夏）清热豁痰，除其痰热胶结，又痰因热起，清热为要，故入栀子、黄柏加强清热之功。竹沥、姜汁为丸，叶氏常用，不可因其小而忽之。《本草衍义》谓："竹沥行痰，通达上下百骸毛窍诸处""为痰家之圣剂。"《丹溪心法》谓"竹沥滑痰，非姜汁不能行经络"，其功亦大矣。

内外因交混致黄疸治案

脉弦缓，面目肌肤皆黄，舌白滑腻，胸脘膈间胀闭，病名湿温。由濒海潮湿气入口鼻至募原，分布三焦，此为外因。仍食水谷腥物，与外入秽浊之邪，两相交混，湿甚热郁，三焦隧道气血不通，遂变黄色。发汗不愈者，湿家本有汗也；清热消导不愈者，热从湿中而起，湿不去则热不除也。夫湿邪无形质，攻滞乃有形治法，其不效宜矣。昔河间治湿热，必取乎苦辛气寒。盖苦降以逐湿，辛香以祛秽，寒取乎气，借气行不闭塞于内也。当世医者，混以伤寒表里为治，殊不知秽湿气入口鼻，游走三焦，不与伤寒同治。

绵茵陈　白豆蔻　厚朴　川通草　广皮白炒　茯苓皮　半夏曲　块滑石（《叶氏医案存真》）

【评议】本例由湿热引起的黄疸，是由内外因交混而成，其病位在胃与三焦。处方以宣化清利湿热为主，诚为合法。案中引用刘河间治湿热"必取乎苦辛气寒"，并作了阐发，对临床用药，很有启示，未可草草读过。

长夏湿热着于气分治案

不饥不欲纳食，仍能步趋，长夏湿蒸，着于气分，阳逆则头中胀闷，肌色萎黄。与宣气方法。

西瓜翠衣　飞滑石　米仁　芦根　通草　郁金　（《叶氏医案存真》）

【评议】长夏湿土主令，邪自外入，着于气分，郁而化热。气分者，阳明胃是也，遂使"不饥不欲饮食""肌色萎黄"。治法理当祛除湿热，处方重在淡渗利湿。编者以为藿香、佩兰、厚朴、陈皮等运中化湿之品，亦可加入。方中西瓜翠衣既可清暑，又可祛湿，乃"因时制宜"的佳品，用之真妙。

秽浊不正之气扰中治案

秽浊不正之气扰中，痞闷，恶心，头疼，烦渴，形寒内热，邪不在表，未可发散。

杏仁　菱皮　滑石　通草　白蔻　郁金　花粉　连翘　（《叶氏医案存真》）

【评议】"秽浊不正之气"，一般多指湿热秽恶之邪，其感人也，大多如本例所见痞闷、恶心、头痛、烦渴等症。基于此，叶氏处方以宣展肺气，淡渗利水以清除湿热，郁金为芳香祛秽之佳品。编者以为似可再加藿香、佩兰、半夏、陈皮等以和胃止呕，鲜芦根清热解渴亦可加入。

湿热痹证用轻清渗湿方案

脉左数右缓，舌白发热，自汗，小溲溺痛，身半以上皮肤骨节掣痛。皆是湿邪有痹，虑其清窍蒙蔽，有神昏厥逆变幻，拟用轻清渗湿方。

连翘　豆卷　米仁　丝瓜叶　花粉　茵陈　通草　杏仁　飞滑石
（《叶氏医案存真》）

【评议】本例为湿热痹证。治法以清宣渗利湿热为主，无可非议。唯方中似缺通经活络如桑枝、防己、忍冬藤、经石藤、晚蚕沙等品。至于案谓"虑其清窍蒙蔽，有神昏厥逆变幻"，乃见微知著之意，但缺防微杜渐之药，引以为憾。编者认为加入菖蒲、郁金之类，似更全面。

湿温余湿未尽治案

脉细舌灰白，渴不能多饮，膨闷不知饥。湿温半月有余，病邪虽解，余湿未尽，良由中宫阳气郁遏，失宣畅机关，故舌喜得香味。理宜护持胃阳，佐以宣浊驱湿，未可再作有余攻伐，虽取快一时，贻祸非轻小也。

半夏　人参　厚朴　橘红　枳实　茯苓　　（《叶氏医案存真》）

【评议】本案对湿热病证恢复期的治疗颇有启发。叶氏将其恢复期症状的病机归于"病邪虽解，余湿未尽，良由中宫阳气郁遏，失宣畅机关"。方用厚朴半夏人参汤、二陈汤合化，意在健脾理气，祛除余邪，标本兼顾，用心良苦，对湿热病的善后之治，值得师法。

甘凉生津法治湿热化燥伤津案

汪　夏湿化热，清肃气分，已愈七八。湿解渐燥，乃有胜则复，胃津未壮，食味不美。生津当以甘凉，如金匮麦门冬汤。（《叶天士晚年方案真本》）

【评议】麦门冬汤系《金匮要略》方，由麦冬、半夏、人参、甘草、大枣组成，功能益胃生津，降逆下气，原治"火逆上气"而致肺热痿证，被后代奉为甘凉养津的祖方。叶氏对湿热病后"胃津未壮"采用本方，为世人所推崇。

巧用单方圣术煎治湿热证案

端州太守吴淞岩，病几四十日矣。延诊，告以初时恶心倦怠，食减便溏。既而夜不寐，躁而数起，起而复卧，凌晨必呕痰数升。或以为暑，而用香薷六一；或以为湿，而用萆薢五苓；或以为瘴，而用平胃；或以为痰，而用二陈。遍尝无效，渐加烦渴，与肾气丸及生脉饮，服之转剧。脉之濡而缓，右关为甚。据脉与症，湿热无疑，何诸治罔效？因思病人素喜肥甘，又饮酒食面，其脾胃如土在雨中，沾渍既久，值夏令乃蒸郁而发。故非渗利分清可愈，亦非风行燥发可瘳。唯圣术煎，一味白术重两许，酒煎，从而治之，必应。令如法服之。再以菟丝子五钱，煎饮代茶。服至一旬，渐瘳，半月全愈。（《续名医类案》）

【评议】本案用方实属奇特，明是湿热证，何以"非渗利分清可愈，亦非风行燥发可瘳"，究其原因，乃"病人素食肥甘，又饮酒食面"，故医者舍末求本，用一味白术重两许，酒煎，服后果然获效。此等验案，体现了辨体施治的特色和优势，很有价值。

肠胃湿热夹积治案

吴孚先治俞用昭，秋间水泻，腹痛异常，右脉弦数洪实，知肠胃湿热挟积。用枳壳、山楂、黄连、青皮、槟榔、木香，一剂而滞见。病人虑药克伐，意欲用补。曰：有是病，服是药，邪气方张，非亟攻不退，邪退则正复，攻即是补也。前方再服三剂愈矣。设不早攻，必致病痰，非一月不痊。（《续名医类案》）

【评议】秋间湿热颇盛，邪犯肠胃，多病泄泻或痢疾。本例医者辨证为肠胃湿热挟积，药用木香槟榔丸加减治之。盖木香槟榔丸出《儒门事亲》，由木香、槟榔、青皮、陈皮、莪术、黄连、黄柏、大黄、香附、牵牛子组成，功能清热化湿，化滞消积，主治湿热挟积滞而致的腹泻、赤白痢疾等病，以此方化裁用于本例，堪称对证，遂获捷效。

湿热伤脾胃治案

张路玉治陈总戎泄泻，腹胀作痛，服黄芩、白芍之类，胀急愈更甚。其脉洪盛而数，按之则濡，气口大三倍于人迎，此湿热伤脾胃之气也。与厚朴生姜半夏人参汤二剂，泻痢止而饮食不思。与半夏泻心汤，二剂而安。（《续名医类案》）

【评议】张路玉为清代著名医家，善用经方著称。本例张氏辨证为"湿热伤脾胃之气"，初诊所用厚朴生姜半夏人参汤，系《伤寒论》治脾虚气滞腹胀的方剂，而未涉及祛除湿热之药，意在治本；二诊用半夏泻心汤，扶正祛邪并用，乃标本兼治之法。如此用药次第和经方之活用，实不多见，需仔细品味。

肿胀用清利湿热法治案

冯官人因内有湿积，兼时令湿热，右腿少阳分，发烂疮如掌大，痒甚。两手脉洪缓略数，面目手足俱虚肿，膈中午前痞闷，午后肿到两足则膈宽。茯苓、木通、苍术、犀角、枳壳炒各五分，陈皮、连翘、白术各一钱，甘草二分，加姜汁煎服。　（《续名医类案》）

【评议】湿热在水肿的发病过程中起着非常重要的作用，所以清利湿热法为治疗水肿的重要方法。现代药理研究法表明，清热利湿药具有利尿、抗菌作用，还能增强抗感染免疫能力，抑制肿胀的进展。

湿热着于脾胃治案

夏季水土之湿，口鼻受气，着于脾胃，潮热汗出稍凉，少顷又热，病名湿温。医但知发散清热消导，不知湿郁不由汗解。舌白不饥，泄泻。

滑石　白蔻仁　茯苓皮　猪苓　通草　厚朴　泽泻　　（《扫叶庄一瓢老人医案》）

【评议】《扫叶庄一瓢老人医案》，据传是薛生白撰。薛氏是诊治湿热病专家，有《湿热条辨》传世。本例舌白不饥，是湿热病的常见症状。处方与叶天士一脉相承，均以宣上、运中、渗下为法。

湿郁气分发白痦治案

湿郁气阻，疹发。

飞滑石　茯苓皮　射干　木防己　茵陈　槟榔磨汁　　（《扫叶庄一瓢老人医案》）

【评议】湿热之邪郁于肌表，气机阻滞，汗出不畅，易发白疹（白痦），本案即是其例。治宜宣透湿热，疏瀹气机。观本案所用药物，其中射干宣肺气，取气化湿热自化之意；槟榔疏通气机，且磨汁入药，气味芳香，更具流动之性，以利气机透达，是用药之奥妙，值得师法。吴鞠通《温病条辨》治白疹的薏苡竹叶散，可以互参。

湿热困顿脾胃治案

夏秋湿胜滞脾，食物不为运化，阳不流行，湿滞久而蕴热，此中气更困，以和胃健脾，分利水道逐湿。

生白术　草果仁　木通　茵陈　泽泻　厚朴　茯苓皮　新会皮　（《扫叶庄一瓢老人医案》）

【评议】此为湿重于热之证。薛生白云："湿热病属阳明太阴经者居多，中气实则病在阳明，中气虚则病在太阴。"此证病变部位偏于太阴，故以白术、草果、厚朴、广皮健脾理气、运中化湿为主，兼以木通、茵陈、泽泻、茯苓皮宣通水道，清利湿热为治。

湿热客气内伏治案

严　两寸脉独搏，不饥不食，上焦气分之阻，时当仲夏，必有湿热客气内伏。

半夏曲　瓜蒌皮　滑石　黄芩　通草　杏仁　（《种福堂公选医案》）

【评议】以脉症参合时令节气，断定"必有湿热客邪内伏"而投清化湿热之药，充分体现了中医"天人相应""人与天地相参"的整体观。

劳倦内伤更感湿热治案

劳倦内伤，更感湿温之邪，脉右大，舌苔黄，身热而口不渴，呕吐黏痰，心烦躁，语言不清，防有变端。

竹叶三钱　川朴二钱　白茯苓三钱　陈皮一钱　白蔻仁一钱　滑石三钱，飞　鲜菖蒲根一杯，捣汁　（《南雅堂医案》）

【评议】据其临床症状，辨证为"劳倦内伤，更感湿温之邪"，殆无疑义。唯证案中所说"防有变端",因见"心烦躁,语言不清",深恐邪陷心包故也,此亦"有病防变"治未病之意也。

湿邪初犯阳明之表治案

湿邪初犯阳明之表,阳为湿郁,外卫不固,是以汗出恶寒发热,胸痞身重,关节疼,小便不利,邪在肌表,宜用清热渗利之法。

大豆卷二钱　苍术二钱,水泔浸洗　茯苓皮三钱　陈皮一钱　　(《南雅堂医案》)

【评议】湿热初犯肌表,出现一派卫分症状,治法自当疏解表邪,不可大汗。观其处方,药仅四味,与所述"清热渗利之法"有忤。编者认为若湿偏胜者,宜藿香正气散化裁;热偏胜或湿热并重者,《温病条辨》三仁汤加减最为合辙。

辛香开泄治气分湿热案

湿热内伏,上蒙清阳,发热汗出,口渴仍不引饮,胸痞不知饥,舌苔滑白,脉洪,病在上焦,拟用辛香以开泄气分。

藿梗三钱　桔梗二钱　白蔻仁一钱　枳壳一钱　郁金一钱五分　佩兰叶二钱　石菖蒲二钱　六一散三钱,包煎　　(《南雅堂医案》)

【评议】本案用药,于湿热客于卫气的证型,颇为适合,堪称规范经典之组方,足资师法。

湿温上阻肺气治案

湿温上阻,肺气不宣,咽痛,足跗微肿,当清理上焦气分,湿行气和,其恙自平。

连翘二钱　飞滑石三钱　竹叶心二钱　射干八分　桔梗二钱　水芦根三钱水同煎服。(《南雅堂医案》)

开提气分治湿阻上焦案

头胀身痛，胸闷不食，肢疼，小便不利，舌白，湿阻上焦，当开提气分为主。

杏仁二钱（去皮尖）　竹叶二钱　飞滑石三钱　通草二钱　炒半夏一钱　白蔻仁一钱　（《南雅堂医案》）

【评议】湿温上焦证，其病位主要在肺卫，吴鞠通有谓："治上焦如羽（非轻不举）"，试观上列二案，处方轻清灵动，开提气分，吴氏三仁汤与之有异曲同工之妙。

脾湿胃热相合为病治案

湿邪内伏，郁久化热，面赤口渴，身热胸痞，时有谵语如梦，舌苔黄燥。是太阴之湿与阳明之热合而为病，邪在中焦，当运脾祛湿，清热泄邪为主，方列后。

大豆卷二钱　连翘二钱　神曲二钱　陈皮一钱　川草薢二钱　飞滑石三钱水同煎服。（《南雅堂医案》）

【评议】"太阴之湿与阳明之热合而为病"，点出了本例病理症结所在。一般认为，温热病出现谵语，多为邪入心包之征，殊不知邪在阳明，燥热内盛，亦可出现此类症状，陆九芝尝谓"从来神昏，皆属胃家"，这是典型的遵经崇古医家的观点，非议者不少。观此案，仍以清泄气分湿热为主，未用清心开窍之药，值得深思。

分利法治湿热流注下焦案

温为天之气，湿乃地之气，两气相并，其势自张，今病已两旬，身热未解，口渴胸痞，自利不已，小便短涩，湿邪滞于下焦，应用分利一法。

川草薢三钱　白茯苓三钱　猪苓二钱　飞滑石四钱　神曲二钱　广皮一钱水同煎服。（《南雅堂医案》）

【评议】湿热滞于下焦，据其病位，自当因势利导，唯渗利湿热，使邪从小便而出，最为合宜。方中草薢、茯苓、猪苓、滑石即据此而设。吴鞠通茯苓皮汤（茯苓、薏苡仁、猪苓、大腹皮、通草、竹叶）渗利下焦湿热，功效卓著，可以互参。

湿热侵入心营治案

壮热不退，口渴胸痞，心烦神昏，舌绛而焦，斑疹隐约，下复挟热自利，湿热之邪充斥表里三焦，阴阳俱困之候。急清阳明之热，滋液存阴，勉希转机而已。

羚羊角一钱，磨冲　犀角一钱，磨冲　玄参二钱　紫草一钱　生地三钱　连翘二钱　粉丹皮一钱五分　鲜菖蒲二钱　（《南雅堂医案》）

【评议】据其症状，湿热之邪已入营血，内陷心包，非轻证也。按常理除清营凉血外，当配合清心开窍之药，而本案仍以"急清阳明之热"为主，这与陆九芝"从来神昏皆属胃家"如出一辙，未用牛黄、紫雪、至宝之类，谅陈修园（有说是《南雅堂医案》作者）系尊经崇古派人物故也。

湿热阻于募原治案

湿热阻于募原，寒热往来如热，舌苔滑白，口淡无味，乃邪势流连未解，症虽如疟，岂得同例以治。

草果仁五分　川朴一钱　槟榔二钱　白芍一钱　黄芩一钱　知母一钱　生甘草五分　（《南雅堂医案》）

【评议】本案其理其法其方其药，概出自吴又可《温疫论》之达原饮。尽管吴氏极力否定温疫的病因"非风、非寒、非暑、非湿"，但从其所述温疫的临床表现和达原饮的功效来看，与湿热病邪大有关系，本例可供印证。

湿热伤阴内风扇动治案

病已五六日，汗出，热仍未解，头痛不止，手足忽然牵掣，此乃湿热伤营，津液内耗，厥阴风木上升，血不营经故也，拟用息风和营之法。

羚羊角八分　玄参二钱　白芍药二钱　钩藤二钱　生地三钱　蔓荆子一钱（《南雅堂医案》）

【评议】湿热伤营，津液内耗，肝木失养，内风扇动而出现筋脉牵掣，滋阴息风为不易之法，其处方与《通俗伤寒论》羚羊钩藤汤相仿，洵为恰当。

栀子豉汤涌泄法治湿热将蒙心包案

长夏湿热正盛，病初起，即壮热不止，口渴，胃脘烦闷，眼常欲合，时作谵语，乃浊邪蒙闭上焦，肺气不舒，邪将逼入心包之象。《经》云：高者越之。引邪外出，要非涌泄不为功，徒恃轻清之剂，焉能望其却病，今仿仲景栀豉汤法。

栀子十枚，生用　淡豆豉一钱　桔梗八分　枳壳五分　（《南雅堂医案》）

【评议】湿温初起，即见谵语之象，案谓"肺气不舒，邪将逼入心包之象"，这与叶天士所说的"温邪上受，首先犯肺，逆传心包"的病机，有相似之处，但治法迥异，本案用栀子豉汤涌泄法，引邪外出，可谓匠心独运，别开生面。

白虎加苍术汤治湿热案

诊得脉洪大而长，发热口渴，胸痞，自汗不止，肢体沉重，难以转侧，乃太阴之湿与阳明之热合而为病也。

生石膏四钱　知母一钱五分　生甘草八分　白粳米二钱　苍术三钱，米泔浸炒　水同煎服。　（《南雅堂医案》）

【评议】脉洪大而长，发热口渴，是典型的阳明经证；胸闷，肢体沉重，为太阴脾湿之象。故药用白虎加苍术汤既化阳明之热，又祛太阴之湿，可谓两全其美。本例当属热重于湿证。

湿热客于气营之交治案

病已经旬，确是温邪挟湿，脉象软而小数，舌苔白腻而边红，斑点隐现而未透发，寐则谵语，寤则神清，呃声时作，病在气营之交，宜清营和卫，理气化浊为主。

犀角七分，磨冲　川连八分，炒　牛蒡子一钱五分　橘红一钱　连翘二钱　通草二钱　柿蒂五枚　淡竹茹三钱　天竺黄一钱　枇杷叶二钱　鲜薄荷八分　半夏两钱，青盐炒　丁香一钱　茅根二钱　（《南雅堂医案》）

【评议】温病（包括湿温）传变过程中，"气营两燔"或"气营之交"证较为常见。此证之治，若属热邪入营，气分之邪未净，一般用玉女煎治之；若湿热由气入营，邪在"气营之交"，当清营透气，清化湿热。本案处方，即是此意。

湿热弥漫上焦蒙蔽清阳治案

湿热交混，神昏嗜卧，呼之则清，语言了了，舌苔白腻，脉形软数，乃湿热弥漫上焦，肺气不宣，非热陷膻中之象，兼中虚阴弱之体，而患温邪挟湿之证。过用辛燥，反恐涸及真阴；过施消克，又虑伤其中气；若回护其虚，亦有助浊增病之虑，治法最为棘手。兹从肺胃立法，勉拟一方列后。

枇杷叶三钱，去毛　杏仁一钱五分　川贝母钱半　郁金一钱　淡竹茹二钱　冬瓜子一钱　桔梗一钱　橘红八分　沙参二钱　通草八分　旋覆花一钱　代赭石二钱　射干五分　茅根二钱　水同煎服。（《南雅堂医案》）

【评议】本例见症神昏嗜睡，呼之则清，语言了了，貌似邪陷心包，然则舌质不红而苔白腻，显属湿热弥漫上焦，蒙蔽清阳之象，病位仍在于肺，故不能用清心开窍之法，唯宣透上焦湿热为宜。方中用旋覆花、代赭石，谅有噫嗳症状。尤值得留意的是，案语"过于辛燥，反恐涸及真阴；过施消克，又虑伤其中气；若回护其虚，亦有助浊增病之虑"，如此辨治说解，令人叹为观止。

湿温邪侵心包治案

长夏阴雨潮湿之气，留着经络，发热身痛自利，脉小而缓，湿邪阻遏阳气，是名湿温。热邪潜侵心包，致神识昏蒙，四肢不温。长沙心法，谓湿家大忌发散，汗之则变痉厥，甚有至理。今病虽有手厥阴之见症，不得同伤寒例治。

犀角八分，磨冲　金银花二钱　连翘三钱　玄参二钱　石菖蒲一钱五分　通草二钱　另吞至宝丸五分。（《南雅堂医案》）

【评议】湿热深入营分，邪陷心包，用清营凉血，开窍醒神，自是正治之法。方中用银花、连翘，乃遵叶天士"入营犹可透热转气"之意；菖蒲既能化湿，又能芳香开窍；通草渗利湿热，使邪从小便而出。

苦辛寒法治湿热黄疸案

胸脘胀闷，面目肌肤皆黄，脉象弦缓，舌苔白腻，是名湿温。其外因之病，则由雨露潮湿之邪，自上吸受，从肺直达募原，弥漫分布于三焦。至论其内因，则由胃中水谷蕴蒸之气，及痰浊胶腻之物，与外邪两相并混，久则湿聚热郁，于是隧道壅阻，气血窒痹，渐致变为黄色，理固显明易见。今病内外两因皆兼而有之，医者不明病机，混以伤寒表里为例，以无形之邪，而作有形之治，安能望其有效？昔河间治法，必以苦辛寒为主者，良由非苦不足以祛湿，非辛不足以逐秽，非寒不足以胜热故耳。兹特遵之，并拟方列后。

细茵陈三钱　川朴二钱　茯苓皮三钱　飞滑石三钱　半夏曲一钱五分　川通草一钱五分　陈皮八分，炒　白豆蔻一钱　麦门冬三钱　水同煎服。（《南雅堂医案》）

【评议】湿热病证，往往内外因相合而致。本例外感雨露潮湿之邪，内伤痰浊胶腻之物，两者并混，久则湿聚热郁，终成湿温之病。故图治之法，当以祛除湿热为主，宗刘河间苦辛寒法，其处方用药十分精当，足资效仿。

湿温不宜用发散取汗例案

汪十全街

湿温内蕴，有汗身热不退，头痛腰疼，舌苔白垢，胸悗恶心，脉见中部微数，素体阴虚，症非浅小。法宜清解和阴，须惜劳避风为妙。

北沙参三钱　炒山栀一钱　鲜生地五钱　麦冬肉一钱五分　炒黄芩一钱　生薏米三钱　鲜霍斛三钱　枳壳一钱五分，麸炒　川草薢三钱　鲜佩兰叶三片

又　脉象神情较前大减，唯舌苔渐见黄燥，中宫蕴热未清，故大便未行，小便短赤，仍宜清利，拟清燥和中法。

北沙参三钱　鲜霍斛三钱　瓜蒌仁二钱　川贝母一钱五分　原生地三钱　炒山栀一钱五分　枳壳一钱五分，麸炒　新会皮一钱　赤茯苓一钱五分　鲜佩兰叶二片

又　脉静身凉，外邪已清，饮食有味，胃气尚不大伤，唯神倦膝软，正气未复，仍宜静养数日，恐其劳复。

西党参三钱　茯苓二钱　炙甘草五分　原生地三钱，酒洗　陈皮白一钱　归身一钱五分，酒洗　大白芍一钱　瓜蒌皮三钱，米炒　鲜佩兰叶二片　五服全愈。

问：湿温重症，至于有汗不退热，势甚危险，今用清解法数剂而愈，何其速也？曰：湿温与春温同，治宜清疏，不宜发散。盖湿久化热，由内而伤，非若伤寒自外感也。治者概用发散取汗之法，汗即心液也。汗愈多则津液愈亏，内伏之湿邪反滞而不化，热何能退？况此人素质阴虚，汗出营亏，所以头疼、腰痛、胸悗、恶心诸症俱见，渐入险途。急用清解和阴，以救阴液，所谓壮水之主，以制阳光也。故得汗敛热退，舌苔渐见黄燥。再于清利中加蒌、贝以化燥，自然二便通行，湿温内溃，有不脉静身凉者乎？治此症须记湿久化热，在里而不在表便可，不致表散乱投，误人性命矣。（《吴门治验录》）

【评议】本案之问答十分精妙，道出了湿温病不宜用发散取汗之法的真谛。吴鞠通《温病条辨》论湿温有"三禁"之说，即禁汗、禁下、禁润，可以互参。

湿温邪入心营治案

宋　湿温过候，斑疹并见，心胸烦懊，神识模糊。脉数混混而不清，舌心苔干而不腻。湿蕴化热，热渐化燥。气粗短促，目赤耳聋。阴精下亏，风阳上亢，虑其内陷昏痉。拟生津达邪，兼芳香逐秽。

鲜石斛　淡豆豉　竹茹　连翘　橘红　赤苓　天竺黄　黑山栀　菖蒲　郁金　羚羊　陈胆星　牛黄清心丸五分　加：犀黄三厘

复诊　湿温邪在太阴、阳明，湿胜于热，太阴为多；热胜于湿，阳明为甚。日晡烦躁，阳明旺时也。口虽渴，苔仍白腻，乃湿蕴化热，余湿犹滞，气火熏蒸，蒙蔽清窍，故斑疹虽透而神识时糊，脉沉小而数疾，皆邪郁不达之象。倘若热甚风动变劲，便难措手。

半夏　赤苓　鲜石斛　连翘　川连姜汁炒　菖蒲　通草　豆豉　郁金　益元散　竹茹　茅根　黑山栀

渊按：宜参凉膈散缓缓通下，不致下文化燥内陷耳。盖湿温虽不可早下，而热胜挟滞者，不下则热邪挟滞不去，湿邪亦从热化燥化火也。

三诊　湿温旬日，脉数较大于昨，热势较盛于前，所谓数则烦心，大为病进，并非阴转为阳、自内达外之象。舌苔白厚，上罩微灰。面红目赤，阳盛之征；头昏耳聋，阴虚之象；小溲窒塞，气化不及也。当生津以彻热，利窍以化湿，救阴不在肾而在生胃津，去湿不可燥而在通小便。盖汗生于津，津充汗出而热解；小肠为心之府，小便通利，心火降而神清。

羚羊角　赤苓　菖蒲　天竺黄　泽泻　益元散　知母　鲜石斛　通草　竹叶　鲜薄荷根

另用珠子五分，血珀五分，为末，调服。

渊按：名言谠论，勿草草读过。

四诊　湿热郁蒸，如烟如雾，神识沉迷，脉时躁时静，静则神倦若寐，躁则起坐如狂，邪内陷矣。虽便不通，而腹鸣不满，肠胃不实，其粪必溏，未可骤攻下之。大凡温邪时症，验舌为先。今尖苔白，上罩微霉，邪在营气之交。叶氏云：邪乍入营，犹可透热，仍转气分而解，如犀、羚、元、翘等是也。从此立方，参以芳香宣窍。

犀角　羚羊角　鲜石斛　天竺黄　元参　连翘　益元散　赤苓　竹茹　至宝丹一粒

五诊　前方加鲜地、瓜蒌仁、枳实。

六诊　舌黑而干，湿已化燥；频转屎气，脘腹按痛，邪聚阳明，肠胃已实，当商通腑。但小便自遗，肾气虚也。正虚邪实，津枯火炽，唯有泻南补北，勉进黄龙汤法。

鲜地　人参　生大黄　元参　元明粉　菖蒲　天竺黄　连翘　竹叶　甘蔗汁代水煎药

渊按：蔗汁生饮最妙。代水煎药，不但腻膈，且失凉润之性矣。

七诊　下后舌黑稍退，而脉反洪大，神识仍昏，阳明火旺也。清阳明燔灼之火，救少阴涸竭之阴，用景岳玉女煎。

鲜地　元参　鲜斛　知母　天竺黄　麦冬　石膏　竹叶　芦根　蔗汁一杯，冲

八诊　津回舌润，固属休征；风动头摇，仍为忌款。温邪虽退，元气大虚，虚风上扰不息，又防眩晕厥脱。今当扶正息风，参以生津和胃。

生洋参　钩钩　天麻　茯神　制半夏　石决明　秫米　陈皮　麦冬　竹茹　甘蔗皮

渊按：热滞虽从下而松，肝家阴液早为燥火所伤，故见证如此，迟下之累也。

（《王旭高临证医案》）

【评议】本案对湿温的辨治，议论精当，治法妥帖，尤其是案语中多有"名言谠论"，如"湿温邪在太阴、阳明，湿胜于热，太阴居多；热胜于湿，阳明为甚"，对照本例症状和治法，当属热胜于湿。又说"生津以彻热，利窍以化湿，救阴不在肾而在生胃津，去湿不可燥而在通小便"，实为医者南针。再如"大凡温邪时症，验舌为先"，对临床诊断很有指导作用。如是佳案，切勿草草读过。

分泄三焦治湿温案

某　久病元气未复，又感湿温，已愈旬日。解表、疏中、通下之药，皆已服过。现脉仍数，舌白腻。头汗多，身热不解，咳嗽不扬，小溲不爽。且以分泄三焦，再看转机。

豆卷　杏仁　赤苓　腹皮　川朴　桔梗　蒌皮　苏梗　泽泻　滑石　通草　（《王旭高临证医案》）

【评议】所谓"分泄三焦"，即宣上、运中、渗下，此乃治湿热病的三个主要方法。试观处方，豆卷、杏仁、桔梗、蒌皮、苏梗，宣上者是也；川朴、腹皮，运中者是也；赤苓、泽泻、滑石、通草，渗下者是也。究其学术经验，实导源于叶天士《温热论》湿热留恋三焦的证治："再论气病有不传血分，而邪留三焦，亦如伤寒中少阳病也。彼则和解表里之半，此则分消上下之势，随证变法，如近时杏、朴、苓等类，或如温胆汤之走泄。因其仍在气分，犹可望其战汗之门户，转疟之机括。"

苦辛寒法治湿热黄疸案

初十日　某　六脉俱弦而细，左手沉取数而有力，面色淡黄，目白睛黄。自春分午后身热，至今不愈。曾经大泻后，身软不渴，现在虽不泄泻，大便久未成条，午前小便清，午后小便赤浊，与湿中生热之苦辛寒法。

飞滑石六钱　茵陈四钱　苍术炭三钱　云苓皮五钱　杏仁三钱　晚蚕沙三钱　生苡仁五钱　黄芩二钱　白通草一钱五分　海金沙四钱　川连一钱

煮三碗，分三次服。十三日　于前方内去苍术炭，加石膏，增黄连、黄芩。（《吴鞠通医案》）

【评议】本例症见身热，面目发黄，便溏，小便赤浊，显系湿热蕴结而引起的黄疸病，故以清利湿热为主，是为正治之法。

湿温传变药随证转治案

王　三十三岁　壬戌四月二十二日　证似温热，但心下两胁俱胀，舌白，渴不多饮，呕恶嗳气，则非温热而从湿温例矣，用生姜泻心汤之苦辛通降法。

生姜一两　干姜五钱　茯苓六钱　生薏仁五钱　半夏八钱　黄芩三钱, 炒　黄连三钱　生香附五钱

水八碗，煮三茶杯，分三次服。约二时服一次。二煎用水三杯，煎一茶杯，明早服。

二十三日　心下阴霾已退，湿已转阳，应清气分之湿热。

连翘五钱　杏泥仁三钱　银花五钱　藿梗三钱　芦根五寸　滑石五钱　熟石膏五钱　黄芩炭三钱　郁金三钱　黄连二钱

水八碗，煎三碗，分三次服，渣再煮一碗服。

二十四日　斑疹已现，气血两燔，用玉女煎合犀角地黄汤法。

生石膏两半　牛蒡子六钱　知母四钱　元参八钱　银花一两　薄荷三钱　连翘一两　细生地六钱　犀角三钱　桔梗四钱　黄芩四钱, 炒　人中黄一钱

二十五日　面赤，舌黄大渴，脉沉肢厥，十日不大便，转矢气，谵语，下证也，小承气汤。

生大黄八钱　枳实五钱　厚朴四钱

水八碗，煮三碗，先服一碗，约三时得大便，止后服，不便再服第二碗。

又大便后，宜护津液，议增液法。

麦冬一两, 连心　连翘三钱　细生地一两　银花三钱　元参三钱　甘草二钱, 炒

煮三杯，分三次服，能寐不必服。

二十六日　陷下之余邪不清，仍思凉饮，舌黄微，以调胃承气汤小和之。

生大黄二钱　元明粉八分　生甘草一钱

二十七日　昨日虽大解而不爽，脉犹沉而有力，身热不退而微厥，渴甚面赤，犹宜微和之，但恐犯数下之戒，议增液承气合玉女煎法。

生石膏八钱　知母四钱　黄芩三钱　生大黄三钱，另煎，分为三份，每次冲一分服

煮成三碗，分三次服。若大便稀而不结不黑，后服勿冲大黄。

二十八日　大便虽不甚爽，今日脉浮不可下，渴思凉饮，气分热也；口中味甘，脾热甚也。议用气血两燔例之玉女煎，加苦药以清脾瘅。

生石膏三两　黄连三钱　元参六钱　麦冬一两　细生地一两　知母三钱　黄芩六钱

煮四碗，分四次服。得凉汗，止后服，不渴，止后服。

二十九日　大用辛凉，微合苦寒，斑疹续出如许，身热退其大半，不得再用辛凉重剂，议甘寒合化阴气加辛凉，以清斑疹。

连翘三钱　元参四钱　细生地五钱　银花三钱　黄芩三钱　花粉三钱　黄连二钱　薄荷一钱　麦冬五钱　犀角三钱

煮三碗，三次服，渣再煮一碗服。

大热虽减，余焰尚存，口甘弄舌，面光赤色未除，犹宜甘寒苦寒合法。

连翘三钱　细生地六钱　黄芩三钱　丹皮三钱　元参四钱　黄连二钱　麦冬五钱　银花三钱

水八碗，煮三碗，分三次服。

初二日　于前方内加：

犀角二钱　知母钱半

初三日　邪少虚多，宜用复脉去桂、枣，以其人本系酒客，再去甘草之重甘，加二甲、丹皮、黄芩。

此甘润化液，复微苦化阴，又苦甘咸寒法。

初四日　尚有余邪未尽，以甘苦合化入阴搜邪法。

元参二两　黄芩二钱　麦冬八钱　知母二钱　细生地六钱　生鳖甲八钱　银花三钱　丹皮五钱　连翘三钱　青蒿一钱

头煎三茶碗，二煎一茶碗，分四次服。　（《吴鞠通医案》）

【评议】本例湿温患者，吴氏根据其病情变化，先后运用生姜泻心汤、玉女煎、犀角地黄汤、承气汤、复脉汤诸方。这里值得注意的是，吴氏治疗温病（含湿温），极为重视养阴生津，诚如他自己所说：温病"始终以救阴精为主"。同时，也可以看出，吴氏治湿温虽有"三禁"之说："汗之则神昏耳聋，甚则目瞑不欲言，下之则洞泄，润之则病深不解"，但在实际应用时，仍以临床症状为据，不因执于此说。即从本例来看，因为湿温亦可出

现阳明腑实证，也可化燥伤阴，只要对证，下法和润法用之未尝不可，所谓"有是证即用是药"是也。

湿热滞于中上焦治案

族某　邪从口入，呕渴恶热，舌腻脘痞，温从湿化。宜与开泄中上，豆豉、萎霜、通草、半夏、薏苡、赤苓、竹茹、枳壳、郁金汁冲、芦根煎汤，一啜汗津津而愈。同时李某症同，但溺涩痛。前方加灯心、车前穗，亦一剂愈。*此湿滞中上焦，治从透渗得解者。*　（《类证治裁》）

【评议】本案湿温客于上中二焦，故宜"开泄中上"。另案因溺涩痛，表明下焦亦有邪滞，是以加用渗下之品。总之，湿热侵入人体而为病，治法须"给邪以出路"，宣上、疏中、渗下，为不易之法门。

分利湿热治案

王　夏至前骤暍，邪从吸入踞募原，热渴引饮，中脘格拒，热蒸湿腾，呕闷午烦，舌腻白，脉数溺浑，是湿胜也。治先渗湿于热下，则热势孤矣。用藿梗、佩兰以逐秽，通草、滑石、芦根以驱湿，栝蒌、贝母以涤痰，羚羊角、山栀、牡丹皮以清胆火，鲜生地、连翘、麦门冬以泻心火。日再服，汗出溺清，呕闷除，热渴减。然脉仍疾数，两寸大，时烦不寐，是欲发疹也，明晨疹出，舌苔转黄，是热胜也。治在透热于湿外，则湿不升矣。原方去藿、兰、通草、滑石、芦根、羚羊等，加黄芩、梨汁以清肺，牛蒡、金银花、连翘、赤芍药以透疹，青蒿、石斛、知母、沙参以退热生津。二三服汗彻脉匀，舌黄退，日用大麦仁粥热啜，阴复全瘳。*此分利湿热，清凉疹毒得解者。*　（《类证治裁》）

【评议】叶天士尝谓："夹湿加芦根、滑石之流，或透风于热外，或渗湿于热下，不与热相抟，势必孤矣。"此乃治湿热病证的经典名句，本例即循此而治。至于疹出改用凉营透疹，亦是正治之法，故病乃获瘳。

湿热弥漫三焦治用透解案

族女　热症，脉缓而濡，湿甚于热，头晕目瞑，唇痞齿燥，胸腹满痛，湿蒸为热，小溲赤涩。三焦皆邪势弥漫，况疹现肢厥，急须透解，勿使热酿湿痰，蒙蔽膻中，致成内闭危症。所用枳、朴，堕损胎元，柴、葛乃伤寒足经药，与三焦无涉，医不中款，焉望获效。通草、豆豉、羚羊角、蒌霜、麦门冬、连翘、牛蒡、山栀、赤苓、灯心、鲜芦根。二服热势退，手足和，去通草、香豉、羚羊、连翘、蒡、栀，加鲜生地、鲜石斛、沙参、象贝、黄芩，以防热邪内陷，兼以护胎。数服汗解而愈。（《类证治裁》）

【评议】湿热弥漫三焦，前医用药有误，以致胎元损伤，化燥伤阴，症情有增无减。林珮琴（《类证治裁》作者）以透渗湿热治法，迅即获效，继用养阴护胎善后，病遂痊愈。《伤寒论》有云"一逆尚引日，再逆促命期"，本例若一误再误，祸不旋踵，所幸后医救治得法，未造成"内闭危症"。观其遣药，祛邪轻清可喜，养阴甘寒凉润，乃继承了温病学派叶天士、吴鞠通诸大家的用药特色。

清养阳明治湿热余邪未尽案

比麻李　身热已退七八，大便逐日一度干而尚顺，耳聪神清，食进，溺淡黄，舌薄白，脉濡滑缓。论症情喜已退舍，此时宜清养阳明，冀其肠胃通和，则未尽之湿热，便可渐次清化矣。

西洋参一钱五分　陈皮一钱五分　米仁三钱　竹叶廿片，煨　石膏三钱　赤苓四钱　通草七分　芦根八寸　益元散三钱　知母一钱五分　杏仁二钱　（《张千里医案》）

【评议】湿热为患，往往胸痞纳呆、头额胀闷、身热凛寒，甚或壮热汗多，发为白㾦，治当清化。若治不得法，辛温发表，苦寒冰伏，轻则延误，重则伤生。现身热已退，症情缓解，最宜清养，以俟未尽之湿热渐次清化。姚景垣评云："此证最忌要在清热不助湿，利湿不伤阴，方为妙手。"善哉此言！

湿热气营两燔验案

翁嘉顺之妇弟吴某，劳伤之后，发热身黄，自以为脱力也。孟英察脉软数，是湿温重证，故初起即黄，亟与清解，大便渐溏，小便甚赤，湿热已得下行，其热即减。因家住茅家埠，吝惜舆金，遽尔辍药，七八日后复热，谵语昏聋，抽痉遗溺，再恳孟英视之，湿热之邪扰营矣。投玄参、犀角、菖蒲、连翘、竹茹、竹叶、银花、石膏泄卫清营之法，佐牛黄丸、紫雪丹而瘳。臀皮已塌，亟令贴羊皮金，不致成疮而愈。（《王氏医案续编》）

【评议】本例乃气营两燔之证，故药以连翘、竹叶、银花、石膏清气分之热；犀角、玄参清营凉血；牛黄丸、紫雪丹清心开窍，镇肝息风；菖蒲既能芳香化湿，又能开窍醒神，有一举两得之妙。方中似可加茵陈、山栀以退黄。

湿热疸症留邪目黄饮以乌龙茶案

酒肉连绵之会，适暑湿交蒸之时，稍不谨慎，最易犯此湿热疸证。拟方七味，连服数剂，便可痊愈。余尝医故交谢司马侄，年少患此，初起即进原方二剂，病已减半。间数日再进二剂，渐愈。唯目尚黄，只多饮乌龙茶，此茶芳香，能避暑湿秽浊之气，与薄味调养而痊，此证忌酒肉厚味。（《评琴书屋医略》）

【评议】乌龙茶为半发酵茶，介于不发酵的绿茶和全发酵的红茶之间，又称青茶。绿茶之气清芬，长于涤热除烦，但或苦寒伤胃；红茶之香醇厚，长于和胃消食，但或甘温助热。乌龙茶则兼具两者之长，又避其所短，故用于内有酒肉厚味壅滞脾胃，外有暑湿交蒸并发于身之湿热黄疸，既能清热利湿，又能和胃化浊。本案为岭南医案，乌龙茶亦发源于岭南，并广为流传，宜其用之。

湿温邪扰阳明内陷心包治案

程（四月）湿温邪扰于阳明，头痛晕眩，身热烦渴，筋骨酸楚，暮夜神昏谵语，大便挟热溏泄，小便短赤，脉弦滑数，治宜清解。

羚角片　薄荷梗　丹皮　益元散　牛黄清心丸一颗　连翘　川郁金　象贝　银花露　牛蒡　鲜斛　竹茹　车前子　（《凌临灵方》）

【评议】本例湿温，据其症状，特别是身热烦渴，大便挟热溏泄，小便短赤，脉弦滑数，分明属热重于湿证。是以处方用药，以清热为主，化湿为辅。因其"暮夜神昏谵语"，邪入心包已露，故配合牛黄清心丸清心开窍。

芳香化浊法治霉湿时病案

东乡刘某，来舍就医，面目浮肿，肌肤隐黄，胸痞脘闷，时欲寒热，舌苔黄腻，脉来濡缓而滞。丰曰：此感时令之湿热也，必因连日务农，值此入霉之候，乍雨乍晴之天，湿热之邪固所不免。病者曰然。丰用芳香化浊法，加白芷、茵陈、黄芩、神曲治之，服五帖，遂向愈矣。　（《时病论》）

【评议】雷氏制方，大都以法名方，法即是方也。芳香化浊法组方为藿香叶、佩兰叶、陈广皮、制半夏、大腹皮、厚朴、荷叶，主治五月霉湿，并治秽浊之气。本例以此方加茵陈、黄芩等，以增强清化湿热之功效。

湿温化燥攻下得愈案

须江周某之郎，由湿温误治，变为唇焦齿燥，舌苔干黑，身热不眠，张目妄言，脉实有力。此分明湿温化热，热化燥，燥结阳明，非攻下不能愈也。即用润下救津法，服之未效，屡欲更衣而不得，后以熟军改为生军，更加杏霜、枳壳，始得大解，色如败酱，臭不可近。是夜得安寐，谵妄全无，次日舌苔亦转润矣。继以清养肺胃，调理二旬而安。　（《时病论》）

【评议】湿温化燥伤阴，实结阳明，治用润下救津法（熟大黄、玄明粉、甘草、玄参、麦冬、细生地），熟军改生军，并加润燥理气之品，药中窾窍，病获转机而愈。前已述及，吴鞠通《温病条辨》治湿温有"禁下""禁润"之说，由此可见不必拘泥，知常达变，随证投剂可也。

湿温阳明实结食复再愈验案

宁波张义乾，秋间患湿热症，发热十余日不解，大肉脱尽，肌肤甲错，右脚不能伸动，小腹右旁突起一块，大如拳，倍极疼痛，大便已十四五日不解，延医治之，皆谓肠内生痈，伊亲胡宝翁乃商治于余。余谓肠痈胀急，《金匮》以败酱散主治，今此草罕有。伊于第三日觅得，乃问余服法。余曰果尔，须同去诊视，瞑眩之药，岂堪悬拟？因同至张家，见张倚于床褥，张目摇头，病苦万状，面色青惨而枯，脉极坚实，沉部如弹石，尺愈有力，时或一驶。余曰：此非肠痈也。肠痈脉洪数，为脓已成，脉弦紧为脓未成，今浮部不洪数，而沉部实大，腹筋突起，目有赤缕，乃湿热之邪结于阳明。腹旁之块，乃燥矢之积聚也。但得大便一通，块即消散，而腹亦不痛矣。病者问之曰：曾与前医商论下法，医云人已虚极，岂可妄下？余思胀痛不下，病何由除？今先生为我用下法，死且不怨。余遂书大承气方，大黄五钱，芒硝三钱，旁视者惶惶未决。余曰：不下必死，下之或可望生。于是煎成置于几上，病人力疾起坐，一饮而尽。不逾时腹中大响，旋复登厕，先下结粪如弹丸者三四枚，既而溏泻半桶，块消，明日脚伸而胀痛俱失，继进增液汤二剂，而热先退，再与益胃汤法，胃纳渐旺，津液渐濡。余便上郡，病者欲食羊肉，以问近地之医士。云：病后胃气不复，羊肉最能补胃。由是病者坦然无疑，恣意饱餐，次日身不发热，舌苔又厚浊，而脉又数，复来召余。余曰：湿热症初愈，以慎口味为第一要务，何如是蒙蒙耶？乃与平胃散加神曲、焦楂、谷芽，而分量递减，以胃气久虚，不任消耗之故也。果服二剂而安。按：是症初则失于清解，至热已日久，津液枯涸，胃土燥烈，而犹日服运气之药，愈益其燥，迫至结粪成块，腹旁突起。筋脉不能濡润，而脚挛急，医又误认为缩脚肠痈，或误投以败酱散，攻伐无功之血分，又将何如耶？士君子涉猎医书，大忌悬拟开方，药不对症，生死反掌，可不慎哉？（《一得集》）

【评议】临证治病，辨识疑似，鉴别诊断，乃是重要环节。本例湿热重症，前医误诊为肠痈，后医通过仔细辨证，断言非肠痈，乃热结阳明使然。于是毅然决然地用大承气方攻下，遂克奏肤功，继用甘寒生津之剂调治，病渐向安。无奈患者不慎口味，致病反复，所谓"食复"是也。再进消食化滞之剂，终获痊愈。

原按分析入微入细，切中肯綮，尤其是"大忌悬拟开方，药不对症，生死反掌，可不慎哉"句，既是告诫，又是警语，须切记。

湿阻阳不敷布恶寒治案

杨左　湿温已届三候，不特汗痦均不获畅，而且四肢背脊尚觉恶寒，阳气不能敷布，与阳气之衰微者大相悬殊也。阳何以不布？湿阻之也。湿何以不化？饮食水谷资之助之也。为敌助粮，引虎自卫，非计也。拟开展气化，使湿随气行，则白痦及汗可以通畅。

光杏仁　郁金　桔梗　藿香　滑石　生米仁　制半夏　通草

　　此症经陈医屡投厚朴、佛手花、茵陈等，致有棘手之象。先生嘱以勿妄食，勿进补，一以宣化气湿法治之，果获渐瘳。案语卓然名论，不易多得。文涵志　（《张聿青医案》）

　　【评议】"恶寒"，可由阳气不能敷布与阳气衰微所引起，两者病机迥然不同，本案分析极是，对临床鉴别诊断很有帮助。"卓然名论，不可多得"，确非过誉。

轻宣肺气治湿热未清案

　　鲍左　时病之后，湿热未清，熏蒸阳明，晡后微热，有时凛寒，胸中欲咳稍舒。湿郁而荣卫不宣，宜轻宣肺气，气化则湿亦清也。

　　杏仁　蔻仁　赤白苓　竹茹　橘皮　鲜佛手　薏仁　通草　猪苓　白残花

　　二诊　宣化气湿，暮热顿退。而昨晚又觉微热，咳嗽痰不爽。湿热未清，兼感新风，宜为疏化。

　　前胡　杏仁　橘红　赤猪苓　象贝　炒白薇　蒌皮　生薏仁　豆蔻花四分

　　三诊　胸中渐舒，咳亦递减。然暮热时退时来，阳明湿蒸，再为清化。

　　制半夏　蔻仁　木猪苓　通草　冬瓜子　生薏仁　杏仁　赤白茯苓　滑石块　野残花

　　四诊　湿蒸阳明。湿邪旺于阴分，至暮身热。宣肺气，淡渗湿，熏蒸既解，暮热已退。拟和中醒脾，谷气既旺，津气自复。

　　制半夏一钱五分　茯苓三钱　通草八分　藿香二钱　生熟谷芽各三钱　生於术一钱五分　薏仁三钱　猪苓一钱五分　白残花七分　橘白一钱

　　五诊　培土和中，胃纳稍起。前法再为扩充。

　　奎党参二钱　法半夏一钱五分　黑豆衣三钱　炒於术二钱　茯苓三钱　橘白一钱　炒白薇一钱五分　女贞子三钱　生熟谷芽各二钱　佩兰叶一钱五分（《张聿青医案》）

　　【评议】温病学家治疗湿热病证，很强调"宣肺"，所谓"气化则湿化"是也。观本例之治，始终贯穿这一治法，如杏仁、白蔻仁、前胡、瓜蒌皮、浙贝母等味，均能宣展肺气，并配合淡渗利湿，希冀邪有出路。其处方用药，很值得借鉴。

湿热复夹浊积治案

冯　湿邪郁遏中焦，复夹浊积，阻结不通。寒热间日而重，舌苔黄厚带腻，烦渴脘闷，有汗不解，大便不行，邪无外泄之路。脉象左弦，右关浮大而数。少寐神烦，有热入厥阴之象。刻下当先疏邪导滞，俾得下泄乃松。

豆豉　黑山栀　制半夏　川连　枳实　杏仁　黄芩酒炒　川朴　带心翘　块滑石　通草　赤苓　莱菔子　竹茹

二诊　昨日多行垢粪，刻下舌上黄灰已退，底色嫩红，此积垢去而胃阴伤也。自觉虚热烦扰，脉象软数，此阴液烁而虚火浮也。存阴即是泄热，是此病最要之义。所嫌胃口不开，胸脘气闷，滋补之剂，犹恐壅塞。兹拟养阴和胃，兼畅气机。

西洋参　麦冬肉川连包扎刺孔　霍石斛　醋半夏　白扁豆炒　炒於术　鸡内金炙　枳壳炭　生牡蛎　白芍土炒　柿蒂　玫瑰花　竹二青　鲜稻根穗　煎汤代水　（《柳宝诒医案》）

【评议】本例舌苔黄厚带腻，湿热复夹浊积明矣。当此之时，放邪出路是治疗的重要环节，故从疏邪导滞立法，方中枳实、厚朴、莱菔子用得真巧。药后"多行垢粪"，表明邪有下泄之机，乃佳象也。唯热病阴伤，自当顾护阴液，"存阴即是泄热"，道出了治法的要义。然湿热伤阴，滋补犹恐壅塞碍邪，故处方以养阴和胃兼畅气机，使之补而不滞，滋而不腻，可谓用心良苦。

湿热伤阴虚火上炎治案

秦　舌质嫩红无苔，胃中津液不复也。脉数口干，阴伤而虚火上炎也。大解溏泄不爽，小水不畅，气化失和，湿热留恋也。邪少虚多，以扶正为主。

西洋参　霍石斛　牡蛎　麦冬肉　银花炭　丹皮炭　醋枳壳　车前子　春砂仁连壳　荷蒂

另：台参须　（《柳宝诒医案》）

【评议】读案语，可知本例乃湿热病证的恢复期。其病机要点是阴液亏虚，余邪未净，属"邪少虚多"之证，故治法以扶正为主，兼清余邪，其组方用药可供治疗湿热病此类证型参考。

湿温真热假寒治案

常熟灵公殿杨府一小使，周姓无锡人，年十八九，壬午七月间病后，至八月间，又劳碌反复，发热面红，脉沉气促。有汪姓医以为虚阳上脱，服以参、附，热更甚，脉更沉，汗出不止。邀余诊之，以脉沉、面赤、气促论之，却似戴阳。视其正气，断非虚脱。太常杨公曰：虚实唯君一决。余曰：待余再诊，方可直决。再诊之，面目俱红，口中气臭，小便短赤，脉沉滞而模糊不清。余曰：此乃湿温化热，被参、附阻于气机，热郁不能分泄，逼阴外出，故反汗多气促。杨公曰：实热有何据？余曰：仲景试寒热在小便之多少赤白。口中气臭，断非虚热。温凉执持不定，必致偾事。若不用寒凉药，症必危矣。杨公不能决。余即书黄柏、木通、栀皮、郁金、薏仁、通草、苓皮、竹叶、滑石、杏仁、藿香令服之。明日复诊，热退汗止而神倦。余即以香砂、白术、二陈之类令服之。杨公曰：昨寒凉，今温燥，何也？余曰：湿温症热去湿存，阳气即微，再服凉药，必转吐泻。昨以寒淡渗热，今以苦温化湿。服三剂，湿亦退。后服香砂六君五六剂而痊。症非危险，若执持不定，因循人事，仍用参、附，不死何待！（《余听鸿医案》）

【评议】临床遇真假疑似病证，务必辨证分明，诊断精准，否则治疗会铸成大错，死生立判。本例脉沉、面赤、气促，貌似虚阳上脱的戴阳危证，然则细察病情，面目俱红，口中气臭，小便短赤，脉沉滞，显非虚脱之象。前医误诊而投参附，使邪热更甚；余氏辨识正确，断为"湿温化热"而用清热利湿之药，遂化险为夷。一虚一实，一寒一热，若鉴别不清乱投药剂，祸不旋踵矣。

案谓"仲景试寒热在小便之多少赤白"，洵悟得辨证要点，堪称善读书者也。

治病宜察气候方宜案

曹秋霞　即余习药业之师也，颇知医理，庚申移居于太平洲。其母年逾六旬，发热不休，面红目赤，进以芩、栀等，热仍不解，再以生地、石斛大剂寒凉，其热更甚，彻夜不寐，汗出气喘，症已危险。邀吾师诊之。吾师曰：治病宜察气候方宜。此处四面临江，低洼之乡，掘地不及三尺即有水出，阴雨日久，江雾上腾，症由受湿化热，湿温症也。如物受潮，郁蒸化热，当曝以太阳，其湿一去，其热自清。进以寒凉，是湿蒸之热，沃以凉水，添其湿，即助其热矣。《内经》云：燥胜湿，寒胜热。湿淫所胜，平以苦热。以苦燥之，以淡泄之。进以茅术二钱，干姜一钱，厚朴一钱，赤苓一两，薏仁一两，黄柏钱半，猪苓三钱，桂枝一钱，车前二钱，滑石五钱。必须多服尽剂，方能退热。病家因热甚不敢服。吾师曰：热而不烦，渴而不饮，舌苔黄腻而润，脉来模糊带涩不利，皆湿热之明征也。若再服寒凉，必致发黄，或吐呕，或下利，则不可救药矣。促而饮之，日晡时饮尽一大碗。至天明，热退身安，即能安寐。吾师曰：五方异治，地有高下，湿温一症，风高土燥之处，未曾见惯，苦燥温热之品内，有味淡泄热、苦寒化热以制之，即丹溪二妙法也。虽重剂亦无妨，有几分病，进几分药，并非孟浪乱投重剂也，盖药必中病而已。　（《余听鸿医案》）

【评议】天人相应，患者居处，地土卑湿，气候温热，感邪而病湿热。观其医者处方，以苦温燥湿为主，如苍术、干姜、厚朴、桂枝之类，配以赤苓、薏仁、猪苓、车前、滑石淡渗利湿，即叶天士所谓"或渗湿于热下"之意，苍术配黄柏，乃朱丹溪治湿热名方二妙散也。合之共奏祛湿清热之效，适用湿重热轻之证。

湿遏热郁痰浊蒙闭神窍治案

西门张巷张仲若长媳怀妊六月，夏日多啖西瓜，至九月重九前寒热交作，未得畅汗，湿遏热郁，已服开泄芳香表散等剂并不见退，反谵语风动，痉厥胸闷，循衣摸床。两旬后延先生诊治，脉左弦数右尺不应，舌苔揩黑润，面带青灰，语塞而不能抵齿，神情时迷，呼之目微张，顷又似睡，面色㿠白淡黄，稍有齿垢，先生曰：此邪热遏伏，痰浊蒙闭，内陷之象也。幸脉不沉细，有娠用药，殊形棘手，若因碍胎而不用，恐难保其生命。方用皂荚子、制胆星、省头草、竺黄、川贝母、煅石决明、钩钩、郁金、藿梗、苏梗、荷蒂，另制胆星、石菖蒲、礞石、伽楠香，研末，服后下转矢气，胸膈顿宽，神情清楚，不似前日之似睡。苔亦稍化，略能分瞩家务。明日加茅术、川朴、生熟薏米、鲜佩兰，而舌苔更化，唯仍潮而浮黑，更觉蔓

延。先生以为湿松热欲外达，仍为湿遏之象也。再加重制茅术，佐以芳香泄化渗湿等品，渠翁亦知医，调理而愈。（《医验随笔》）

【评议】本例的病理症结在于湿遏热郁，痰浊蒙闭神窍，故见症如斯。妊娠患此重证，殊为棘手，医者遵循《黄帝内经》"有故无殒亦无殒也"之旨，据证大胆应用皂荚子、南星、礞石等逐邪之药，遂使病情化险为夷。故为医者，须胆大心细，如遇此等证犹豫不决，不敢用峻药，势必养虎为患，以致"难保其生命"。

大剂鲜石斛治湿温伤阴案

江阴巷陶氏妇病湿温，始延龚医，用茅术、川朴燥药，服二十四剂不效，神情委顿，气息奄奄。先生诊之，舌苔厚白而干，曰：此胃阴伤也，阴伤则苔无以化。方中用鲜石斛一两，大养其阴，苔顿化，病转机能，食稀粥，调理而愈。（《医验随笔》）

【评议】湿温久延，病已危重。医者据其"舌苔厚白而干"，辨证为"胃阴伤也"。温病以存津液为第一要务，津液之盈亏存亡，关乎疾病的预后善恶。辨证既明，故处方以重剂鲜石斛大养其阴，病遂霍然。前贤有云"有是证即用是药"，可否再补充一句"有是证即用是量"，似更全面。

湿热发黄用清利案

朱墅田　湿热发黄，脉涩滞，舌滑，面跗浮。症属重极。宜清利，候正（八月初三日）。

绵茵陈三钱　大豆卷三钱　鸡内金三钱　冬瓜皮三钱　赤苓四钱　白蔻仁八分　新会皮钱半　生米仁四钱　防己钱半　滑石四钱　光杏仁三钱

清煎，三帖。

介按：湿与热合，瘀郁不解，未能达表通里，势必蒸发为黄。兹用辛淡泄湿，使内瘀之湿热下趋，则黄从小便而解。（《邵兰荪医案》）

【评议】湿热发黄，其症有轻有重。案云："症属重极"，推测似属"急黄"，相当于现代医学所说的爆发性肝炎。观其用药，似极寻常轻剂，然王孟英尝谓"轻药能愈重病"，本例虽未记述疗效，但亦可见用轻药之一斑。

湿温病心包受扰在即治案

左　湿温病十二日，热势夜甚，甚则神思模糊，语言不清，大便未能续下，舌中心干燥，脉弦滑数，右部大于左，胸闷口渴，少安寐。正届两候，险关最防反复，变幻，不可以小效为恃。

原金斛四钱，打，另冲　粉丹皮三钱　朱连翘三钱　干菖蒲七分　生石决明一两，先煎　朱茯神五钱　桔梗七分　泽泻三钱　冬桑叶三钱　枳壳三钱五分　广郁金七分　滑石四钱，包　鲜芦根一两，去节　（《曹沧洲医案》）

【评议】湿温两候，邪势方张，阴液耗伤，心包受扰在即，病非轻浅可知。曹氏以养阴生津，清热利湿，芳开醒神，兼以凉肝息风为治，其遣方用药，体现了温病学派的特色，值得师法。

湿热蕴蒸上中焦治案

右　湿热蕴蒸，发热恶寒，头痛，闷胀胃呆，口苦少寐，禀赋素薄。姑先急则治标。

杜藿梗三钱五分　西茵陈三钱五分　宋半夏三钱五分　焦米仁四钱　牛蒡子三钱五分　枳壳三钱五分　六曲三钱，炒　猪苓三钱五分　白杏仁四钱，去尖研　橘红一钱　白蔻仁五分，研冲　泽泻三钱　干佩兰三钱五分　鲜佛手三钱五分　（《曹沧洲医案》）

【评议】辨体与辨证结合施治是中医治疗学的特色之一。但如何有机结合，临床当根据标本缓急实际情况而定。本例"禀赋素薄"，曹氏在治疗上未顾及调治体质，这是因为湿热病证为急，"急则治其标"，故以祛除湿热为先，此乃遵循"急则治其标"之意。

表里双解治湿温病案

常州顾君咏诠，患湿温病，发热咳嗽，胸脘痞闷，头痛呕吐，舌苔中黄边白，口渴腹痛，大便泄泻色黄，每日数十行，小溲色赤，势极危险。余诊脉弦细，风邪外袭，湿热内蒸，兼停食滞，肺胃肃降无权，大肠传道失职，当用表里双解。苏叶八分，黄连一分，桔梗一钱，枳壳一钱，桑叶一钱，神曲四钱，甘草五分，连皮苓四钱，冬瓜子四钱，焦谷芽四钱，竹茹一钱，川通草一钱，川石斛三钱。煎服一剂，呕吐腹痛、大便泄泻已止，食滞已消。外邪湿热虽解未尽，发热咳嗽，头痛口渴，苔黄仍然。照前方去苏叶、黄连、桔梗、神曲，加蝉衣一钱，薄荷一钱，象贝母三钱，橘红一钱。接服一剂，发热即退，咳嗽头痛皆止。改用甘凉生津调理而康。（《孟河费绳甫先生医案》）

【评议】本例系风邪侵犯肺卫，湿热食滞蕴结脾胃，病在上中两焦气分，其病机为肺胃肃降无权，大肠传导失职。故治当表里双解，苏叶、桔梗、桑叶，疏散表邪也；黄连、连皮苓、冬瓜仁、通草，清化湿热也；神曲、焦谷芽、枳壳，消食化滞也；桔梗、冬瓜子、竹茹，化痰止咳也；石斛一味，意在顾护津液。全方配伍合理，选药精当，宜其取效也。

分消走泄法治湿热充斥三焦案

通州万选青患湿温，发热，有汗不解，口干苔黄，脘闷心烦，作恶呕吐，大便泄泻，小溲不利，身重头胀。余诊其脉细弦，此湿热充斥三焦，治宜分消。方用酒炒黄芩一钱，酒炒黄连二分，豆豉三钱，茯苓皮三钱，冬瓜子四钱，川通草一钱，大腹皮钱半，桑叶一钱，薄橘红一钱，鲜竹茹一钱。两剂而愈。（《孟河费绳甫先生医案》）

【评议】湿热充斥三焦，上下弥漫，治遵叶天士分消走泄之法，即开上、疏中、渗利三管齐下，使邪无容留之地，病乃得瘳。

湿热熏蒸包络治案

南京蒋星阶之第八子，发热咳嗽，神呆如痴。医用清络不效。余诊其脉细弦，此热邪挟湿，熏蒸包络，神明无主，非包络正病。方用酒炒木通钱半，飞滑石三钱，黑山栀钱半，连翘钱半，豆豉三钱，杏仁三钱，橘红一钱，半夏钱半，象贝二钱，蒌皮三钱，冬瓜子四钱，竹叶三钱，灯心三尺。连服三剂，热退咳止，神识清爽而安。（《孟河费绳甫先生医案》）

【评议】"非包络正病"句值得细玩，乃指病邪未曾传入心包络，而是由于湿热熏蒸包络，以致出现神呆如痴的情志异常症状，病尚在气分，未入营血，故无需牛黄丸、至宝丹、紫雪丹清心开窍，仍宜清泄气分湿热为是，否则药过病所，反生变端。

湿温病愈后食复治案

黄焕文君病湿温，予已为之治愈矣。未几因饱啖鸡肉、荤面、莲子等物，复病胸次满闷不舒，发热口干，舌苔干腻，与枳桔汤合小陷胸汤，加神曲，作煎剂，并令先服滚痰丸三钱。服后先得大便，随即得汗甚多，衣襟俱湿，盖前病之余气未尽，不仅食滞为患也。自是热退胸舒，知饥能食，复以六君子汤加麦冬、苡仁，接服两日而瘥。（《丛桂草堂医案》）

【评议】《黄帝内经》有"食复"，《伤寒论》有"劳复"的记载，是指疾病初愈，不慎将养，或饮食不节，或劳累（含房劳）过度，以致原病复发。本例系典型的"食复"，医者据证投以涤痰消食之剂，使邪从外解，其病乃瘥。如所周知，"愈后防复"亦是"治未病"的重要内容，特别是外感热病，更应注意防范。

体质素弱而病湿温误用滋腻病愈甚案

赵姓妇，年近四旬，禀质素弱，春间患怔忡不寐，自服人乳二十日始愈。夏间复病，每日午后发热，身困胸闷作恶，不思饮食，泄泻，自用元参、麦冬、山栀、桔梗、薄荷、甘草等药，热愈甚。延予诊治。右脉弦数，舌苔白腻，小便热，予谓此湿温病，最忌滋腻之药，虽体质素衰，亦不宜用补药，当先治病，特方法宜和平，而不可用重剂耳。遂拟方用黄芩一钱五分，苡仁、滑石、青蒿各三钱，佩兰一钱，蔻仁、通草各六分，橘皮五分，接服两剂，热退泻减，但胸次作痛，怔忡复作，手麻不寐，脉转缓小，咳嗽，舌尖红，中苔薄腻。遂改用蔻仁六分，木香、佛手各八分，枣仁、柏子仁、茯神、茯苓各三钱，佩兰一钱，枇杷叶一片，两剂诸恙全退，能进饮食矣。（《丛桂草堂医案》）

【评议】禀质素弱，气血阴阳亏虚，五脏功能失调可知。心失所养，则发为怔忡不寐，又复感湿热之邪，阻遏脾土，清气在下，则生飧泄。医者四诊合参诊断为湿温之证。认为不可妄投滋补之剂，避免湿热愈加胶结不解，此乃秉承吴鞠通《温病条辨》湿温"三忌"中忌润之说。治湿不利小便，非其治也，故方中选用薏苡仁、滑石粉、通草等利湿而不伤阴，亦无助热化燥之弊；黄芩、青蒿、佩兰等苦寒芳香之品以清化湿热。本案立足全局，先行"急则治其标"，解湿热之邪，后以清热化湿中佐安神养阴之品，体病兼治，廓清余邪，诸症自除。

三仁汤加味治湿温案

应　三疟延至数月，脾阳困弱，复受湿邪袭肺，清肃无权，湿化热而为痰，火载气而上逆，喘嗽渴饮，汗多自利，阴阳两伤，邪热益炽，即疟邪变成湿温，互相为虐矣，拟以三仁汤加味治之。

苦杏仁一钱半　飞滑石三钱　紫川朴八分　淡芦根钱半　白蔻仁八分　水法夏一钱半　白通草八分　连翘壳钱半　生米仁三钱　淡竹叶一钱半　生谷芽一钱半　生竹茹钱半　（《阮氏医案》）

【评议】三仁汤是《温病条辨》治疗湿温初起的名方，功能疏利气机，清热利湿，其着重点在于"宣通肺气"，所谓"气化则湿化"是也。本例疟疾湿温相互为患，阮氏用三仁汤加味，意在宣畅肺气，清化湿热，而不专事治疟，确是抓住了病理之关键，效果可期。阮氏精通温病之治，于此可见一斑。

湿热弥漫上中下三焦治案

柯　湿壅中焦，弥漫上下，恶寒身热，缠绵不已，致成湿温。仿吴氏三仁汤加味治之。

白蔻仁八分　苦杏仁钱半　生米仁三钱　飞滑石三钱　淡竹叶钱半　水法夏钱半　川朴花八分　川通草八分　生谷芽钱半　淡芦根二钱　（《阮氏医案》）

【评议】吴鞠通治疗湿温，很重视宣畅肺气，所谓"气化则湿化"是也。三仁汤系《温病条辨》方，功能宣肺利气，清热渗湿，药虽平淡无奇，但对湿温初起，症见面色淡黄，胸闷不饥，午后身热，苔白不渴，脉濡等，颇为适合。本例恶寒身热缠绵不已，是湿性黏腻，与热相搏，如油入面，胶结难解故也。三仁汤用之，恰合病因病机。

内外分消法治三焦湿热案

马　湿气漫弥三焦，决渎失职，清浊混淆。浊邪内扰，则小水短黄；清阳外郁，则身体发热。当从清利三焦，内外分消法。

飞滑石三钱　白蔻皮钱半　粉葛根八分　紫绍朴八分　苦杏仁钱半　水法夏钱半　水佩兰八分　川通草八分　连皮苓三钱　（《阮氏医案》）

【评议】笔者归纳前人治疗湿病有三大法则：宣畅肺气，气化湿化；健运脾胃，调其升降；治湿之要，宜利小便。本例因湿邪弥漫三焦，故阮氏将上述三法融于一方，采用吴鞠通《温病条辨》三仁汤加减，俾湿从上、中、下三焦分消，厥疾可瘳。

集清热利湿涤痰养阴息风于一方治湿温纠缠案

大衍余年，真阴始衰，凡人气以成形，赖气机输运得宣，肠胃无阻愆之患，何病之有！述症先由情志之碍，继受暑湿之感，暑为无形清邪，必先伤其气分，湿为有形浊邪，亦能阻于气分，气阻邪郁，渐从热化，热炽蒸蒸，蔓延欠解，外攘酿痦，内扰酝痰。上焦清肃失行，清阳蒙蔽为耳聋，下焦健运失宣，热迫旁流为便泻，痰热占据乎中，升降格拒为脘满纳废。病起两旬有余，阴液为邪所击，前经汗出过多，阳津为汗所伤，肝阳素所炽盛，阴火似欠潜藏，阴液阳津俱伤，肝木无以涵制，每交子丑之时，肝阳上乘清窍，致令巅热，内风淫于四末，遂使肢麻，阳明机关失司，遍体为之酸楚，窍络窒阻欠灵，舌音为之謇涩，顷诊左关脉象弦数，右寸关两部滑数，左右尺部俱欠神力，舌质满绛，中带黄色，咽喉窄隘欠舒，口渴而不喜饮，病属湿温，最属纠缠，治当清三焦之热邪，涤气分之痰浊，参入甘凉养胃以生津，介类潜阳以息风。

连翘　银花　橘红　益元散　仙半夏　西洋参　通草　石决明　麦冬丝瓜络　茯神　竹二青　（《近代名医学术经验选编·金子久专辑》）

【评议】湿温绵延，二旬有余，气阻邪郁，化热酿痦，清阳被蒙，致有耳失聪听，痰热踞中，遂使升降格拒。汗出过多，阴液不免受伤，肝木失涵，肝阳势必上亢，余如肢麻体酸、舌音謇涩皆为窍络窒阻之象。热蒸酿痦酝痰，而有脘满瞀闷，此气分已受其伤也；舌质绛而中黄，口虽渴而不饮，此营分亦受其侵也。湿温际此，最为淹缠，因此前人有"剥茧抽蕉，层出不穷"之喻，金氏以"清三焦之热邪，涤气分之痰浊，参入甘凉养胃以生津，介类潜阳以息风"，合清热、涤痰、养阴、息风于一炉，而重心在于气分之宣泄，药似平淡无奇，然亦用心良苦。

湿热氤氲发为白痦治案

风暑湿三气合而成热，热阻无形之气，灼成有形之痰，清肃失司，酿成咳呛，热蒸肺胃，外达皮毛，所以斑疹白痦相继而发，点现数朝，遍体似密非密，汗泄蒸蒸，肌腠热势乍缓乍剧，脉象左部数而带软，右手滑而不疾，舌质白而尚润，似见绛燥，真元虽虚，病邪尚实。所恃者肝阳渐息，两手抽掣已缓，所虑者疹发无多，邪势未获廓清，如再辛凉重透，尤恐助耗其元，若用甘寒重养，不免助炽其邪，兹当轻清宣上焦之气分，务使余邪乘势乘隙而出，略佐清肃有形之痰，以冀肺气不致痹阻，录方列，即请法政。

连翘　黑山栀　鲜石斛　橘红　丹皮　益元散　通草　丝瓜络　胆星　瓜蒌仁　银花　天竺黄　活水芦根

二诊：白痦渐次而退，身热尚未开凉，但汗泄蒸蒸未已，而胃纳淹淹未增，脉象左关仍形弦滑，右寸关部亦见如前，舌腻苔白，口觉淡味，其无形之暑邪已得汗解，唯有形之湿邪难堪汗泄，毕竟尚郁气分，熏蒸灼液酿痰。痰为有形之物，最易阻气，所以中脘犹觉欠畅，清阳为痹，下焦亦有留热，腑失通降，是以大便艰难，为日已久，阴液尚未戕耗，痦发已久，真元不免受伤，当此邪退正伤之际，攻补最难措手。论其湿之重浊，原非一汗可解，前经热多湿少，主治不得不专用清凉，顷已湿胜于热，录方未便仍蹈前辙，兹当芳香以苏气，淡味以宣湿，然湿中尚有余热，略佐清化其热，庶免顾此失彼之虑。

连翘　扁石斛　通草　滑石　苡仁　鲜佛手　瓜蒌皮　赤芍　银花　广郁金　佩兰叶　姜竹茹

三诊：白痦已回，热有廓清之机，大便已下，腑有流通之兆，胃纳尚钝，中枢失转运之司，舌苔犹腻，湿浊无尽彻之象，但湿为粘腻之邪，固属纠缠，蒸留气分之间，最易酿痰，脉象左关仍弦，右关尤滑，余邪柔软少力，病起由于暑湿化热，必先伤于阴分，然病久耗元则气分亦未必不伤，阴分一虚，内热易生，气分一虚，内湿易聚，热从阴来，原非寒凉可解，湿从内生，亦非香燥可去。刻下虚多邪少，理宜峻补，无如胃钝懒纳，碍难滋腻，当先醒其胃，希冀胃气得展则真元自可充复，而阴液亦可滋长，先贤所谓人之气阴依胃为养故耳。

豆卷　绿豆衣　云茯苓　广皮　仙夏　广郁金　佩兰叶　佛手　川石

斛 赤小豆 砂壳 稻苗叶 （《近代名医学术经验选编·金子久专辑》）

【评议】湿为重浊之邪，性属黏腻，原非一汗可解，湿热相结，留恋气分，化疹化瘖，邪亦未彻，此案现存三诊，从案语中"如再辛凉重透，尤恐助耗其元"之句来看，以前当有初诊，并可测见首方以辛凉透邪，继之用清宣上焦气分之法，总以清热透气为治。然湿邪逗留气分较久，偏热偏湿，挟痰挟食，亦须随证而异。案云："前经热多湿少，主治不得不专用清凉，顷已湿胜于热，录方未便仍蹈前辙，药当芳香以苏气，淡味以宣湿，然湿中尚有余热，略佐清化其热。"此段文字，对治疗湿温的基本法则，做了概括性的叙述，颇有实用价值。至于对该例患者，认为"热从阴来，原非寒凉可解；湿从内生，亦非香燥可去"，故在已获效验的基础上，"先醒其胃"。须知湿温之证，阳明必兼太阴，盖因脏腑相连，湿土同气，故以健脾苏胃，盖胃气得展，则真元可复而阴液可充，这种养胃为主的方法，是金氏治疗温病后期经常采用的一种措施，旨在扶后天生生之气，促使病体康复。

宣表通里治湿热困顿三焦案

周妻 初诊：湿热之为病也，其传化本无一定，轻则为疟，重则为疹，治之之法，不外乎汗下清三者而已。初起身热不扬，继增哕恶，频吐黄水，胸脘灼热，汗不解而便不行，兼有头眩，口干唇燥，杳不思纳，脉象缓滑，右手带数，苔糙腻，上罩黄色。拙见湿遏热伏，阳明之气失于宣降，遂致三焦困顿，里邪不能外达，为疟为疹，势犹未定。目前治法，汗下清三法参酌而用之，分达其蕴结之邪，以觇传化。

豆豉 山栀 左金丸 薄荷 连翘 炒枳实 块滑石 瓜蒌皮 竹茹 生大黄 玄明粉 鲜石斛

二诊：昔人云：温邪为病，须究表里三焦。又云：阳明之邪，当假大肠为去路。前宗此意立方，进宣表通里之剂以分达三焦之邪，随后身热递和，汗颇畅而便下亦通，脘闷呕恶，渐次舒适，原属表解里和，三焦通利之象，不可谓非松候也。唯口仍作干，谷纳未旺，耳中时有鸣响，脉来濡滑带数，舌苔薄黄，尖边色红。此乃湿热之邪虽得从表里而分达，所余无几，然肺胃之津液已受其劫损，致虚阳易浮，化风上扰。目前治法，当清理余剩之湿热以化其邪，参入养阴生津之品以顾其正，能得津复热退，庶几渐入康庄。

沙参　鲜石斛　肥知母　山栀　广郁金　天花粉　京玄参　泽泻　生石决　钩藤　碧玉散　香谷芽　（《近代名医学术经验选编·陈良夫专辑》）

【评议】本例乃湿遏热伏，邪气困顿三焦之证。故治用宣表通里之法，意在分达三焦之邪，俾邪有出路，其病可解。善后既清余邪，又养津液，复参凉肝息风之品，乃标本兼治之法。

湿温伏邪留恋气分治案

陆男　始起寒微热甚，得汗不解，此属里热，经两旬余，热势如故。脘部痞满如室，神烦口干，其内伏之邪未克透达可知，顷按脉来沉滑数，舌苔厚腻，便下先通而后秘。拙见是，湿温伏邪留于气分，有传疹之势，以其表里三焦均未通达，蕴邪遂有失达之虑。屡经汗下清而热象不减，即属里邪之征。古人云，伏气为病，譬如抽蕉剥茧，层出不穷。又云，湿温内发，最易传疹酿痞。胸脘为气分部位，邪未透达，气机被遏，则脘痞如室。据述曾服表散之剂，痞闷反剧，盖湿邪不宜发汗，汗之则痉，古有明训。吴鞠通云：汗之则神昏耳聋，甚则目暝不欲言。倘过汗则表虚里实，表里之气不相承应，必多传变。吴又可云：温邪有九传，有表里分传者，有先表后里，先里后表者，传化无定，治之者当深究其所以然。今温邪内逗，熏蒸失达，拙拟宣化清泄，以分达其湿热之邪，必得表里三焦一齐尽解，庶疹点易透，可无风动痉厥之变。

豆卷　杏仁　郁金　米仁　山栀　连翘心　枳壳　瓜蒌皮　赤苓　芦根　滑石　竹叶　（《近代名医学术经验选编·陈良夫专辑》）

【评议】案谓："伏气为病，譬如抽蕉剥茧，层出不穷。"点出了伏气温病症情传变的复杂性和缠绵性。本例为湿温伏邪，由于内伏之邪未克透达，逗留气分，所以治用清泄湿热，透邪外达，宣达上中二焦气机，以冀透热于外，渗湿于下，使湿热之邪从表里分消。

5. 伏暑

伏暑是指夏月感受暑邪，伏于体内，至秋后为时令之邪诱发的一种急性热病。《温病条辨》言："长夏受暑，过夏而发者，名曰伏暑，霜未降而发者少轻，霜既降而发者则重，冬日发者尤重。"由此可见，伏暑是伏气温病，其所伏者为暑湿之邪。古称"晚发""秋发""冬月伏暑"或"伏暑伤寒"，无非依发病时间有秋、冬之异，邪伏有深、浅之别，而冠以种种不同名称而已。

新感引动伏邪兼参体质治案

张　病几一月，犹然耳聋，神识不慧，嗽甚痰粘，呼吸喉间有音。此非伤寒暴感，皆夏秋间暑湿热气内郁，新凉引动内伏之邪，当以轻剂清解三焦，奈何医者不晓伏气为病，但以发散消食寒凉清火为事，致胃汁消亡，真阴尽烁。舌边赤，齿板燥裂血，邪留营中，有内闭瘛疭厥逆之变，况右脉小数，左脉涩弱，热固在里，当此阴伤日久，下之再犯亡阴之戒。从来头面都是清窍，既为邪蒙，精华气血不肯流行，诸窍失司聪明矣，此轻清清解，断断然也，议清上焦气血之壅为先，不投重剂苦寒，正仿古人肥人之病，虑虚其阳耳。

连翘心　玄参　犀角　郁金　橘红蜜水炒　黑栀皮　川贝　鲜菖蒲根
加竹沥

又　昨进清上焦法，诸症虽然略减，而神识犹未清爽，总由病久阴液内耗，阳津外伤，聪明智慧之气，俱被浊气蒙蔽，所以子后午前稍清，他时皆不清明，以阳盛时，人身应之也，拟进局方至宝丹，藉其芳香，足以护阳逐邪，庶无内闭外脱之虞。

至宝丹每服三分，灯心、嫩竹叶汤送。

又　脉右缓大，左弱，面垢色已减，痰嗽不爽。良由胃中津液为辛散温燥所伤，心营肺卫悉受热焰蒸迫，致神呆喘急耳聋，清阳阻痹，九窍不利。首方宣解气血，继方芳香通窍，无形令其转旋，三焦自有专司，岂与俗医但晓邪滞攻击而已？今已获效，当与清养胃阴肺气，体素丰盛，阳弱不耐沉寒，然深秋冬交，天气降则上焦先受，试观霜露下垂，草木皆改容色，人在气交，法乎天地，兼参体质施治。

枇杷叶　炒黄川贝　橘红　郁金　茯苓　苡仁　（《临证指南医案》）

【评议】患者形体肥胖，但素有内热伏邪，又外感暑湿之邪，内外合邪致使邪热内郁，前医误用发散、消食、寒凉、清火等剂伤及胃阴，邪入营中，恐有内闭瘈疭厥逆之变。叶氏急用轻清上焦治法，兼以祛气营之热，而不投苦寒重剂，盖因"肥人之病，虑虚其阳耳"。二诊患者仍神识不清，辨证为湿热浊邪蒙蔽心包，故治疗用至宝丹化浊开窍、清热解毒，并用灯心草、竹叶等引药归经。三诊患者好转，唯余邪仍在、气机不畅，故治疗用清热、祛湿、化痰等法辨证施治。至于"兼参体质施治"，当指祛湿化痰治法，以肥人多痰湿故也。

伏暑邪走膻中治案

某　初病伏暑，伤于气分，微热渴饮，邪犯肺也。失治邪张，逆走膻中，遂舌绛缩，小便忽闭，鼻煤裂血，口疮耳聋，神呆，由气分之邪热漫延于血分矣。夫肺主卫，心主营，营卫二气，昼夜行于经络之间，与邪相遇，或凉或热，今则入于络，津液被劫，必渐昏寐，所谓内闭外脱。

鲜生地　连翘　元参　犀角　石菖蒲　金银花　（《临证指南医案》）

【评议】药用清热生津、凉血解毒甚是，唯开窍醒神之力不足，如此重症，牛黄丸、至宝丹之类当可加入。

伏暑邪解正虚调补案

金　热止，津津汗出，伏暑已解，只因病魔日久，平素积劳，形色脉象虚衰，深虑变病，今饮食未进，寤寐未宁，议以敛液补虚。

人参　茯神　麦冬　五味　炒白芍

块辰砂一两，绵裹同煎。　（《临证指南医案》）

【评议】热病初愈，气阴大伤，心神不宁，药用生脉饮益气敛液，复加茯神、辰砂宁心安神，堪称妥贴。

伏暑邪气弥漫三焦治案

张　舌白罩灰黑，胸脘痞闷，潮热呕恶，烦渴汗出，自利，伏暑内发，三焦均受，然清理上中为要。

杏仁　滑石　黄芩　半夏　厚朴　橘红　黄连　郁金　通草　（《临证指南医案》）

【评议】此为暑湿弥漫三焦的证治。吴鞠通《温病条辨·中焦篇》据此制杏仁滑石汤（药味同本案处方），主治"暑温伏暑，三焦均受，舌灰白，胸痞闷，潮热呕恶，烦渴自利，汗出溺短"。本方苦以燥湿，寒以清热，以宣上、运中、导下为主旨，开湿热之出路。石芾南《医原》"启上闸，开支流，导湿下行，以为出路"，此之谓也。

伏暑经乱治案

程氏　伏暑深秋而发，病从里出，始如疟状，热气逼迫营分，经事不当期而来，舌光如镜，面黯青晦，而胸痞隐痛，正气大虚，热气内闭，况乎周身皆痛，卫阳失和极矣！先拟育阴驱热，肝风不旋，不致痉厥，五日中不兴风波，可望向安。

生地　阿胶　天冬　麦冬　麻仁　生牡蛎　（《临证指南医案》）

【评议】本案月经先期，乃伏热迫血妄行，正叶天士《温热论》所谓："入血就恐动血耗血，直须凉血散血，如生地、丹皮、阿胶、赤芍等物。"正虚邪盛，又恐热极生风，故于治血药中加入滋阴润燥之天冬、麦冬、麻仁，与镇肝潜阳之生牡蛎，后世吴鞠通《温病条辨》之一甲、二甲、三甲复脉汤，或源于此。

伏暑发疟治案

伏暑因新凉发疟，头胀恶心脘痞，邪郁上焦，从肺疟治。

竹叶　连翘　滑石　杏仁　川贝　橘红　白蔻　紫厚朴　（《扫叶庄一瓢老人医案》）

【评议】头胀、恶心、脘痞，显系湿热蒙蔽清阳，邪郁上、中焦使然，故药以宣肺开上为主，兼以运中、利湿。吴鞠通《温病条辨·上焦篇》治湿温之三仁汤，其组方与此类同，可互参。

伏暑误治蒙窍案

病已两旬有余，神识不甚清朗，耳聋如故，咳嗽痰黏，乃暑温热气内郁，又复感受新凉，引动伏邪，法以轻清解理三焦，当可望其却病，不谓医者误以攻散消导见施，致胃津被耗，真阴愈涸，齿燥舌边绛，是其明征，邪势留恋营分，久而不愈，防有内闭厥逆之虑。脉右手小数，左涩弱，热在于里可知，然真阴久伤，下之恐犯亡阴之戒，邪阻气血不主流行，上蒙清窍，致有种种见症，一切苦寒重剂，岂宜再行妄投，兹姑拟方列后。

犀角一钱（磨冲）　连翘三钱　玄参二钱　橘红一钱　川贝母一钱五分　山栀皮二钱（炒黑）　鲜石菖蒲一钱（用根）　竹沥一杯　黄郁金一钱

用水半碗，煎数沸即倾服，勿过煎。　（《南雅堂医案》）

【评议】本案要点在于伏暑误用攻散消导而耗津伤阴，致燥热之痰上蒙清窍而神识受损，故清热滋阴（犀角、连翘、山栀、玄参）与豁痰开窍（菖蒲、竹沥、郁金、橘红、川贝）并用，以防延久有内闭厥逆之变。

伏暑失治逆传案

伏暑为病，先伤气分，初起微热，口渴欲饮，是邪在肺经也，失治则逆传而入膻中，致神呆耳聋，鼻干唇燥舌绛，小便不通，邪势蔓延，已由气分而入于血分，倘真阴耗劫太过，便难图治。

犀角七分（磨冲）　鲜生地三钱　连翘二钱　玄参二钱　金银花三钱　石菖蒲一钱五分　（《南雅堂医案》）

【评议】本案伏暑失治，温邪由肺卫气分转入营血而未尝动血，正叶天士《温热论》所谓："温邪上受，首先犯肺，逆传心包。肺主气属卫，心主血属营……入营犹可透热转气。"故立方与清营汤同旨，以犀角、生地、玄参清营之热，银花、连翘透营之热。又神呆耳聋，热盛痰蒙之象，加石菖蒲以豁痰开窍。

伏暑化燥动风治案

杨　年过花甲，病逾旬日，远途归家，舟车跋涉，脉沉神昧，舌强白，中心焦，身热不扬，手足寒冷，气短作呃，便泄溏臭。是属伏邪挟积、正虚邪陷之象，深虑厥脱。

大黄　人参　制附子　柴胡　半夏　茯苓　陈皮　淡芩　泽泻　当归　枳实　丁香　柿蒂　竹茹

渊按：虚象实象杂沓而至，立方最宜斟酌，如无实在把握，还从轻面着笔，否恐一误不可收拾。

复诊　症尚险重，再望转机。

桂枝　柴胡　人参　白芍　川连　半夏　枳实　丁香　陈皮　蔻仁　炙甘草　竹茹

三诊　伏暑化燥，劫津动风，舌黑唇焦，鼻煤齿燥，神昏，手指牵引。今早大便自通，据云病势略减。然两脉促疾，阴津消涸，邪火燎原，仍属险象，恐其复剧。

犀角　羚羊角　鲜生地　元参　芦根　钩钩　鲜石斛　六一散　沙参　连翘　通草　天竺黄　枇杷叶　竹叶　珠黄散另调服　（《王旭高临证医案》）

【评议】虽是伏暑，正虚虑脱，故前二诊多有人参、附子、桂枝、当归、丁香、白蔻仁等温热药扶正。三诊当是正虚之病势略减，然一派暑热化燥动风之象，可见用药尺度掌控之难。此案正虚邪陷，攻补治法的抉择，颇令医家踌躇，乃是最考验临床水平之病症，当设身处地深思之！

伏暑挟湿治案

顾　病方三日，外无大热，而虚烦懊憹，反复不安，寐则神思扰乱，舌苔白腻，恶心欲呕，腹中鸣响，大便溏泄秽臭。邪积在里，气机不达。用栀、豉以发越其上，陈、朴以疏理其中，葛以散之，芩以泄之，夏、朴和胃而通阴阳，阴阳交则得寐。明日再议。

渊按：起病即是湿痰挟滞、阻遏中官、热郁不达之象，勿谓外热不扬而轻视之。

复诊　伏暑至秋而发，其发愈晚，其伏愈深，故其为病也，大起而大伏，热一日，退亦一日，既非间疟，又非瘅疟。瘅疟则但热不寒，间疟则寒热往来。此症微寒发热，热一昼夜而退，退亦不清，名之伏暑，其说最通。夫暑必挟湿，湿蕴则化热蒸痰，痰不易出，热盛劫津也。身重属湿，烦躁属热，热来口渴，渴不多饮，仍是湿遏热炽见象。舌苔白而干枯，是湿邪在于气分，气虚故湿不易化也。叶氏云：舌白而薄者，肺液伤也。病方八日，邪未宣达，刻下用方无庸深刻，但须解表而不伤正，去湿而不伤阴，清热而不助湿，生津而不碍浊，中正和平，耐心守服，扶过两候，始冀渐安。

　　黑山栀　连翘　茯苓　川贝　通草　北沙参　滑石　泽泻　豆豉　枇杷叶　鲜薄荷根

　　渊按：伏邪深重，脾肺气弱，力不足以化达之，故大起大伏耳。（《王旭高临证医案》）

　　【评议】薛雪《湿热条辨》："夫热为天之气，湿为地之气，热得湿而愈炽，湿得热而愈横。湿热两分，其病轻而缓，湿热两合，其病重而速。"故本案伏暑挟湿之证，大法清热利湿，待湿分热解而渐安之。

伏暑存阴退热治案

　　某　乙丑八月二十二日　不兼湿气之伏暑误治，津液消亡，以致热不肯退，唇裂舌燥，四十余日不解，咳嗽胶痰，谵语口渴。可先服牛黄清心丸，清包络而搜伏邪；汤药与存阴退热法。

　　细生地三钱　麦冬五钱　白芍三钱，炒　甘草一钱　沙参三钱　生牡蛎五钱　生鳖甲五钱　生扁豆三钱

　　二十四日　暑之偏于热者，误以伤寒足经药治之，以致津液消亡。昨用存阴法，兼芳香开络中闭伏之邪，已见大效。兹因小便赤甚而短，热虽减而未除，议甘苦合化阴气法。

　　二甲复脉汤，加黄芩三钱　如有谵语，其牛黄丸仍服。

　　二十六日　昨用甘苦合化阴气法，服后大见凉汗，兹热已除，脉减，舌苔尽退，但六脉重按全无，舌仍干燥。议热之所过，其阴必伤例，用二甲复脉汤，重加鳖甲、生甘草八帖。（《吴鞠通医案》）

　　【评议】《周易·乾卦》："水流湿，火就燥……各从其类也。"伏暑不兼湿而用燥湿法误治，则助热化燥，风火相煽，有神昏痉厥之险。其治以牛黄丸清心开窍，复脉汤存阴退热，介（甲）类药镇肝潜阳，足称经典。

伏暑内发新凉外加治案

壬戌八月十六日　周　十四岁　伏暑内发，新凉外加。脉右大左弦，身热如烙，无汗，吐胶痰，舌苔满黄，不宜再见泄泻。不渴，腹胀，少腹痛，是谓阴阳并病，两太阴互争，难治之症。议先清上焦湿热，盖气化湿热亦化也。

飞滑石三钱　连翘二钱　象贝母一钱　杏仁泥一钱五分　银花二钱　白通草一钱　老厚朴二钱　芦根二钱　鲜梨皮二钱　生苡仁一钱五分　竹叶一钱

今晚一帖，明早一帖。

十七日　案仍前。

飞滑石三钱　连翘二钱　鲜梨皮钱半　杏仁泥一钱五分　冬桑叶一钱　银花二钱　老厚朴一钱五分　薄荷八分　扁豆皮二钱　苦桔梗一钱五分　芦根二钱　荷叶边一钱五分　炒知母一钱五分

午一帖，晚一帖，明早一帖。

十八日　两与清上焦，热已减其半，手心热甚于手背，谓之里热，舌苔红黄而厚，为实热。宜宣之，用苦辛寒法。再按：暑必夹湿，腹中按之痛胀，故不得不暂用苦燥法。

杏仁泥三钱　木通二钱　真山连姜汁炒黄，一钱五分　广木香一钱　黄芩炭一钱　厚朴一钱五分　小茴香炒黑，一钱五分　瓜蒌连皮仁，八分　炒知母一钱五分　小枳实打碎，一钱五分　槟榔八分　广皮炭一钱

煮二杯，分二次服。

十九日　腹之痛胀俱减，舌苔干燥黄黑，肉色绛，呛咳痰粘。幼童阴气未坚，当与存阴退热。

麦冬不去心，六钱　煅石膏四钱　丹皮五钱　沙参三钱　细生地四钱　杏仁三钱　元参五钱　炒知母二钱　蛤粉三钱　犀角二钱　生甘草一钱

煮三杯，分三次服。

二十日　津液稍回，潮热，因宿粪未除，夜间透汗，因邪气还表，右脉仍然浮大，未可下，宜保津液，护火克肺金之嗽。

细生地六钱　元参六钱　霍石斛三钱　焦白芍四钱　麦冬六钱　柏子霜三钱　煅石膏三钱　沙参三钱　牡蛎粉一钱五分　杏仁泥二钱　犀角一钱

煮三杯，陆续服。

廿一日　诸症悉解，小有潮热，舌绛苔黑，深入血分之热未尽除也，

用育阴法。

沙参三钱　大生地五钱　牡蛎三钱　麦冬不去心，六钱　焦白芍四钱　丹皮三钱　天冬一钱五分　柏子霜三钱　甘草炙，二钱

头煎二杯，二煎一杯，分三次服。

廿二日　津液消亡，舌黑干刺，用复脉法。

大生地六钱　麦冬不去心，六钱　柏子霜四钱　炒白芍六钱　丹皮四钱　火麻仁三钱　生鳖甲六钱　阿胶冲，三钱　炙甘草三钱　生牡蛎四钱

头煎三杯，今日服；二煎一杯，明早服。

廿三日　右脉仍数，余邪陷入肺中，咳甚痰艰，议甘润兼宣凉肺气。

麦冬不去心，一两　细生地五钱　象贝三钱　沙参三钱　杏仁泥三钱　冬桑叶三钱　玉竹三钱　苦桔梗三钱　甘草三钱　丹皮二钱　茶菊花三钱　梨皮三钱

一帖药分二次煎，每煎两茶杯，共分四次服。

廿四日　舌黑苔退，脉仍数，仍咳，腹中微胀。

细生地五钱　麦冬不去心，五钱　藿香梗二钱　茯苓块三钱　沙参三钱　广郁金一钱五分　杏仁泥三钱　丹皮三钱　生扁豆三钱　苦桔梗三钱　象贝二钱

煮三杯，渣再煎一杯，分四次服。

廿五日　昨晚得黑粪若许，潮热退，唇舌仍绛。热之所过，其阴必伤，与复脉法复其阴。

大生地八钱　麦冬不去心，一两　火麻仁三钱　炒白芍六钱　沙参三钱　真阿胶冲，二钱　生鳖甲五钱　元参三钱　炙甘草三钱　生牡蛎粉五钱　丹皮三钱

水八杯，煮成三碗，分三次服。渣再煮一碗，明午服。

廿六日　又得宿粪若许，邪气已退八九，但正阴虚耳，故不欲食，晚间干咳无痰。

大生地八钱　麦冬不去心，六钱　火麻仁三钱　生白芍五钱　天冬二钱　牡蛎粉三钱　北沙参三钱　阿胶冲，三钱　炙甘草三钱

煮三杯，分三次服。外用梨汁、荸荠汁、藕汁各一黄酒杯，重汤炖温频服。

廿七日　热伤津液，大便燥，微有潮热，干咳舌赤，用甘润法。

细生地五钱　元参六钱　知母炒黑，二钱　火麻仁三钱　麦冬不去心，六钱

阿胶二钱　郁李仁二钱　沙参三钱　梨汁一杯，冲　荸荠汁一杯，冲

煮三杯，分三次服。

廿八日　伏暑内溃，续出白㾦若许，脉较前恰稍和，第二次舌苔未化，不大便。

麦冬不去心，六钱　大生地五钱　元参三钱　沙参三钱　牛蒡子炒，研细，三钱　阿胶一钱五分　连翘连心，二钱　生甘草一钱　麻仁三钱　银花炒，二钱

煮三杯，分三次服。服此，晚间大便。

九月初四日　潮热复作，四日不大便，燥粪复聚，与增液承气汤微和之。

元参五钱　细生地五钱　麦冬五钱　炙甘草一钱　生大黄二钱

煮二杯，分二次服。服此，得黑燥粪若许，而潮热退，脉静。以后与养阴收功。（《吴鞠通医案》）

【评议】伏暑乃暑令感受暑湿，至秋后而发的一种温病，从病因学角度来分析，也是属于湿热性质一类外感热病。因本病邪气深伏，不易透达，故病情缠绵，反复多变，犹如抽蕉剥茧，层出不穷。本例暑湿内蕴，新凉外加，一至二诊用清宣肺气，透达伏邪治疗后，热已减半，然舌见红绛，阴液之伤，盖亦甚矣，且内蕴之暑热和肺中之痰热尚未廓清，呈现本虚标实之象，故以后数诊，悉以存阴退热为法，或滋阴寓清润肺金，或养液兼通腑泄热，终得热退脉静而安。值得注意的是，案中所用滋阴之药，皆为增液、复脉之类，对于暑湿蕴伏之证，用之过早，恐有滞邪透达之虑，须细加辨证，谨慎行之。

伏暑邪随体质变化治案

乙酉九月十八日　陶　五十八岁　伏暑遏新凉而发，舌苔晄白，上加灰黑，六脉不浮不沉而数，误与发表，胸痞不食，此危证也。何以云危？盖四时杂感，又加一层肾虚，又加一层肝郁，又加一层误治，又加一层酒客中虚，何以克当？勉与河间之苦辛寒法，一以通宣三焦，而以肺气为主，望其气化而湿热俱化也。

飞滑石五钱　杏仁四钱　藿香叶三钱　姜半夏五钱　苡仁五钱　广郁金三钱　云苓皮五钱　黄芩三钱　真雅连一钱　白蔻仁三钱　广皮三钱　白通草一钱五分

煮三碗，分三次服。

廿三日　舌之灰苔化黄，滑而不燥，唇赤颧赤，脉之弦者化为滑数，是湿与热俱重也。

滑石一两　云苓皮六钱　杏仁五钱　苡仁六钱　黄柏炭四钱　雅连二钱半夏五钱　白蔻仁三钱　木通三钱　茵陈五钱

煮三碗，分三次服。

廿六日　伏暑舌灰者化黄，兹黄虽退，而白滑未除，当退苦药，加辛药，脉滑甚，重加化痰，小心复感为要。

滑石一两　云苓皮五钱　郁金三钱　杏仁五钱　小枳实三钱　蔻仁三钱半夏一两　黄柏炭三钱　广皮三钱　苡仁五钱　藿香梗三钱

煮三碗，分三次服。

十月初二日　伏暑虽退，舌之白滑未化，是暑中之伏湿尚存也，小心饮食要紧。脉之滑大者已减，是暑中之热去也。无奈太小而不甚流利，是阳气未充，不能化湿，重于辛温，助阳气，化湿气，以舌苔黄为度。

半夏六钱　白蔻仁研冲，三钱　木通二钱　杏仁五钱　益智仁三钱　广皮三钱　苡仁五钱　川椒炭三钱　干姜三钱

煮三碗，分三次服。

初六日　伏暑之外感者，因大汗而退，舌白滑苔究未化黄，前方用刚燥，苔未尽除，务要小心饮食，毋使脾困。

杏仁泥四钱　煨草果八分　川椒炭三钱　姜半夏五钱　苍术炭三钱　益智仁三钱　茯苓皮五钱　老厚朴二钱　白蔻仁三钱　生苡仁五钱　广皮炭五钱神曲炭三钱

煮三碗，分三次服。　（《吴鞠通医案》）

【评议】叶天士尝云："吾吴湿邪害人最广，如面色白者，须要顾其阳气，湿胜则阳微也，法应清凉，然到十分之六七，即不可过于寒凉，恐成功反弃，何以故耶？湿热一去，阳亦衰微也。"这种根据患者体质而斟酌用药，无疑是辨证施治的重要内容之一。本例暑湿为患，前三诊因湿热俱重，均以宣通三焦，化气利湿为治，方用三仁汤化裁，芩、连、黄柏亦所不避。至第四诊，暑热退而舌呈白滑，且其人脾肾素虚，于是立法处方不能不考虑"阳气未充，不能化湿"，遂改投辛温助阳化湿，其间用药之变换，缘因邪随体质变化故也。

伏暑伤津治案

王　脉不鼓指，渴不多饮，舌尖绛，身热语谵，肢冷溺浑赤，伏暑晚发，热深厥深之象。川连（酒制）三分，玄参、连翘、山栀、麦门冬各钱半，石斛、梨肉、赤苓各二钱，灯心、滑石各四分。一服而手足温，谵语息。去川连加生地，再服再汗而解。（《类证治裁》）

【评议】伏暑伤津、热深厥深之证，清热生津而解。

伏暑用温药误治案

金宽甫，初冬患感，局医黄某，闻其向来不拘何病，总须温药而痊，胸怀成见，进以姜、桂之方，渐至足冷面赤，谵语烦躁，疑为戴阳而束手矣。举家彷徨，延孟英诊焉。曰：此伏邪晚发，误与升提，热浮于上，清解可安。宽甫犹以向不服凉药，为疑方中芩、连之类，坚不肯用，乃兄愿谷中翰，极力开导，督人煎而饮之，果得霍然。（《回春录》）

【评议】病家虽然素服温药得愈，医家却不可为成见所拘而投病人所好，寒温之辨，不可不慎！

清凉涤暑法治伏暑案

武林陈某，素信于丰，一日忽作寒热，来邀诊治，因被雨阻未往。伊有同事知医，遂用辛散风寒之药，得大汗而热退尽。讵知次日午刻，热势仍燃，汗多口渴，痰喘诸恙又萌，脉象举取滑而有力，沉取数甚，舌苔黄黑无津。丰曰："此伏暑病也，理当先用微辛以透其表，荆、防、羌、芷过于辛温，宜乎劫津夺液矣。今之见症，伏邪已化为火，金脏被其所刑，当用清凉涤暑法去扁豆、通草加细地、洋参。"服二剂，舌苔转润，渴饮亦减，唯午后尚有微烧，故照旧方，更佐蝉衣、荷叶，又服二剂，热从汗解。但痰喘依然，夜卧不能安枕，服用二陈加苏、葶、旋、杏，服之又中病机，后议补养常方，稇载归里矣。（《时病论》）

【评议】辛散风寒，宜于风寒外感者，非伏暑之所宜。伏暑见寒热，其治只宜微辛以透其表。既已误治，火症已现，邪热壅肺，故拟剂清凉涤暑，兼养阴津，方药对的，症得大减。其后之治，先加蝉蜕、荷叶透热外泄，后改用化痰肃肺，终以补养收功。用药井然有序，可谓谨守病机，丝丝入扣。清凉涤暑法是《时病论》方，由滑石粉、甘草、青蒿、白扁豆、连翘、茯苓、通草、西瓜翠衣组成。主治暑温暑热，暑泻秋暑。

伏暑食复治案

赵云祥母，年近古稀，患伏暑证。身热少汗，头痛神迷，不饥不食，口苦苔黄，脉洪且芤。势在方张，治以清泄，兼顾其元，邪不劫阴内陷则吉。

桑叶三钱　益元散一钱半　蔷薇露一两半　竹心廿枝　豆卷三钱　宋半夏一钱　藿香露一两半　夏枯三钱　蝉衣五分　二生稻一两半　金石斛一钱半　薄荷三分

昨投清泄佐顾元津，汗出热淡，洪脉未平，尚虑反复，依原守服，再效则吉。前方去薄、枯、竹，加青蒿、大麦仁、杏仁霜、川石斛。

连投清泄，寒热淡而未净，纳食加增，知饥神朗，即食醋蒜，余烟因而复炽，舌黑神糊，脉疾热壮，高年际此反复，恐难药力扶持。

犀角五分　金银花三钱　生草梢一钱　豆豉三钱　丹皮一钱半　瓜蒌根一钱半　益元散一钱半　桑叶三钱　青蒿三钱　二生稻一两半　薄荷叶七分

前诊大便旁流，舌黑神昏，脉疾热壮，因食醋蒜而复，所谓热症投热，为实实也。进剂得汗，热淡神清，脘舒思食，大便止，黑苔化，唯少泽耳。高年阴液屡伤，法以甘凉调养为善后之计，食物小心为至嘱。

蒌根一钱半　老桑叶三钱　鲜夜交藤五钱　知母一钱半　大麦仁三钱　干霍斛三钱　豆豉三钱　蝉衣五分　益元散一钱半　甘草一钱　（《慎五堂治验录》）

【评议】温邪余热，最易死灰复燃，年高体弱，饮食加增或致积而不消，醋蒜性热而能添油加火，病后忌口岂能轻忽！

伏暑液耗腑实治案

唐少渊令正，戊寅，北漳泾。感受新凉，伏暑随发，自投清泄消补，均皆弗效。身热无汗，时淡时炽，寐中谵语，即服清心，驯致热如炽炭，足冷似冰，面赤如涂赭，唇焦而且黑，口渴腹满，便秘太息，痰涎上泛，脉形左微右大，沉部搏指。此暑蕴太盛，少阳阳明为病，因循致剧也。考仲祖有表里两解之大柴胡汤，素体不足之躯，仿其意为之。

青蒿三钱　全瓜蒌八钱　干霍斛三钱　川贝三钱　豆豉四钱　咸苁蓉三钱 枇杷叶一两　桑叶三钱　薄荷六分　野白蔷薇花露二两

昨投表里双解，诸症皆减，大便未通。再拟原方减辛散，增咸苦下降，若得更衣，上泛之痰可从下降矣。前方去豉、薄，加旋覆花、杏仁。

便仍未通，热势更炽，汗液微出，寐仍谵言，胸闷不食，耳聋口渴，舌红苔黄，津泽全无，平明面赤神烦，痰升作恶，伏邪恋久，阳明腑实。治以清化，双解表里。

鲜石斛五钱　蝉衣五分　瓜蒌皮一两　佛手一钱　白知母三钱　桑叶三钱 碧玉散七分　宋夏一钱　夏枯花三钱　稻叶一两　枇杷叶五钱

便仍未通，热势似减，阳明腑实，宗仲祖法变体应之。

瓜蒌皮一两　鲜石斛五钱　川贝三钱　知母三钱　元明粉一钱半　二生稻 一两　桑叶一钱半　夏枯花三钱　栝楼根一钱半　碧玉散七分　白荷花露二两

三投清泄通腑，连得矢气数枚，便虽未通，寐中安稳如常，微汗，高热渐淡，口干甘苦，黄苔较淡，余氛未靖，胃气大困，法当清养兼施，是一以渥余氛，一以苏胃困耳。

鲜石斛五钱　金石斛一钱半　桑叶三钱　二生稻一两　川贝三钱　大麦仁 五钱　茯神二钱　鲜竹沥二两　花粉三钱　瓜蒌皮三钱　知母三钱　鲜佩兰一钱 半　佛手一钱

各恙皆安，白㾦层布，口甜腹鸣，脉数舌干。胃液来复，肺气自肃，所遗之邪无容留而外出，诚愈征也。

二生稻二两　大麦仁一两　鲜佛手一钱　枇杷叶一两　甜杏仁五钱 （《慎五堂治验录》）

【评议】此案素体不足，又阳明腑实，处方通腑之药似嫌不足，可效法鞠通增液承气汤或仲景麻子仁丸。

风热伏暑两邪并发治案

夏左　风热感受于上，伏暑窃发于内，胃气闭郁，阳郁不伸，发热甚重。暑蒸湿动，热与湿合，熏蒸肺胃，遂致咳嗽气逆如喘，痰多稠厚，有时带红，左胁肋作痛，唇焦口渴欲饮。舌红苔黄，隐然有霉燥之意，脉数浮弦。风为阳邪，本易化火，伏暑既深，尤易化热，两邪相并，化热生火，上迫肺金，阴伤络损，所以左胁为之作痛也。症方五日，邪势正炽，有昏喘之虞。拟和阴肃肺，导热下行。即请商裁。

煨石膏五钱　盐半夏六分　川贝母二钱　光杏仁三钱　大天冬三钱　冬桑叶一钱五分　冬瓜子五钱　生薏仁四钱　通草一钱　滑石三钱　芦根一两　竹叶十六片

以滑石、芦根汤代茶。

二诊　和阴肃肺，导热下行，唇焦、舌霉、口渴俱减，热势略和。而气逆咳嗽仍然不定，痰红青绿之色虽退，而痰多盈碗，胸膺胁肋俱觉作痛，不能转侧。火迫金伤，液滞为痰，络气因而不宣。症起六日，热方炽甚，恐络气闭阻，降令不行，而喘甚生变。拟降肺化痰宣络。即请商裁。

广郁金四分　盐橘络一钱　光杏仁去尖打，三钱　滑石三钱　通草一钱　马兜铃一钱五分　旋覆花二钱，猩绛包扎　冬瓜子四钱，打　枳壳四钱　生薏仁四钱　青葱管二茎　青芦尖一两

以冬瓜子煎代茶。　（《张聿青医案》）

【评议】本案宗仲景麻杏石甘汤与思邈千金苇茎汤，甚是。然如此热炽，石膏不煨用生更宜。

伏暑兼夹食滞致疫案

幼侄纲儿，堂弟逸清之子也。方十岁，八月下旬初病，一二日便昏睡不醒，呼之，间或一应；问之，则又不答。四肢厥冷，身亦不温，不食不便，小便黄涩，面黄色暗，舌苔薄白而干，唇白而燥裂，两手脉沉微，重按则滑。余思昏睡、肢厥、身冷、舌苔薄白、唇白，均属阴象，然苔干、唇裂、便闭、溺涩，又与阴症不合。问：病前食生冷否？云：食菱藕甚多，前一日又食柿子四枚。余乃得其解矣，曰：病本伏暑，邪热积于下焦，为生冷停于胃口者所阻，冷积不得下行，热邪不得上达，冷积为热所熏蒸，愈团结愈不解。阳气无由外达，故见阴象；中焦津气大伤，故见阳症，而成外阴内阳之候也。用全瓜蒌一两，文蛤五钱，以生津清热；黄芩、知母、枳壳、泽泻、茯苓各二钱，以清热利气；加肉桂三分，丁香二分，麝香少许，以化水果积。和服一帖，肢体渐温，人事渐清；二帖，便大解畅行，各病俱减。后改方调理，月余始能健旺，发落而秃矣。此戊戌年事。乡盛行此疫，死于医手者不可胜纪。惨矣！冤哉！　（《崇实堂医案》）

【评议】本例乃伏暑兼夹食滞。是时该地盛行此疫，谅内外合邪所致。案中对其病因病机分析甚为的当，立法处方亦十分中肯，是以危证得以挽救。如此寒热错杂、外阴内阳之证，若不细心体测，势必辨证有误，方药乱投，不死何待，可不慎哉！

体质本弱暑邪深伏用阴阳两补法托邪外出得愈案

徐姓有遗腹子名遗儿，叔平胞侄也。年十岁，夏间病寒热如疟，日发一次，医治两月，未获一效。其母恳治于余。诊其脉，两寸关俱虚软无力，两尺俱滑大。每日疟发，寒不成寒，热不成热，退热无汗，热退又不能尽，饮食减少，神倦无力，二便俱通，面色青黄，舌色淡紫，无苔，似有亮光，唯舌根两边有两条白苔，口中微渴。已服藿香正气散数十剂矣。余与表弟蔡律初同诊，因与商曰：此子体质本弱，暑邪深伏，不能托邪外出，又为药伤，正气愈虚，阴阳已有两亡之象。若再驱邪，邪将内陷，乃不可为矣。唯阴阳两补，扶其正气，则邪不待驱而自解。表弟所见亦同，因用六君子汤加石斛、麦冬、白芍服。两帖便寒热分清，热因汗解，口味稍开。前医见而阻之曰：再服此药，定致喘满不救，为开藿香正气散方，又服两贴，病复如旧。其母知误，仍求治于余。余曰：以吾前方，服五六帖便愈。四贴后，果寒热止，饮食进，舌生薄苔，脉有起色。后开八珍糕方，令终年常服。数年来，俱无病。（《崇实堂医案》）

【评议】本案患者年幼，禀赋素弱，夏伤于暑致暑邪深伏，不能托邪外出，前医不察，药误反使"正气愈虚"，病情濒于"阴阳已有两亡之象"，当此紧急关头，后医体证合参，认为"若再驱邪，邪将内陷，乃不可为矣。"故改投阴阳两补扶其正气，方用六君子汤健脾补气，加石斛、麦冬养阴护津，阳气得复，津液得养，则正气内存，方可透达伏邪。而后常服八珍糕，致力于调理脾胃以培后天之本，体现了治病重体质的整体观念。

伏暑误补昏谵验案

陈修堂茂才，秋杪患伏暑证，初见微寒发热，咳嗽，口干溺赤，医者以归脾汤加桂枝、苍术、防风、柴胡等药，服后增剧，加用补中汤加姜、附一剂，遂但热口干，神昏谵语。更延赵某诊视，以为伤寒，用桂甘姜枣麻辛附子汤一剂，服后鼻衄不止，面色青黄，昏不识人，时作瘛疭，饮食不进者数日。余往诊脉，右部独见数大，左部亦弦数，舌红绛，舌心干黄而粗，后半黄腻甚厚，昏睡无知，而表热反微，乃伏邪为辛热之药所逼，已入营分。拟方清营汤，调牛黄丸一粒，服后反见壮热，而伊弟以为服余方，不唯丝毫未效，而热势增剧，昨夜更见烦躁云云。余曰：前之昏睡似静，表热甚微者，是热邪伏不动之象。服余药，而表热反盛者，乃伏热有向外之机，好消息也。彼意似尚不信，次日果神识略醒。改用犀角、莲心、连翘、黄芩、栀子、石膏、知母、玄参、银花、滑石、麦冬、生地、水竹叶、芦根等，加大黄三钱，服一剂，表热始解，舌红亦退，而头汗大出，神识总觉痴呆，喉中痰鸣。改用石菖蒲、贝母、花粉、旋覆花、胆南星、黄芩、冬瓜子、银花、蒌仁、水竹茹、枇杷叶、芦根等，二三剂，涤痰清热，神识始清，痰咳头汗皆愈，饮食渐增，改用沙参、石斛、扁豆、花粉、玉竹、知母、桑叶、麦冬、天冬之类，甘寒清养肺胃而愈。

尚按：伏暑误治，邪陷营分，内闭心胞，治以清营透热，芳香开窍，邪由外达，用白虎、地黄、承气等法，清其气血两燔，并使其下行为顺。无形之热，烁津液以为痰，阻痹灵机，神情近乎痴呆，更以涤痰清热，灵其气机。病后津液耗伤，专用甘寒清养，一片灵机，活泼泼地，是深得力于叶、吴之学者。但病已手足瘛疭，肝风内动，只用犀角以透解血中之毒而清神，不用羚羊角以清镇神经而平其瘛疭，何耶？（《萧评郭敬三医案》）

【评议】庸医一误再误，良医力挽狂澜，诊治步步为营，丝丝入扣，层层叠进，如临其境，终获痊愈，赞而赏之！

麻黄连翘赤小豆汤加减治外有表邪伏暑郁蒸发黄案

程　脉象濡弱涩滞，略兼弦紧，舌苔白腻，四肢酸软，胸膈痞闷，时觉微寒微热。此系内伏暑气，外受风寒，湿热郁蒸，发为黄疸。肤表无汗，小便短黄，郁久不治，恐成肿胀。急宜开鬼门，洁净府法主治。

西麻黄八分　赤小豆三钱　连翘壳一钱半　绵茵陈二钱　六神曲二钱　淡豆豉一钱半　紫川朴一钱　川通草一钱　苦杏仁一钱半　赤茯苓三钱　（《阮氏医案》）

【评议】外感风寒，内蕴暑湿，湿热郁蒸，发为黄疸，当属阳黄之证。方用麻黄连翘赤小豆汤外解表邪，兼利湿热，复合茵陈、赤苓、通草以利湿退黄。《黄帝内经》有"开鬼门，洁净府"之谓。开鬼门者，疏松汗孔，解表发汗是也；洁净府者，决渎水道，通利小便是也。本例治法，与此正合。案云"郁久不治，恐成肿胀"，从现代医学来说，黄疸型肝炎变成肿胀，大多是肝坏死的表现，即是病情加重的征象。阮氏在当时的情况下，通过反复临床观察，深知此等病情的危重性，故用"恐"字来表述，实属不易。

伏暑表里受邪治案

冯　风寒感触伏暑，表里受邪，内外致病，三焦枢转不灵，清浊混淆，上蔽君阳，则神昏谵语，下阻气化，则二便不通，外致营卫不和，则怕寒发热，拟用辛凉发表，佐以清热解暑。

苏薄荷八分　牛蒡子一钱半　淡豆豉一钱半　北桔梗八分　荆芥穗八分连翘壳一钱半　生山栀一钱半　广郁金八分　水佩兰八分　广藿香八分　（《阮氏医案》）

【评议】伏暑，又称"晚发"，是属于伏气温病范畴。其病是由长夏感受暑湿，邪伏体内，至秋后多由外感新邪引动伏气而发病者。本例因风寒感触伏暑，表里受邪，内外俱病。图治之法，一般先当解散表邪，疏通腠理，俾伏邪外达，其病易解。阮氏方用薄荷、荆芥、豆豉、桔梗、牛蒡解散外邪，配山栀、连翘清泄里热，复入藿香、佩兰芳香化湿，又善宣透。又栀子豉汤（山栀、豆豉）透表清里并施，治伏气温病恒多取用。患者虽见神昏谵语，阮氏仍用轻灵之药，诚合王孟英"轻药能愈重病"者也。

暑热内伏风寒外束治案

王　暑热内伏，风寒外束，皮毛闭塞，腠理不通，以致内暑发越，而外寒相搏，故有发热恶寒之症耳。先用清凉解表，续后以清内热。

苏薄荷八分　北桔梗八分　淡豆豉一钱半　连翘壳一钱半　荆芥穗八分大力子一钱半　府杏仁一钱半　淡竹叶八分　金银花一钱半　水佩兰一钱半

又方　表解寒除，但身热未退，想其阴气素亏，况暑邪亦复伤阴，致肺气不化，胃液不升，故舌苔黄燥，唇齿干焦，心神烦躁。拟用甘寒养阴，佐以清热解暑。

鲜荷叶一角　鲜石斛二钱　粉葛根一钱半　连翘壳二钱　鲜芦根三钱，去

节　扁豆衣二钱　亳花粉二钱　淡竹叶一钱半　水佩兰一钱　川通草八分

又　舌苔稍润，心神稍安，但身热依然，仍照前方略为加减。

鲜石斛三钱　鲜芦根三钱　连翘壳二钱　水佩兰一钱半　鲜荷叶一角　鲜梨皮三钱　淡竹叶一钱半　川通草八分　冬瓜仁一钱半　扁豆花一掬　糯稻根一握

又　昨被他医药误，病状更深一层。

金银花二钱　扁豆花一掬　鲜荷叶一角　鲜芦根三钱　鲜石斛二钱　广藿香八分　水佩兰八分　川通草八分　连翘壳二钱　白雷丸八分　淡竹叶一钱半　紫雪丹一分

又　便结腹痛。

藿香梗一钱　瓜蒌仁二钱　黑元参二钱　鲜芦根三钱　冬瓜仁二钱　京杏仁二钱　大麦冬二钱　鲜荷叶一角　油木香六分

又　舌苔焦燥。

细生地四钱　大麦冬三钱　鲜芦根四钱　金银花三钱　黑元参三钱　鲜石斛三钱　鲜荷叶一角　扁豆花一掬　连翘壳二钱　淡竹叶一钱半　广木香三分

又　病已轻松。

北沙参二钱　京元参二钱　白茯神二钱　酸枣仁二钱　大麦冬二钱　细生地三钱　远志筒一钱　炙甘草六分　广木香三分

又　较前颇愈。

西洋参一钱　白茯神二钱　酸枣仁二钱　淮山药二钱　生处术一钱　远志筒一钱　扁豆仁三钱　薏苡仁三钱　辰砂冬二钱　炙甘草八分

又　可称痊安。

西洋参一钱　生白术一钱半　广木香三分　大麦冬二钱　白茯神二钱　白归身一钱　春砂仁三分，研冲　京杏仁二钱　佛手柑八分　生谷芽一钱半　生米仁三钱

又　宜投纯补。

西洋参一钱半　白茯神二钱　白归身一钱　红枣杞二钱　生处术一钱半　淮山药三钱　炒白芍二钱　淡苁蓉一钱　炙甘草八分　广木香六分　（《阮氏医案》）

【评议】本例系伏气温病中的"伏暑"，又称"晚发"。盖伏温当以里热透达于外，才可获愈。鉴此，阮氏先予银翘散化裁清解表邪，俾皮毛松达，腠理疏通，里热方能透泄，其病易解也。先后数诊，因暑热伤阴为主要病

机，故遵温病学家"留得一分津液便有一分生机"之训，以生津养液为主要治法，最后以滋补脾胃收功。

风寒触动伏暑治案

孙　风寒感动伏暑，肺气郁而身热，湿热结成痰火。俾土金受病，上致咳嗽渴饮，下致大便泄泻。脉浮洪滑，舌苔黄燥。理宜清热利湿，化痰止嗽，斯为合法。

连翘壳二钱　苏薄荷八分　苦杏仁一钱半　枇杷叶二钱　连皮苓二钱　川佩兰八分　川贝母八分　篑竹茹一丸　扁豆衣二钱　川通草八分　（《阮氏医案》）

【评议】这也是由新感引发的伏气温病（伏暑），阮氏着力于疏散外邪，兼以化痰利湿，以冀伏气透泄，病易解也。鄙意方中宜加六一散以清利暑湿。

暑邪内伏风邪外束治案

王　风邪感发伏暑，皮毛闭塞，卫阳郁而身热，清气蒙闭，窈则神昏谵语。脉象涩滞，舌苔白滑。拟用辛凉透解法。

苏薄荷八分　川佩兰八分　北桔梗八分　广郁金八分　连翘壳一钱　山栀壳八分　白蔻壳八分　川通草六分　淡竹叶八分　（《阮氏医案》）

【评议】新感触发伏气，其病机往往表邪阻遏，皮毛闭塞，以致伏邪不得宣透。此时，当以疏散外邪为急务，俾表邪得解，内外通达，则伏邪易于透泄，病情方能转机。本例宗此而治，无可厚非。

伏暑手足太阴同病治案

金　寒邪感发伏暑，寒热不清，似疟非疟。不欲饮，饮则呕恶，不欲食，食则痞闷，头目胀前，身体沉重，大便溏薄，小水短黄。脉象涩滞，略兼弦紧，舌苔白滑，当从手足太阴主治。

省头草钱半　水法夏二钱　白蔻壳钱半　荷花叶钱半　广藿香钱半　连皮苓三钱　扁豆壳三钱　川通草八分　家苏叶八分　绍紫朴八分　细桂枝八分

（《阮氏医案》）

【评议】伏暑，是属伏气温病范畴，常由新感诱发。究其病因病机，实为暑湿之邪内伏，过时而发。分析本例症状，当属手足太阴同病，故处方用药以透达伏邪，运脾化湿为主。盖肺主气，吴鞠通尝谓"气化则湿化"，白蔻壳之用，意即在此。又桂枝、苏叶，功在解表散寒，为新感寒邪而设。

伏暑泻止热退气滞津伤治案

冯　症由伏暑受寒，气机阻滞，阑门清浊不分，致成泄泻，身热腹痛。前服胃苓汤，则泻止热退，但腹痛未除，加之口渴引饮。再进解暑理气，斯为合法。

广藿香钱半　杭青皮钱半　淡吴萸六分　生谷芽二钱　川紫朴八分　赤茯苓二钱　北细辛六分　扁豆花卅朵　鲜芦根三钱　川通草八分　（《阮氏医案》）

【评议】暑泻虽止，但腹痛未除，口渴引饮，显属气滞津伤之证，处方似嫌过于温燥，于津伤不妥。

伏暑误补矫治案

丁　上焦伏暑初发，前医误投清暑益气汤，以致膈气被郁，大便不通，腠理受碍，身热无汗，欲咳而不能咳，欲饮而不能饮。当以宣通表里为治。

苦杏仁钱半　广郁金钱半　家苏叶八分　白茯苓钱半　白蔻仁八分　萝卜络钱半　水法夏钱半　川通草八分　藿香梗钱半　括蒌实钱半　川紫朴八分（《阮氏医案》）

【评议】伏暑误补，以致邪气愈闭，不得外泄，见症皆病邪阻遏之象。当此之时，务必以宣通表里，放邪出路为是，观其处方，乃藿朴夏苓汤参合三仁汤意，正合此意。

暑伏三焦正虚不能达邪治案

蔡　暑伏三焦，元虚不能达邪外出，郁而延久，周身肤腠皆痛，行止坐卧不安，耳聋口燥，脉涩，舌苔燥白。似热非热，似寒非寒，药难纯用，只得温凉兼治可也。

省头佩一钱　连翘壳钱半　川朴花八分　荷花叶一角　白蔻壳八分　山栀壳八分　川通草六分　鲜芦根二钱　淡竹叶八分　广郁金八分　丝瓜络一寸（《阮氏医案》）

【评议】中医治病之法，十分强调"放邪出路"，这样才能促使邪气外解，里气自和，其病乃瘳。案中所论所治，即立足于给邪以出路，毋使"郁而延久"，庶几无误。省头佩，即佩兰。

暑热内伏秋凉外束治以内外分消案

蒋　暑热内伏，秋凉外束，是以寒热不清，似疟非疟，法宜分清寒热为治。

荷叶边一角　省头草钱半　水法夏钱半　细桂枝八分　粉葛根钱半　六神曲钱半　连皮苓三钱　川通草八分　制绍朴八分　（《阮氏医案》）

【评议】方中桂枝、葛根解肌而祛外邪，余皆透暑祛湿之品，意在内外分消，组方合理，用药精当，有望取效。联系吴又可《温疫论》之达原饮，是治疠气伏于募原而致寒热似疟的名方，与本处方可以互参。

暑湿伏于脾肺治案

徐　暑伏脾肺，寒热不清，咳嗽痰涎，饮食少进，胸膈痞闷，四肢酸软。脉见濡弱，舌苔白滑。当从手足太阴主治。

苦杏仁钱半　藿香叶钱半　细桂枝八分　制绍朴八分　白蔻仁八分，冲　水法夏二钱　川通草八分　佩兰叶钱半　带皮苓二钱　（《阮氏医案》）

【评议】暑湿伏于脾肺，手足太阴受病，故用杏仁、白蔻仁宣肺气，藿香、佩兰、半夏、川朴燥脾湿，桂枝、带皮苓、通草通阳利湿，使手足太阴暑湿得以祛除，咳嗽、纳少、痞闷诸症可解。

伏邪久羁变症蜂起治案

伏邪久羁，风寒暴袭，加以饮食之滞，扰动湿浊之痰，风寒伤及流行之经络，食滞窒其升降之气机，邪郁气郁，化火化热，援引肝胆之风，扰动肺胃之痰，忽有昏乱欲狂，忽有抽掣欲动，表气开，汗出沾衣，里气阻，脘闷作嗳，胸腹一带疹点透露，大小二便俱见窒滞，左脉搏指而带弦劲，右脉数大而兼弦滑。天气燠热，必有大雨，人气烦热，必有大汗，汗多防厥，厥来防脱，欲求神清气爽，务必目睫安睡。清肺胃有形之痰火，潜肝胆无形之风阳。

羚羊角　滁菊　桑叶　茯神木　石决明　钩钩　连翘心　山栀　芦根　真细珀　橘红络　竹茹

二诊：昨诊脉象，适值昏乱狂躁，脉不平静，颇有数大，今诊脉象，正在神清气爽，左手弦劲，右手滑大，昨夜达旦，寤不肯寐，汗虽出而未见滂沱，疹虽露而未获畅布，外感之风寒已从表汗而外解，内蓄之痰火仍阻气分而内郁，壅滞阳明之府，扰动少阳之经。阳明者胃也，胃不和则卧不安；少阳者胆也，胆不清则寐不宁。舌红口渴，是阳明之热见端；耳鸣手动，是少阳之风征兆。治法清阳明燔灼之热，参用潜少阳掀旋之风。

羚羊角　石决明　滁菊　鲜石斛　钩钩　桑叶　龙胆草　丹皮　山栀　茯神木　竹茹　翘心　芦根

三诊：昨日前半夜，先厥逆后昏乱，迨至后半夜，先安寐后更衣，顷诊脉象，左手仍是弦劲，右手依然数大，按之均无神力，刻视舌苔前半尚形薄腻，右半犹见糙燥，扪之颇不润泽，胃中之津液已受戕耗，肝中之风阳未能扑灭，所下大便水多粪少，所见气逆咳多痰少，面色有时妆红，手指有时蠕动，膈上之痰未删，腑中之垢未净，今夜当虑变端，未便遽许妥当，录方存津养液，参用息风涤痰。

羚羊角　桑叶　石决明　钩钩　白杏仁　滁菊　鲜石斛　丹皮　茯神木　胆星　竹茹　郁金　芦根

四诊：肤腠汗泄蒸蒸，热势渐渐和缓，在表之邪已衰，在里之火尚盛，火盛生痰，痰盛生风，风胜则津燥，火炎则液干，心神为火而不宁，肝魂为火而不藏，心悸胆怯多恐，指掣手抽少寐，左手脉搏指弦劲，右手脉柔软滑数，舌或糙或润，苔或白或灰，唇尚焦，口尚渴，一身之真阳为邪所耗，一身之真阴为火所烁，三焦之郁热尚未廓清，六腑之积滞犹未尽化，法用甘凉存津养液，参用介类潜阳息风，涤痰当不可少，化滞尤不可废。

霍山石斛　石决明　龙齿　羚羊角　牡蛎　滁菊　竹茹　佛兰参　冬桑叶　郁金　茯神木　胆星　瓜蒌仁

五诊：左脉弦劲未退，风阳尚有煽动，右脉滑大未尽，痰火犹有炽盛，舌根灰白带腻，舌尖淡绛而滋，寐中多梦，寝中少宁，身体乍有烦热，头面乍有汗泄，心空悸，脘嘈杂，阳津为火外迫，阴液为火内伤，肠腑之中还有垢滞，传道失其常度，更衣不复续下，仍用甘凉法存津养液，参用介类品潜阳息风，津液复，风阳息，则痰火自化，垢滞自下。

西洋参　龙齿　桑叶　石决明　羚羊角　滁菊　陈胆星　瓜蒌仁　川贝　云神木　霍山石斛　梨子　竹茹

六诊：病有退无进，症有减无增，肝中之风阳虽息，胃家之痰火未去，阴阳遂为错乱，寝寐遂为梦扰，肠间还有宿垢，血液易燥，脘宇犹有亢阳，气津易结，口渴而思饮，舌黄而带燥，左脉胜于右脉，右脉缓于左脉，弦数之势未退，滑大之形犹见，病日虽多，元阳尚敛，厥脱之患，或可无虑，育阴存津一定成法，潜阳息风当不可少。

西洋参　石决明　丹皮　玄参　滁菊　知母　风化硝拌　栝蒌仁　陈胆星　桑叶　竹茹　霍山石斛　（《近代名医学术经验选编·金子久专辑》）

【评议】该案前后六诊，系新感引动伏邪之证，加之食滞痰湿互结其中，阳明胃腑壅滞，少阳胆腑不净，外感之风寒虽从表而解，内蓄之痰火却郁而阻气，疹点虽露，尚不足以透其邪，大便虽下，亦不足以去其滞。里热盛，生痰生风，火上炎，心神不宁。故而"昏乱欲狂，抽掣欲动"，"先厥逆，后昏乱"等阳动化风之状，纷至沓来，病势可谓剧矣。金氏抓住清阳明之热，息少阳之风，并以涤痰化滞，甘寒存津等综合措施，终于使这伏邪重症转危为安。方用羚羊钩藤汤加减进退，或合洋参、石斛以养阴，或佐龙牡、决明以潜阳，并用胆星、杏仁以祛痰，亦以蒌仁、风硝以通滞，前后六方，用药二十九味，虽云药随证转，但能掌握重点，主次分明，因而收到病退症减，渐见痊愈之效。辨证分析精细，用药轻灵圆活，其中经验，足可效法。

伏暑晚发治案

素耐烦劳，真阴暗耗，夏令暑湿交争，秋际寒燠不齐，人在气交之中，不免感受斯邪，迨因外感触动，即《己任篇》中所谓晚发症也。顷诊左脉躁动而大，右部滑数而大，舌质根边腻白，中灰光绛起刺，唇齿皆燥，渴不嗜饮，一身经络抽痛，遍体骨节酸楚，热如燎原，入暮更剧，烦冤瞀闷，神昏谵语。其有形之痰浊冲犯于包络，使神有余，则笑不休；而无形之热邪煽动于肝胆，使魂失藏，则害不寐。急当咸寒入阴，介类潜阳，甘凉润燥，芳香宣浊，俾得浊邪运出于毛窍，或可能转凶为吉，如再迁延，则阴耗阳动，昏愦痉厥奚辞，岂不呕呕乎哉？

犀角尖　鲜生地　连翘心　西洋参　羚羊角　鲜石斛　玳瑁　佩兰　辰茯神　石决明　竹茹　芦根　（《近代名医学术经验选编·金子久专辑》）

【评议】伏暑晚发，气道深远，症见热如燎原，渴下喜饮，烦冤瞀闷，神昏谵语，或笑而不休，时寐不成寐，风热鸱张，营阴日耗，病情之危，于此可见。金氏一贯主张"凉润为燥热一定之治法"，故以甘凉润燥，咸寒入阴，介类潜阳，并与芳香宣浊以开窍，药从清营汤化裁，提纲挈领，深中病机，用药之道，恪守治温大法。

伏暑郁蒸气分三焦通降失司治案

李妻

伏邪有浅深之殊，邪从阳明而达，必见呕逆；邪从少阳而达，必见疟象；若蕴久不达，则熏蒸而传疹痦。始发之时，须求表里俱通，庶少反复。据述始起寒热如疟，继则反转壮热神烦，或间凛寒，经七八日，颈有晶痦，更衣失通，躁扰口渴，苔黄泛恶，脉象濡数。古人云，暑先入心，暑必兼湿。又云，热不外达，必致里结。此证暑湿郁蒸，未能速达，致热结于阳明，气分宣降失司。想伏热以达表为轻，下行为顺，今表里三焦未尽通达，热从内讧，虑其津液受劫，致多传变。叶氏谓时邪须顾津液，又云，疹子为邪热外露之象，见后宜热退神清，方为外解里和。爰拟清宣伏邪，参以疏腑，望其热退便行，庶无反复，不致风动神昧为吉。

大豆卷　山栀　青蒿　郁金　枳实　竹茹　天花粉　石斛　赤苓　玄明粉　黄芩　碧玉散　（《近代名医学术经验选编·金子久专辑》）

【评议】叶氏云："长夏湿令，暑必兼湿，暑伤气分，湿亦伤气。"本案系暑湿久伏，郁蒸气分，三焦通降失司，故治用豆卷、山栀、青蒿、碧玉散、黄芩、赤苓、竹茹清暑化湿；枳实，玄明粉通腑泄热；花粉、石斛清热生津。俾使气分邪热得解，三焦气机宣降得通，使暑湿伏邪从表里上下分泄。

6.秋燥

秋燥是感受秋令燥邪引起的外感病。古代医家将本病分为温燥、凉燥两大类型。温燥以身热、咽干、少痰、皮肤干燥为临床特征，属温病范畴，本节即选录温燥医案予以评述。

燥伤肺卫治案

某，脉右数大，议清气分中燥热。桑叶、杏仁、大沙参、象贝母、香豉、黑栀皮。（《临证指南医案》）

【评议】脉右数大，为肺受燥热可知，病在肺卫，以桑叶疏邪，杏仁宣肺，山栀、豆豉清透肺热，沙参、浙贝母润肺止咳，六味相合，共奏辛凉甘润之功。吴鞠通《温病条辨》治秋燥之桑杏汤即步此方而立。

清润肺胃治中燥案

卞，夏热秋燥致伤，都因阴分不足。冬桑叶、玉竹、生甘草、白沙参、生扁豆、地骨皮、麦冬、花粉。（《临证指南医案》）

【评议】燥热伤及肺胃津液，以中燥为要，治当清润肺胃。此方用玉竹、沙参、麦冬、花粉，皆是润肺养胃之品，地骨皮治阴伤燥热，扁豆、甘草有培土生金之效。

秋燥咳嗽气促治案

陈　秋燥，痰嗽气促。燥

桑叶　玉竹　沙参　嘉定花粉　苡仁　甘草　蔗浆

又　用清燥法。

桑叶　玉竹　沙参　苡仁　甘草　石膏　杏仁　（《临证指南医案》）

【评议】叶天士谓"燥自上受，均是肺先受病"，盖肺为燥邪所伤，气机宣降失常，耗伤津液，故常见痰嗽气促等症。本例治以桑叶、玉竹、沙参、天花粉、蔗浆等甘寒柔润之品，清肺燥、益肺胃；配石膏泄热祛痰，防燥邪入里化热，损伤阴液。诸药合用，肺燥得除，津液得复，则喘咳可平。

燥气上侵肺气不宣治案

某四十　脉弦，胸膈痹痛，咳嗽头胀，此燥气上侵，肺气不宣使然，当用轻药，以清上焦。

枇杷叶　桑叶　川贝　杏仁　冬瓜子　桔梗　（《临证指南医案》）

【评议】肺主一身之气，燥邪伤肺，气为燥郁，清肃不行，机关不利而致咳嗽、胸痛、头胀。治以枇杷叶、桑叶、桔梗等轻灵透发之品宣畅气机，并配合川贝、杏仁、冬瓜子润肺化痰止咳，使气机通达顺畅，正气宣布，邪气潜消。药虽平淡，然恰中病机，故效验可期。

燥风外侵肺卫不宣治案

陆女　燥风外侵，肺卫不宣，咳嗽痰多，不时身热，当用轻药，以清上焦。

桑叶　杏仁　花粉　大沙参　川贝　绿豆皮　（《临证指南医案》）

【评议】燥邪外侵，肺卫不宣，则见咳嗽痰多，不时身热。方以桑叶、杏仁为主辛凉解表，再加花粉、绿豆皮润肺生津。遣方用药以治肺为主，气机宣畅，则热有出路，液不耗伤，病证自除。

秋燥胃弱治案

老年因秋燥咳嗽，食少胃弱，脉小数，当以清润甘药，不致伤胃。

南沙参　玉竹　桑叶　象贝　吧咀杏仁　炙甘草　（《扫叶庄一瓢老人医案》）

【评议】年老之体，中气虚乏，复感秋燥，伤及肺阴，而见咳嗽、食少、脉小数等症。治疗以桑叶、杏仁清燥热，宣肺气，玉竹、沙参、浙贝母生津润肺，止咳化痰。不可因年老体虚，而补以滋腻之品，恐有碍于胃。本案以清轻甘润之品既可透邪于外，又可顾护肺胃津液，体病兼顾，可获良效。

辛凉清润治秋燥伤津案

秋金燥气上受，先干于肺，是以咳热不已，法忌表汗，恐重伤津液也，宜以辛凉清润治之。

连翘二钱　淡竹叶一钱五分　杏仁二钱，去皮尖　天花粉一钱　浙贝母一钱五分　滑石一钱　生甘草八分　同煎服。（《南雅堂医案》）

【评议】感秋令之燥，燥邪上干于肺，气津两伤，遂咳热不已，治疗当时时以顾护阴精为要，邪在上焦，虽可汗法，但不可发汗太过，以免阴液损伤，邪热更炽。诚如吴鞠通云："留得一分津液，便有一分生机。"方中连翘、淡竹叶、滑石、天花粉等清热除烦，生津止渴，杏仁、浙贝母、甘草宣肺化痰止咳，以辛凉清润之剂祛邪保津，有望获效。

甘凉濡润治秋燥案

向有跗肿，或大小足指痛不能行，每发必纠缠累月。近因心境动扰，先觉脚痛，继以齿痛，延及左半头额颧颊，甚至身热左耳流脓，迄今两旬。耳脓及额俱痛，而彻夜不能成寐，烦躁益增，咽腭干燥，耳鸣口干，咯有凝血，食少便难，脉两关见弦。素体操劳忧郁，由来久矣。心脾营虚是其质，近来复感风燥之火，上烁肺金，金不制木，肝阳化风化火，上扰清空，肺胃津液皆为消烁，是以现症种种，虚实混淆。宜先用甘凉濡润，以存津液，以化虚燥。

鲜生地　知母　胡麻仁　夏枯草　茅根　驴皮胶　麦冬　杭黄菊　西洋参　桑叶　石决明　枣仁　川芎　川贝母　（《张千里医案》）

【评议】心脾营虚之体，复感燥邪，以致肺胃津液消烁，肝阳化风冲逆。方用甘凉濡润，以存津液，以化虚燥，乃治燥之法门。

秋燥肺郁气痹治案

王女　秋感风燥，头晕热烦，咳连胸胁震痛，吸气有音。治宜清肃上

焦，勿令气痹。豆豉、杏仁、贝母、橘红、蒌皮、桑皮（蜜炙）、桔梗、嫩桑叶，枇杷膏和服。三剂而平。（《类证治裁》）

【评议】风燥之气，侵犯上焦，肺郁气痹，失治节之权，清肃之令不得下行，使风挟燥火上凌清窍，发为头晕热烦、咳连胸痛。治疗以辛凉解表，润肺止咳为主，恰合病机。酌加沙参、天花粉等甘润之品，俾在祛邪的同时加强护阴生津，效当更佳。

真阴素亏又患秋燥体病兼治案

伙人叶殿和，庚寅秋患感，旬日后，汗出昏瞀，医皆束手。乃甥余薇恒挽孟英勘之，曰：此真阴素亏，过服升散，与仲圣少阴误发汗同例，下竭则上厥，岂能引亡阳为比，而以附、桂速其毙耶？以元参、地黄、知母、甘草、白芍、黄连、茯苓、小麦、龟板、鳖甲、牡蛎、驴皮胶为大剂投之，得愈。（《回春录》）

【评议】患者真阴素亏，又感秋燥之气，法当滋液润燥为治，而误用辛温发散之剂，更耗阴津，致使虚阳上浮。王孟英以养阴潜阳为主，方用三甲复脉汤加减，甘寒、苦寒、咸寒合用，养阴、清热、潜阳三法并施，方为中的。相反如误用桂、附等辛温燥热之品，立毙可待矣。

秋燥误治得救案

刘瑞奇，余丱角交也，经营异地，奔走长途有年。某年秋末患足疾，初起咳嗽，筋痛步履艰难，两腿尤痛，并无红肿。或治以燥湿利水，益剧。更医疑为气血虚损，与以归脾、养心，初获微效，继进无益，渐至腰屈不伸，夜多梦寐，深虞身废。次年春尽，买舟归里，邀余视之。面色憔悴，形容枯槁，毛发脱落，大肉尽消。余细询病源，复验其两腿，膝筋浮于外，抽束一团，骇叹之余，沉思再四。念此症发自秋末，彼时肃杀气深，水亏之体，必挟时序之燥气而肺先受病，故初起见咳嗽，若是时以喻嘉言清燥救肺汤投之，岂不金彻水清耶？无如误投燥湿利水之药，焚肺劫阴，加以芪、术叠进，壅塞机关，虽曰补气生血，而实助火耗津，所以身中百骸之筋无阴养荣，遂至抽束结聚。计唯清火为先，而清其火又虑其虚，则补阴清肺尤为紧要，水果充足，火自平矣。且此症余心所恃者，尤在胃旺，便得生气，甘药亦可多投。疏方每日三剂，服至二十剂，筋舒痛除。三十剂，腰伸阔步。五十剂，肌肤充盛，面容泽润矣。

附方：萎蕤、首乌、当归、狗脊、薏苡仁、石斛、麦冬、丹皮、黑芝麻、黑阿胶。（《得心集医案》）

【评议】此为秋燥误治案。《张氏医通》说："燥证多有反似痹弱之证者，热伤阴血也。"深秋感受燥邪，误投燥湿利水之剂，先以劫伤肺阴，复加补气生血之温热药，助火耗津，使筋脉失养而成痿痹之疾，故仍以养血润燥为治。此即喻嘉言所谓"凡秋月燥病，误以为湿治者，操刃之事也，从前未明，咎犹可逭，今明知故犯，伤人必多，尊镜当前，悔之无及"。

凉燥用温散治案

城西戴某之女，赋禀素亏，忽患微寒微热，乏痰而咳。前医用芪皮、桂、芍，和其营卫；百合、款冬，润其干咳；西党、归身，补其气血。方药似不杂乱，但服下胸膈更闭，咳逆益勤，寒热依然不减。丰诊其脉，浮弦沉弱，舌苔白薄，此感秋凉之燥气也。即用苏梗、橘红、蝉衣、淡豉、萎皮、叭哒、象贝、前胡。服二剂，寒热遂减，咳逆犹存，病家畏散，不敢再服，复来邀诊。丰曰：邪不去则肺不清，肺不清则咳不止，倘惧散而喜补，补住其邪，则虚损必不可免。仍令原方服二剂，其咳日渐减矣。后用轻灵之药而愈。可见有是病当用是药，知其亏而不补者，盖邪未尽故也。（《时病论》）

【评议】本案"邪不去则肺不清，肺不清则咳不止，倘惧散而喜补，补住其邪，则虚损必不可免""有是病当用是药"等语，堪称是金针度人之言，值得细玩。

燥气刑金致咳红治案

鄂渚阮某之妾，干咳喉痛，缠绵匝月，始延丰治。未诊即出前方阅之，初用辛散之方，后用滋补之药，不但罔效，尤增咳血频频。细诊其脉，左部缓小，右部搏指，舌尖绛色而根凝黄。此属燥之伏气化火刑金，虽干咳吐红，真阴未损。前以辛散治之固谬，以滋补治之亦非，斯宜清畅其肺，以理其燥，肺得清肃，则咳自平，而血不止自止。即用桑叶、杏仁、兜铃、浙贝、栀皮、杷叶、萎壳、梨皮，再加橄榄为引。请服三煎，忌食煎炒之

物,服下稍知中窾,继进三剂,遂获全可。 (《时病论》)

【评议】患者主症为干咳喉痛,乃燥邪上干于肺,肺气宣降失常,肺中津液耗伤而成。初用辛散之方,后用滋补之药,均未切中病机,使耗气伤津更甚,而热愈盛,以致出现频频咳血。桑杏汤为治疗风燥伤肺的主方,故取其方而化裁之,方中桑叶疏风解表;杏仁、浙贝母、杷叶、蒌壳清宣肺热,化痰止咳;栀皮、梨皮、橄榄清热润燥生津。针对咳血频频,以兜铃清热凉血止血,诸药合用除燥热之甚,济津液之衰,遂获痊愈。

血亏液燥加感燥气治案

云岫钱某之妹,素来清瘦,营血本亏,大解每每维艰,津液亦亏固已。迩来畏寒作咳,胸次不舒,脉象左部小涩而右部弦劲,此属阳明本燥,加感燥之胜气,肺经受病,气机不宣,则大便益不通耳。遂用苏梗、杏仁、陈皮、桔梗、蒌皮、薤白、淡豉、葱叶治之。服二剂,畏寒已屏,咳逆亦疏,唯大解五日未行。思丹溪治肠痹之证,每每开提肺气,使上焦舒畅,则下窍自通泰矣。今照旧章加之兜铃、紫菀、柏子、麻仁,除去苏、陈、葱、豉。令服四煎,得燥屎数枚,肛门痛裂,又加麦冬、归、地、生黑芝麻,服下始获痊愈。 (《时病论》)

【评议】治燥之法,当别表里。在表则见头痛恶寒作咳,治宜宣散肺卫;在里则见大便秘结,治宜滋润肠胃。本例表里兼见,血亏液燥加感燥之气,法当表里兼顾,宣肺润肠,临证活法也。

肺燥木火上僭治案

因感肺燥,咳吐胶痰,清肃之令不能下降,木失所畏,时时上僭,所以颧赤多怒,清肺豁痰,宣络养肝立局。

甜杏仁 瓜蒌皮 浙贝母 海蛤粉 丝瓜络 浮海石 女贞子 旱莲草 东沙参

再诊脉右弦数,咳甚于午前,气分热炽,仍以肃清肺胃为主。

钗石斛 北沙参 瓜蒌皮 浙贝母 南花粉 海蛤粉 冬桑叶 肥知母 生薏米 (《雪雅堂医案》)

【评议】肝性升发,肺主肃降,升降相配,则气机调节平衡。然燥邪伤肺,肺金清肃之令不行,木失所畏,肝气升发太过,气火上逆,则见颧赤多怒；气火循经犯肺，津为火灼，炼液成痰，则见咳吐胶痰之症。方中以甜杏仁、瓜蒌皮、浙贝母、海蛤粉、浮海石、东沙参之品，清肺化痰止咳，养阴润肺生津；丝瓜络理气和络，化痰顺气；二至丸（女贞子、旱莲草）滋补肝肾之阴。诸药合用，清肺平肝，气机畅达，则痰火自清。再诊以清宣肺胃，养阴生津之品顾护津液，肃清余邪。

清燥救肺汤加减治秋燥案

体禀阴虚，水不涵木，肝胆气火偏旺，木火凌金，肺失清肃。时在燥金司气，加以秋燥，风邪乘虚袭入，风燥相搏，金受火刑，咳嗽见红，咯痰色青，胸胁引痛，乍寒乍热，内热为甚。今但燥咳，烘热汗溢，明是阴虚阳浮之征。脉濡小数，右寸关独大于诸部，舌质光红，中后微有黄苔。以脉参证，恐其阳络血溢，现近霜降节候，慎防加剧。谨拟喻氏清燥救肺出入为法，冀其退机，附方请政。

西洋参　杷叶　炙甘草　冰糖水炒石膏　玫瑰花　连心麦冬　真川贝　陈阿胶　鸭血炒丝瓜络　北杏仁　火麻仁　东白芍　经霜桑叶　（《清代名医医案精华·凌晓五医案》）

【评议】素体阴虚，复感燥邪，犯肺伤津，阴液更耗，致使虚阳上浮，燥邪有化热内传之征，木火刑金，故急宜润肺清热养阴并举。亦即吴鞠通所谓"诸气膹郁，诸痿喘呕之因于燥者，喻氏清燥救肺汤主之"。方中易人参为西洋参，增强其养阴作用。

甘寒滋润胃土治秋燥案

前进清金养胃，和肝保肺，自春而夏，颇见奇功，胃口且起。入秋以来，燥气用事，更受时邪，致发红痧。讵自此而后，潮热日来，胃口日减，气急转甚，是因长夏发泄之余，肺气既伤，而又加之以燥，燥则伤肺而肝愈横，以向不胜而乘我之素胜，是为逆矣。逆则肺愈伤而气愈忿，音愈低而汗愈多，而汗为心液，液耗则阴伤，阴愈伤而火愈炽，下午即热，舌白似糜，实为可征。脉小弦而数，左腿酸痛，液耗气伤，一唯燥火用事。霜降大节在迩，出入攸关，深以不效为虑耳。

霍石斛　北沙参　肥玉竹　嫩白薇　苋麦冬　川贝母　竹二青　叭哒

杏　嫩钩钩　桑叶

又　求援于肺，乞济于胃，胃阴一复，即饷糈可继，肺气一清，则功能制木，如是则心火肝风，想亦不难平复矣。前则呓语减，神韵渐清矣。二腑脏，饮食渐进矣。瘛疭定，神气亦敛矣。况乎舌上津回，亦脉与症符之象，则挽回之机，不尽在求援乞济之间乎？然创痛巨深，残破未修，余波未定，稍有不慎，犹恐为山九仞，功亏一篑耳。

洋参　麦冬　半夏　金斛　川贝　丹参　蛤壳　钩钩　杏仁　竹茹甘草　橘络　生地　朱黄　枇杷叶　（《清代名医医案精华·巢崇山医案》）

【评议】温燥伤中，胃阴受病，叶氏谓"阳明燥土，得阴自安"，创甘寒养胃法，大有功于中燥之治。此案遵叶氏成法，中燥增液，甘寒滋润胃土，俾胃阴得复，津液润泽，灌溉四旁，燥病自能愈瘥。

燥邪郁结肺卫津液受劫治案

王男

六气之伤人也，唯燥与火为最烈。燥得秋气，火得夏气，二者最易劫损津液。治之之法，与风温、湿温大有区别，未可以汗下清三法拘为绳墨也。据述初起微恶风寒，继转身体灼热，经旬日而未见退凉，亦不壮热，并无汗泄，唇燥口干引饮，肌肤时有刺痛，溲赤短涩，纳食式微，苔花糙，舌尖起刺，脉象细滑而数，左手兼弦。凭症因以参苔脉，当属秋令燥气，郁结肺卫，津液受其劫损，显然可知。其耳鸣欠聪，兼有咳呛，头痛脘痞等，亦为燥气伤人之见证。古云，燥与火为同气，燥从火化，火盛则伤津动风。今燥热不退，肺胃之津液受其劫损，所幸内风未动，尚少变态，若迁延日久，恐非佳兆。拙拟清泄燥热，润养阴液主治，得热退津回，庶无风动之变。

铁皮石斛　天花粉　冬桑叶　连翘心　玄参心　焦山栀　杏仁　麦冬生石决　通草　沙参　梨皮　（《近代名医学术经验选编·陈良夫专辑》）

【评议】秋燥有温燥与凉燥之别，其特点是邪在肺卫即有津气干燥见症。本案征象系燥热侵肺，肺津受伤所致，故治疗以杏仁、桑叶宣肺透邪，连翘、山栀、玄参清热泻火，石斛、花粉、麦冬、梨皮、沙参养阴生津润燥。其组方从桑杏汤与清燥救肺汤化裁而来，不用石膏者，因其燥热之邪虽伤肺而未见壮热、汗泄之症，故用石决易石膏，清肝潜阳息风，防其热甚动风而先用之，寓防微杜渐之意，这在陈氏医案中屡屡可见。

7. 冬温

冬温是冬月感受非时之暖而即发的温病，诚如《诸病源候论》所说："其冬复有非节之暖，名为冬温，毒与伤寒大异也。"本病初起以发热、口渴、溲黄、脉数等热象为主要临床特征，属新感温病的范畴。

阴虚体质感受温邪误治致成内损案

杨二四　形瘦色苍，体质偏热，而五液不充。冬月温暖，真气少藏，其少阴肾脏，先已习习风生，乃阳动之化，不以育阴驱热以却温气，泛泛乎辛散，为暴感风寒之治；过辛泄肺，肺气散，斯咳不已；苦味沉降，胃口戕，而肾关伤，致食减气怯；行动数武，气欲喘急，封藏纳固之司渐失，内损显然，非见病攻病矣。静养百日，犹冀其安。阴虚感温邪

麦冬米拌炒　甜沙参　生甘草　南枣肉

冲入青蔗浆一杯。　（《临证指南医案》）

【评议】患者形体消瘦，属阴虚阳盛之木火体质，冬月又感温邪而致咳嗽。前医过用辛散、苦降之药，过辛之品使肺气伤、过苦之品使胃气戕，而又累及肾，故出现食减、气怯、喘急等内损之症。治疗用滋补肺胃之阴法，以达"育阴驱热却温气"之效，并嘱其静养，以冀病安。

清热存阴法治伏邪冬温案

冬温为病，乃正气不能藏固，热气自里而发，齿板舌干唇燥，目微红，面油亮，语言不爽，呼吸似喘。邪伏少阴，病发三焦皆受。仲景谓：发热而渴者，为温病。明示后人：寒外郁，则不渴饮；热内发，斯必渴耳。治法清热存阴，勿令邪热焚劫津液，致瘛疭痉厥、神昏谵狂诸症，故仲景复申治疗法云：一逆尚引日，再逆促命期。且忌汗、忌下、忌辛温。九日不解，议清膈热。

飞滑石　连翘　淡黄芩　郁金汁　竹叶心　天花粉　橘红　苦杏仁

（《叶氏医案存真》）

【评议】冬温一般属新感温病。此案为伏邪冬温，乃叶氏独特的见解。其致病内因责之正气不固，外因责之非时之温引动少阴伏邪。病发三焦皆受，症见口渴，齿舌唇燥，目红面油，甚则痰热内扰出现语言不爽、呼吸喘促，应早期治疗，并忌下、辛温之法，以防邪热伤津，致生变证。治宜清热存阴，药用黄芩、连翘、竹叶心、滑石清热透邪，天花粉生津存阴，郁金汁清血热而不伤阴，橘红、杏仁化痰理郁灵动气机，诚如何廉臣言"邪伏既久，血气必伤……故灵其血气，清其血热，为治伏邪第一要义"。

冬温热从里发治案

冬温伏邪，先厥后热，深热从里而发，汗出烦渴，当救胃汁。

竹叶心　麦冬　生谷芽　乌梅肉　生草　川石斛　（《三家医案合刻·薛生白医案》）

【评议】本例薛氏将冬温列为"伏邪"（伏气温病）范围，与前案叶天士的观点雷同，可备一格。温邪内伏，阴液暗耗，汗出烦渴，胃津之伤，盖已甚矣。薛氏尝云："救阳明之液为急务者，恐胃液不存，其人自焚而死也。"足见在热病伤阴中救胃津之重要性。本案用甘寒生津合酸甘化阴，意在救胃汁、存津液，其立法用药，值得师法。

冬温夹痰饮治案

甲子十一月廿五日　张　六十八岁　舌黄口渴，头不痛而恶寒，面赤目赤，脉洪热甚，形似伤寒，实乃冬温夹痰饮，与伏暑一类。

连翘六钱　苦桔梗八钱　荆芥穗五钱　金银花六钱　广郁金三钱　广陈皮三钱　半夏八钱　藿香梗五钱　甘草三钱　杏仁六钱　白通草三钱

共为粗末，分七包，一时许服一包，芦根汤煎。

廿六日　于前方内去芥穗、通草。

廿七日　冬温余热未清。

连翘三钱　细生地三钱　薄荷一钱　银花二钱　苦桔梗三钱　黄芩一钱五分　杏仁三钱　炒知母二钱　甘草一钱

水五杯，煮二杯，分二次服。

廿九日　温病渴甚热甚，面赤甚，脉洪甚。

石膏八钱　苦桔梗五钱　荆芥穗三钱　连翘三钱　杏仁泥五钱　广郁金三钱　银花二钱　姜半夏四钱　甘草三钱　薄荷三钱

煮三杯，分三次服。

三十日　温病最忌食复，况老年气血已衰，再复则难治矣。口渴甚，痰多胁痛。

银花五钱　苦桔梗五钱　半夏六钱　连翘三钱　杏仁霜五钱　薄荷一钱五分　石膏四钱　广郁金三钱　甘草二钱

煮成三杯，分三次服，二帖。

十二月初一　大势已退，余热尚存，仍须清淡数日，无使邪复。

连翘三钱　细生地五钱　元参二钱　银花三钱　粉丹皮二钱　黄芩二钱连心麦冬五钱　生甘草二钱

头煎二杯，二煎一杯，分三次服。

初三日　脉洪滑，即于前方内加半夏三钱。　（《吴鞠通医案》）

【评议】冬温乃冬令之新感温病。本例外感时令非时之温，初诊邪在肺卫，且内夹痰饮，故以辛凉轻解合杏仁、广皮、半夏化痰蠲饮。四诊"渴甚，热甚，面赤甚，脉洪甚"，乃阳明经热之候，吴氏采用卫气两解之法，并重用石膏以清阳明之热，然知母亦不妨加入，以合白虎汤之意。值得指出，吴氏治温，十分重视饮食起居等方面的护理，如案中所说"温病最忌食复"，"须清淡数日，无使邪复"，这对今天临床，仍有一定的指导意义。

清心开窍通下法治冬温热闭阳明案

某　初一日　冬温，脉沉细之极，舌赤，面赤，谵语，大便闭，邪机纯然在血分之里，与润下法。

元参六钱　元明粉一钱　细生地六钱　麦冬六钱，连心　生大黄五钱　丹皮三钱　生甘草二钱

煮三杯，先服一杯，得便，止后服，汤药之先，先服牛黄清心丸二丸。

初三日　冬温，谵语神昏，皆误表之故，邪在心包，宜急急速开膻中，不然则内闭外脱矣。大便闭，面正赤，昨与润下法未通，《经》谓下不通，非细故也。得药则呕，忌甘也。先与牛黄清心丸二三丸以开膻中，继以大承气汤攻阳明之实。

生大黄八钱　元明粉三钱　枳实四钱　厚朴二钱　元参八钱　丹皮五钱

煮三杯，得便则止，不便再服。　（《吴鞠通医案》）

【评议】冬温误治致热闭阳明，邪陷心包，因病邪深入血分，故症见面舌红赤、谵语便闭，而脉反见沉细之极，为真实假虚之象。吴氏先治以润下合清心开窍，以调胃承气汤合增液汤加减，并服牛黄清心丸，因病重药轻而未取效。二诊先以牛黄清心丸开窍，改用大承气汤直攻阳明之实而取效。

滋阴化痰救肺治冬温案

潞仲朱媪　烦劳伤阳，肺卫疏豁，冬温风燥之邪实于肺卫。初起即见微寒而盛热，咳嗽，错语，迄今旬日，燥热气急，呼吸有音，痰浓而少嗽，甚不爽，头痛虽罢，耳鸣、颧红、唇燥、舌干、苔白有裂、咳引胸胁隐痛、脉寸关俱滑数而促，此冬温客肺之重症也。八旬高年，素有肠痔，津液久虚，今肺脾喘咳，邪无出路，最易劫津涸液，痰胶气喘益甚，头汗最防骤脱，慎勿困小有郁怒滞气，抛荒主病。盖虽小有食滞，今已大便一次，腹右有块，不过肠滞未尽。肺与大肠表里也，润肺即可通肠，故此时以滋气化痰急救肺，以存津液为要着。西洋参一钱五分　橘红一钱五分　鲜生地四钱　川贝母二钱　米仁三钱　杏仁二钱　地骨皮一钱五分　桑白皮二钱　冬瓜子三钱炙草四钱　茅草根五钱　枇杷叶三片　（《张千里医案》）

【评议】冬温风燥之邪束于表，初起则头痛、微恶寒；内郁于肺，肺气不利，故又咳嗽。时值秋燥之际，燥伤津液，故咽干唇燥。病至旬日，邪郁化热，灼伤阴液，致唇燥、舌干、苔白有裂，此叶天士所谓"气热烁津"，治法当宣肺化痰润燥。姚景垣评说"唯鲜生地当易鲜石斛、茅根易芦根更妙"，可供参考。

冬温误治致邪陷营分阴竭阳浮案

景氏　冬温挟虚，灼热咳嗽，因误治邪陷营分，便血甚多，阴液内涸，舌黑齿焦，神机不发，脉左虚数，右浮疾，耳聋目瞑，颊红，遗溺失禁，此阴欲竭而孤阳浮也，急救液以存阴。用生地黄、犀角汁、五味子、阿胶、沙参、麦门冬、石斛、鸡子黄。三服能呻吟转侧，第脉虚全不受按。去犀角，加洋参、茯神、枣仁、白芍药。再服舌润神清，不饥不食，此上脘热痰结也，再加川贝、蒌霜。嗣因肺虚，气不化液，用复脉汤去姜、桂、麻仁，加归、芍，浊痰降，大便得行，脉匀有神而纳谷颇少，此脾阳困而未苏也。改用潞参、茯神、炙草、白术、谷芽、归、芍、莲、枣而食进。（《类证治裁》）

【评议】冬温误治，邪陷营分，甚则动血耗血而成重疾，症见颊红耳聋目暝，舌黑齿焦神昏，二便失禁，此皆为阴竭阳浮之象，急治以救液存阴之剂，并随证加减，才得以化险为夷，善后以四君子汤加醒脾养阴之品而收功。

冬温呛咳失音验案

某 肺受冬温，蕴而成热，脉洪搏指，痰阻喉痒，呛咳失音。与苦辛泄降痰火，清音自出，所谓金空则鸣也。用杏仁、桑皮、蒌皮、川贝、麦冬、橘红、竹叶。三服呛嗽平，唯溺赤，间有寒热，前方加香豉、栀皮、赤苓、灯心。二服寒热除，膈间觉燥，去桑皮、香豉，加白蜜三匙和服，二剂音渐复。（《类证治裁》）

【评议】冬温犯肺蕴热，痰阻喉痒，致反复呛咳而失音，林氏治以苦辛泄降之法，痰火得泄则清音自出，故谓之金空则鸣。方用杏仁、蒌皮、川贝、橘红化痰浊，桑皮、麦冬、竹叶清肺热养肺阴，三服呛咳即平，唯间有寒热伴溺赤，此为内热郁于胸表，并下延膀胱所致，故加栀皮、豆豉清解郁热，灯心草、赤苓导热下行。三诊热邪得解，膈间觉燥故去豆豉香燥，加白蜜滋养肺阴而得愈。

冬温误汗重劫津液治案

汤，高年冬温犯肺，医用伤寒发表，致燥渴热烦。又进柴葛解肌，呛咳痰多，竟夜无寐。夫伤寒传足经，温邪直犯手经，原不同治，况温邪忌汗，表散即是劫津。诊脉虚数，目赤舌绛，温已化热，再令液涸，必延昏痉。宜甘润生津，苦辛降气。麦冬、杏仁、栝蒌、山栀、知母、贝母、桑皮、橘红。二服热减嗽定，因小溲赤涩，去桑皮，加沙参、赤苓、木通、百合煎汤，再经调理而康。（《类证治裁》）

【评议】冬温理应辛凉宣透为主，前医不察，误用辛温表散，致使阴津被耗，邪热更炽，病已深入矣。林珮琴氏以甘润生津、苦辛降气为法，方药对症，故能收痉愈之效。

冬温挟宿饮上逆治案

王开荣素患痰嗽，兼有红证。今冬病头疼发热，渴饮不饥，便溏溺少，谵语神昏，自述胸中冷气上冲。医见其面赤痰喘，欲投附、桂、黑锡丹等药。所亲翁嘉顺嘱勿轻服。为延孟英诊之，脉滑且数，曰：温邪挟宿饮上逆，法当清解。与北沙参、冬瓜子、知母、滑石、花粉、石菖蒲、贝母、杏仁、芦根、葱白、淡豉、竹沥。二剂后面赤退，乃去葱、豉。加麦冬、桑叶、枇杷叶。数帖热去泻减，谵语止，头痛息，喘定神清。乃裁菖、滑，加梨汁、地栗、海蛇。服数日，痰渐少，谷渐安，渴止溺行，始进养阴法，遂以霍然。眉批：此人肺气素不清肃，又兼阴虚挟饮，故感受温邪，弥见缪戾，非此始终如法施治，殊难奏效也。（《王氏医案续编》）

【评议】王氏素有痰饮为患，今感冬温，发热头疼，渴饮不饥，便溏溺少，神昏谵语，此为阴虚之体，宿饮复与温邪胶葛所致，治当清解。药用知母、滑石、葱白、豆豉宣散清解温热之邪，冬瓜子、石菖蒲、贝母、杏仁、竹沥清化痰热，北沙参、花粉、芦根滋阴养肺。待热去泄减，喘定神清，为痰热已减，故去菖蒲、滑石，加梨汁、地栗等益胃化痰之品，宿饮才得以渐除，继以养阴法善后。用药井然有序，值得效法。

冬温阴伤救误案

患冬温未愈。……查其所服之方，非辛温散邪，即苦寒降火，皆未得法。其脉细小滑数，咳嗽痰红，发热颧赤，此温热伤阴之证也。当用甘凉养阴，辛凉透热，虚象已著，急急提防，若再蔓延，必不可挽。即用清金宁络法去枇杷叶、麦冬，细生地改为大生地，再加丹皮、地骨、川贝、蝉衣治之。服至五帖，热退红止矣。丰返，复过其处，见病者面有喜色，谓先生真神医也。病势减半，唯剩咳嗽数声，日晡颧赤而已，诊之脉亦稍和，此欲愈之象也。姑照原方去旱莲、蝉衣，加龟板、鳖甲，令其多服，可以免虚。（《时病论》）

【评议】冬温乃感受冬令非时之暖，理当辛凉宣透为法。前医误用辛温表散，苦寒降火，致温邪不去，阴津被灼。观其发热颧红，咳嗽痰血，脉细小滑数，乃阴虚邪恋，欲成损证。雷丰（注：《时病论》作者）以清金宁络为法，药用玉竹、沙参、玄参、生地、旱莲、桑叶、丹皮、地骨、川贝母、蝉蜕等味，甘凉以养阴，辛凉以透热，保肺清金，宁络止血，遂得热退红止，病获转机；续方去旱莲、蝉蜕，加龟板、鳖甲，并嘱多服，意在滋填阴精，壮水制火，以杜损怯之根。

木火体质罹患冬温治病兼调体案

城北方某，木火体质，偶患冬温，约有半月矣，治疗乏效，转请丰医。按之脉形洪数，两寸极大，苔黄舌绛，口渴喜凉，喘咳频频，甚则欲呕，痰内时有鲜红。思《内经》有肺咳之状，咳甚唾血；胃咳之状，咳甚欲呕之文。此显系肺胃受邪，明若观火矣。见前方都是滋阴滋血之剂，宜乎冰炭耳。丰用清宣金脏法去桔梗，加花粉、鲜斛治之，迭进五剂，诸证渐平，调治旬余遂愈。 （《时病论》）

【评议】冬感非时之暖，不恶寒而反温热者，名为冬温，属温病范畴。患者系木火体质，复感温邪，内外相引，火热更盛，是以出现一派热灼津伤之证，其病位在于肺胃，故用雷氏自制的清宣金脏法（牛蒡子、川贝母、马兜铃、杏仁、瓜蒌壳、桔梗、桑叶、枇杷叶）以辛凉清解，清宣肺金，复加花粉、鲜石斛甘凉濡润，清养肺胃津液，既清热邪，又顾及体质，更遵温病应时时保护津液，药证熨帖，遂获良效。

冬温挟痰误进温散致气不肃降治案

张肖江妹暮冬患感，朱某进温散药数服，病日剧，比孟英视之，目瞪不语，面赤气逆，昼夜需人抱坐，四日不着枕矣。乃冬温挟痰，误提而气不肃降也。以旋、赭、杏、贝、花粉、茅根、冬瓜子、紫菀、薤白、薏仁、苏子、石菖蒲、竹沥为剂，芦菔汤煎，三帖大便行而能卧矣。自言胸中迷闷，改用小陷胸合三子养亲，加沙参、知母、旋、贝、竹茹、枇杷叶，数剂热退，知饥而愈。 （《王氏医案续编》）

【评议】痰饮既是一种病理产物，又是一种致病因素。在温热病的病变过程中，或其人素有痰饮，或温邪灼津为痰，因痰为有形之物，易阻碍人身之气机，遂令气道壅滞，升降失调，以致病邪遏伏，难以透达。更有甚者，热邪可以此为依附，造成痰热相搏，锢结难解的局面，使病情进一步复杂化，"痰得热愈横，热得痰愈炽"，此之谓也。王氏有鉴于此，治疗温病十分重视化痰之法，常以小陷胸、雪羹汤等方法化裁，药用黄连、瓜蒌、荸荠、海蜇、杏仁、贝母、紫菀、薤白、竹沥、竹茹、枇杷叶、苏子之类，着力于宣肺肃肺，俾肺之治节有权，则一身之气机得以通畅。

冬温邪郁不达挟湿蒸腾治案

顾右，冬温九日，发热懊烦无汗，胸膺发出赤斑，不克透露，神识迷糊，指节引动，邪郁不达，挟湿蒸腾，神机为之弥漫，脉形细数，苔白心黄质腻，有内窜昏痉之虞，勉拟泄化邪湿，芳香宣窍，即请商裁。

豆豉三钱　光杏仁三钱　半夏（竹沥拌）一钱五分　炒枳壳一钱　赤茯苓三钱　生薏仁三钱　白桔梗一钱　鲜石菖四分　牛黄清心丸一丸，开水化服（《张聿青医案》）

【评议】是案乃邪热为痰湿所遏，热既不能透达于表，势必内迫营血，故症见发热无汗，斑疹隐约，神识迷糊，指节引动。此时，泄化痰湿是为当务之急，俾痰开湿化，内遏之邪热方能透达，庶无入营动血之症矣。

冬温逆传心包神识乍愦治案

遗风徐　冬温汗出发热，脉数右劲，舌心黄厚，咳逆吸短，右胁刺痛，神识乍愦。症势重险，宜防厥闭，候正（十月十二日）。

干地龙钱半　象贝三钱　冬桑叶三钱　牛蒡子钱半　连翘三钱　前胡钱半　广郁金三钱　橘红一钱　光杏仁三钱　银花钱半　老式天竺黄二钱　卷心竹叶卅片

二帖。

又　右胁犹痛，脉滑数，舌黄，吸粗，咳逆痰阻，神色乍愦，还防变幻。

干地龙钱半　石菖蒲八分　前胡钱半　广郁金三钱　银花三钱　连翘三钱炒淡黄芩钱半　丝瓜络钱半　赖橘红八分　光杏仁三钱　老式天竺黄二钱　枇杷叶三片，去毛

三帖。

介按：冬温犯肺，不得外解，最易逆传心胞，而现神识昏愦。兹以温邪激动肝阳，烁液成痰，阻滞气机而致咳逆吸促，右胁刺痛。治以辛凉之剂，肃清肺胃之痰，而解气分之热。然至次诊，神色犹愦，症势已属棘手矣。（《邵兰荪医案》）

【评议】冬温犯肺，不得外解，逆传心包，症见神识乍愦，此属重症。肺热壅盛，炼液成痰，阻滞气机，故症见发热汗出，咳逆吸短，右胁刺痛，脉数右劲，舌心黄厚。治当如《时病论》所言"宜用辛凉解表法加连翘、浙贝母治之"，此案药用银花、连翘、卷心竹叶、牛蒡子、前胡清解气分实热，浙贝母、郁金、杏仁、天竺黄等清化痰热，并以桑叶、干地龙凉肝息风以防肝阳暴亢而成厥闭。次诊神色尤愦，属棘手症势，为防心窍突闭、神志异常，加菖蒲豁痰开窍，原案介按甚是。

冬温误以苦寒攻邪伐伤正气治案

姚（四三）　冬温月余，服药数剂，但攻邪病，正气大衰，余热尚留于枢，阴伤未复，致有汗泄，口干，饥不能食。皆攻病时苦寒所伤，胃气未苏之故，宜养肺胃除热。

川斛三钱　炒焦半夏一钱五分　枳实皮一钱　淮小麦三钱　新会皮一钱
生谷芽一钱　茯神二钱　（《也是山人医案》）

【评议】冬温月余，前医但以苦寒攻邪，伐伤肺胃正气，而余热不除，致汗泄、口干、饥不能食，治以养肺胃除余热，药用川石斛、茯神、淮小麦养肺胃之阴兼除热，焦半夏、枳实皮、新会陈皮、生谷芽醒脾胃之气，胃气苏正气复则余热自除。

冬温误治后随证治之验案

徽州方君晋三，年已六十六，病冬温。医因年老体虚而用清补药，致禁锢邪热，壮热无汗，咳嗽口渴，苔黄谵语。予诊脉浮洪数大，邪无出路，热蒸包络，症情已著。治当生津泄邪，否则内陷，恐难挽回。方用牛蒡子钱半，薄荷一钱，豆豉三钱，银花三钱，连翘三钱，杏仁三钱，天花粉三钱，甘草五分，石斛三钱，竹箬一钱，蝉衣一钱，芦根二两。进一剂，汗出热退，邪从汗泄。唯余热留恋营分，喉痛谵语，夜寐不安。改用玄参一钱，鲜生地四钱，丹皮二钱，蒌皮三钱，茅根二钱去心，马勃八分，石斛三钱，象贝母三钱，杏仁三钱，竹箬一钱，芦根二两。进一剂，营热已清，喉痛谵语皆止，夜寐亦酣。唯咳嗽仍作，痰多不易咯出，口渴引饮，此津液虚而痰热蕴结也。法当甘凉生津豁痰。方用沙参四钱，石斛三钱，天花粉三钱，贝母三钱，杏仁三钱，甘草五分，雪梨五片，甘蔗二两，竹箬一钱，竹沥二两。进二剂，咳止痰少，口和食增，痰热已化，津液宣布。唯阴虚气弱，四肢软弱无力，入夜小溲频数。乃用人参须五分，西洋参钱半，麦冬三钱，甘草五分，白芍钱半，杜仲三钱，女贞子三钱，石斛三钱，黑料豆三钱，薄橘红八分。进二剂，遂告康复。（《孟河费绳甫先生医案》）

【评议】本例治疗，以证立法，以法处方，以方遣药，充分体现了辨证施治的原则，是以克奏肤功。尤其值得一提的是，其处方用药轻灵可喜，洵传承了温病学家叶天士、吴鞠通、王孟英辈用药特色，值得品味。

冬温夹湿治案

郑　冬温夹湿，寒热不清，大便溏薄，口燥齿干，不思纳食，脉数舌苔燥白，治宜表里分消。

粉葛根钱半　佩兰叶钱半　连皮苓三钱　扁豆壳三钱　川紫朴八分　淡豆豉钱半　生谷芽钱半　连翘壳钱半　川通草八分　苏薄荷八分　淡芦根钱半　毫花粉钱半　（《阮氏医案》）

【评议】外感冬温，津液损伤，故见寒热不清，口燥齿干，脉数舌苔燥白；湿邪内滞，脾运受阻，是以便溏，纳呆。方以葛根、薄荷、豆豉、连翘解表发汗以祛风湿之邪，花粉、芦根甘凉生津；复加佩兰、连皮苓、扁豆壳、川朴、通草祛除内滞之湿邪。表里兼治，内外分消，药中鹄的，病可向愈。

黄连阿胶汤治愈妊娠冬温下血如崩案

郑墨林室，素有便红，怀妊七月，正肺气养胎时而患冬温，咳嗽，咽痛如刺，下血如崩，脉较平时反觉小弱而数。此热伤手太阴血分也。与黄连阿胶汤二剂，血止后，去黄连加葳蕤、桔梗、人中黄，四剂而安。（《宋元明清名医类案·张石顽医案》）

【评议】便红宿恙，阴血素虚可知，加之怀身七月，血聚养胎，阴血更形不足。体虚再罹冬温，邪热上灼肺金，下动血室，以致咳嗽咽痛，下血如崩，症势凶险，坠胎堪虑。张氏把握病机关键，于固养阴精上着力，方用黄连阿胶汤，滋不足之阴血，制亢炎之阳火，使病情转危为安；转方去黄连，加玉竹、桔梗等味，乃取加减葳蕤汤意，滋阴以透邪。人中黄功擅清热解毒，亦甚相宜。

清心涤痰平肝降气治冬温案

冬温燥邪，自肺胃扰动肝阳痰饮，加以食滞壅遏，腑气升降不和，始起寒热如潮，头胀眩晕，骨络烦疼，口干呕恶，继则身热无休，咳唾浊痰，神疲嗜卧，气逆脘闷，时有谵语。良有痰热自肺胃垫于心主宫城，心经受其客热，清明之气为邪浊所蒙也。按脉弦滑数兼见，左小弦数，舌苔黄糙，上腭滞腻浊痰，非白屑也。现届冬至大节，平素操劳，心营自虚。以脉参症，如能痰气顺利，邪热减退，即是转机，否则慎防喘脱之虞。姑拟清心涤痰，平肝降气一则，附方请政。

西洋参　炒牛蒡　竹沥　菖蒲汁　羚角片　川郁金　炒白蒺藜　连翘　旋覆花　牛黄清心丸　杏仁　川贝　丹皮　青黛　石决明　霍斛　丝通草　（《清代名医医案精华·凌晓五医案》）

【评议】营阴自虚，又感冬温燥邪，阴津更耗，扰动风阳，又兼夹痰饮、食积，故身热、咳痰、胸闷、眩晕、谵语数症并见，治疗较为棘手。药用西洋参、霍斛滋阴养液以治其本；以竹沥、郁金、旋覆花、杏仁、川贝母降气化痰；以牛蒡、连翘、青黛清热透邪；以白蒺藜、羚羊角、石决明平肝阳；以菖蒲、牛黄清心丸开心窍。面面俱到，标本同源，诚为万全之计。

冬温邪入厥阴神昏痉厥案

冬温郁蒸表里，有汗不多，大便旁流，呃忒口渴，当脘胀满，邪势方张，津液渐为劫烁，舌苔质红，色灰薄如烟煤。脉两手滑大，左右寸重按模糊，温邪愈趋愈深，犯胞络已有神昏，动肝风又将痉厥。高年正虚邪炽，势防外脱内闭。拟清营泄邪，以图弋获。

西洋参　冬桑叶　全瓜蒌　光杏仁　黑山栀　羚羊尖　鲜石斛　淡竹叶　炒枳实　朱茯苓　干荷叶　鲜生地　活水芦根　（《清代名医医案精华·陈莲舫医案》）

【评议】冬温邪热内传，灼伤阴津，正虚邪盛，又有动风之征，故以清宫泄热，务使邪从营转气，由气达表。

185

二、温疫（热疫）篇

中医将疫病分为两大类，即寒疫和热疫（温疫），后者指感受厉气或热毒病邪所引起的烈性传染病，包括暑热疫和湿热疫等，属广义温病的范畴。本节所录医案，均为热疫医案。

疫兼两感案

一人年弱冠时，房劳后忽洒洒恶寒，自汗发热，头背胃脘皆痛，唇赤舌强，呕吐，眼胞青色。医投补中益气，下午谵语，恶热，小便长。初日脉皆细弱而数，次日脉则浮弦而数，医以手按脐下痛。议欲之下，遣书来问。

予曰：疫也。疫兼两感，内伤重，外感轻耳。脐下痛者，肾水亏也。若用利药，是杀之也。古人云疫有补、有降、有散，兹宜合补降二法以治。用清暑益气汤，除苍术、泽泻、五味，加生地、黄芩、石膏，服十余帖而安。（《石山医案》）。

【评议】本例房劳后感受疫邪而病，实属两感之证，与伤寒太阳、少阴两感之麻黄附子细辛汤证病机有类似之处。成无己尝谓："表里俱病者谓之两感"。汪氏辨证为"疫兼两感，内伤重，外感轻"，故遵朱丹溪"治（疫）有三法：宜补、宜散、宜降"之训，主张表里两顾，标本兼治，方取东垣清暑益气汤加减，扶正祛邪结合，故获捷效。

以水济火案

成化二十一年，新野疫疠大作，死者无虚日，邻人樊滋夫妇，卧床数日矣。余自学来，闻其家人如杀羊声，不暇去衣巾，急往视之。见数人用棉被覆其妇，床下致火一盆，令出汗，其妇面赤声哑，几绝。余叱曰：急放手，不然死矣！众犹不从，乃强拽去被，其妇跃起，倚壁坐，口不能言。问曰：饮凉水否？颔之。与水一碗，一饮而尽，始能言。又索水，仍与之，饮毕，汗出如洗，明日愈。或问其故？曰：彼发热数日，且不饮食，肠中枯涸矣。以火蒸之，速死而已，何得有汗？今因其热极，投之以水，所谓水火既济也，得无汗乎？观以火燃枯鼎，虽赤而气不升，注之以水，则气自来矣。遇此等证者，不可不知。梦醒。（《名医类案》）

【评议】《伤寒论》对风温误用火劫而引起变证，曾有明确记述："若被火者，微发黄色，剧则如惊痫，时瘛疭，若火熏之，一逆尚引日，再逆促命期。"本例罹患温疫，以火迫出汗，致津液枯涸，病情濒危，所幸医者救误得当，令其频频饮水，乃得津回汗出而愈，此水火既济之道也，对临床颇有启发。

温疫结胸三合汤获愈案

虞恒德治一妇，年二十九，三月间患瘟疫证，病三日经水适来，发热愈甚，至七八日病剧，胸中气筑作痛，莫能卧。众医技穷，入夜迎翁治。病者以棉花袋盛，托背而坐于床，令婢磨胸不息，六脉俱微，数极而无伦次，又若虾游状。翁问曰：恐下早成结胸耳。主人曰：未也。翁曰：三日而经水行，致中气虚，与下同。乃用黄龙汤（人参、大黄、枳实、厚朴、甘草）、四物汤（川芎、当归、白芍、熟地）、小陷胸汤（川连、枳实、蒌仁），共为一剂，加姜、枣煎服。主人曰：此药何名？虞曰：三合汤也。一服而诸症悉减，遂能卧，再服热退，而病全安愈。又因食粥太多而病复热，又作内伤处治，而用补中益气汤出入加减，调理而愈。　（《名医类案》）

【评议】《伤寒论》有"结胸"之病证，多因太阳病攻下太早，致表热内陷与胸中原有之水饮（或痰饮）互结而成，并据其病情之轻重，有小结胸、大结胸之分。本例病疫三日经水适来，使发热愈甚，至七八日出现胸中筑痛，虞氏匠心独运地认为"三日而经水行，致中气虚，与下同"，遂诊为结胸证。治用黄龙汤、四物汤、小陷胸汤合化，补泻兼施，服二剂而"病全安愈"。虞氏用心之巧，奏效之妙，堪称活用《伤寒论》之典范，令人叹服。

神昏谵妄案

何氏仆患天行时疫，目不识人，狂言妄语。投以地浆、童子小便浸白头颈蚯蚓，捣细，新汲井花水，滤下清汁，任服一二碗，即知人，三日愈。（《名医类案》）

【评议】本方重在清热解毒，息风镇惊，药简效宏，且能就地取材，值得参考。

时疫误禁饮食案

万历十六年，南都大疫，死者甚众。余寓鸡鸣僧舍，主僧患疫十余日，更数医，皆云禁饮食，虽米饮不容下咽。病者饥甚，哀苦索食。余曰：夺食则愈，虽有是说，此指内伤饮食者言耳。谚云饿不死伤寒，乃邪热不杀谷，虽不能食，亦不致死。《经》云安谷则生，况病夹内伤不足之证，禁食不与，是虚其虚，安得不死？强与稀粥，但不使充量，进补中益气汤而愈。若此类者甚众，余未尝禁饮食，而活者不少。每见都城诸公，但说风寒二字，不辨有无内伤虚实，一例禁绝饮食。有二十余日邪气已尽，米饮尚不容入口，而饿死者何限？表而出之，以为习俗之戒。（《名医类案》）

【评议】饮食之宜忌，在疾病的治疗和护理上，确有重要的意义，但必须根据病情制宜，未可一概禁绝饮食。本例患疫病，夹内伤不足，胃气本虚，前医强夺其食，犯虚虚之戒，病必转剧，所幸后医明察，进以糜粥，并投补中益气汤扶正祛邪，始得转危为安。

三黄石膏汤治热疫案

江应宿治陈氏子，年十七岁，患疫，大渴大热，头痛如破，泄泻频数，六脉洪大。与三黄石膏汤，日进三服，石膏加至一两，三日而愈。（《名医类案》）

【评议】温热疫毒传入气分，阳明热炽，故见大渴大热，脉洪大诸症。方用三黄石膏汤，意在清邪热、解疫毒，其中石膏剂量独重，乃着力清透气分热毒故也。

协热下利案

有老妓金姓者，其嫂三月患头痛，身热，口渴，水泻不止，身重不能反侧，日渐昏沉，耳聋眼合，梦多乱语。嘉秀医者，历试不效，视为必死。予适吴江归，便道过槜李，访南溪、吉泉二兄。吉泉兄以是症见询，且言诸医有以补中益气汤进者，有以附子理中汤进者，二药已煎成未服，幸弟至，乞为诊之。六脉洪大，观其色内红外黑，口唇干燥，舌心黑苔，不知人事。予曰：此疫症也，法当清解，急以小白汤进之，犹可生也，若附子理中汤，杀之耳，安可用？南溪兄问：小白何汤也？予曰：小柴胡、白虎汤，合而一之是也。南溪兄谓：泄泻昏沉如此，恐石膏不可用也。予曰：此挟热下利，但使清阳上升，则泻止热退，而神气自清也。服讫，夜半神气苏醒，唯小水不利，热渴不退。予思仲景法谓，渴而身热不退，小便不利者，当利其小便。乃以辰砂六一散一两，灯心汤调服之，两帖而瘳。南溪兄曰：死生信乎命也，弟顷刻不至，必服理中汤，此妇不为泉下人哉！（《孙文垣医案》）

【评议】治疫病而采用《伤寒论》之理、法、方、药而获效，足见仲景六经辨治非独伤寒（狭义）宜之，而温病瘟疫，亦可师法也。

时疫泻利案

张净宇文学，发热腹痛，泄泻口渴，呕吐不止。时师有认寒者，有认热者，有认伤食者。予至诊之曰：此时疫泻也。以二陈汤倍白术，加青蒿、葛根、酒芩、白芍药、猪苓、泽泻、滑石，一剂而安。 （《孙文垣医案》）

【评议】此时疫泄泻，病因为湿热疫毒，证属协热下利，故方用二陈、葛根芩连、五苓合化，解表清里，渗利小便而获捷效。

湿热疫验案

一仆发热头疼，口渴，腹疼，小便赤，大便泻，日夜不睡者六日。予诊之曰：据脉，汗后浮数，热尚不减，乃疫症也。以滑石三钱，青蒿、葛根、白芷、片芩各一钱半，炙甘草、升麻各五分，一帖即得睡，热减大半，头痛全除。唯小水赤，头晕，脚膝无力。此病后血虚之故。以四物汤加青

蒿、酒芩、薏苡仁，服之而安。（《孙文垣医案》）

【评议】据本例临床表现，乃表里俱病，属湿热疫无疑，溲赤、便泄是其征也。故方中青蒿、葛根、白芷、升麻清解表邪，片黄芩苦寒清热，滑石、薏苡仁淡渗利湿，合之共奏解表清热利湿之功效。

表里俱热案

一仆病与前类，而身如火烁，头痛如破，大便不泻，小水赤，口渴，鼻干，不得眠，胸膈膨胀，腹饥不能食，六脉弦而数。用竹叶石膏汤，加知母、枳壳、白芷、葛根，大加青蒿，一帖而热痛减半，胸膈亦宽。唯口渴，小水短涩，睡卧不安，又与化瘟丹三钱，井水化下，渴止，稍得睡，头晕脚软，喘急。与四物汤加青蒿、酒芩、薏苡仁、木瓜，服之全安。（《孙文垣医案》）

【评议】初诊表里俱热，故用竹叶石膏汤加味解表清里并施；次诊表解热势已减，唯内热未清，故以化瘟丹清泄里热，三诊营血已伤，余热未净，筋脉不和，故投四物滋养营血，复加蒿、芩清解余热，薏苡仁、木瓜舒利筋脉，终获痊愈。

热疫误用辛温香窜案

一仆之病亦与前相似，以服丘一斋药而大吐大泻，热益增，头痛莫能当，烦躁口渴，鼻干，呕吐，小水短涩，寝食废者十四日，势甚危急。询前所服药，乃藿香正气散加砂仁、厚朴、山楂大耗元气之味，且五月火令当权之疫，当以甘寒之剂治之，何可以辛热香窜者益其火而枯其津也？其势危矣。此皆不知因时达变，唯习常胶，故以误人者。用急投人参白虎汤，加竹茹、葛根、青蒿、升麻，一帖而热除，再帖而头痛止，诸症尽去。后连治数人，多如此类，何也？此天行之疫，故一方见之。治多先以甘寒清解之剂投之，热退即以四物汤以补阴血，稍加清热之剂，而青蒿之功居多，此固一时自得之愚，用录之以告同志者，使知治法当随时俗为变，而常套不可不脱也。（《孙文垣医案》）

【评议】五月火令当权，此时疫病流行，当以热疫居多。而前医误投藿香正气散辛温香燥之品，致热势更炽，病情益剧。孙氏审时度症，认定为热疫耗伤气阴，遂投以人参白虎汤加味，药证相符，即获效验。由是观之，诊治疫病，必须辨明疫邪性质之属寒属热，属阴属阳，然后对症下药，方能奏效。若病性不明，盲目投剂，必生变端。然则辨病性，又当参合时令，这也是本案给我们的启示。此外，案中"青蒿之功居胜"一语，点出了该药治疫的重要作用，值得深思。

温疫三阳合病验案

一仆妇，年三十，患瘟疫一月余矣。非劳复即食复，今则发热咳嗽，胸胁痛，耳聋，口渴，大便七八日不行，不知人事。乃与柴胡、石膏各三钱，瓜蒌、桔梗、枳壳一钱五分，黄芩、前胡各一钱，天花粉八分，甘草五分，黄连八分，急煎服之，人事稍清。因大便不行，次日以大柴胡汤下之，又次日，大便虽行，热仍不退，改以柴胡二钱，白芍药、黄芩、麦门冬各一钱，天花粉、茯苓、甘草各六分，四帖而愈。　（《孙文垣医案》）

【评议】本例乃太阴、阳明、少阳同病，故见症如斯。首诊以柴胡、黄芩和解少阳，石膏、黄连清泄胃热，瓜蒌、桔梗、前胡宣肺止咳，复加花粉甘寒生津。次日因少阳、阳明合病未解，乃用大柴胡汤和解、泻下并施而获佳效。末诊以和解少阳，清养胃液为治，遂收全功。陆九芝尝谓："从来神昏，皆属胃家。"言虽偏执，但对本例所出现的"不知人事"，恰合病机。

虚脱进补得救案

叶子黑内人患疫，医为其汗，为其下，罄技不能起，尸寝者已浃旬。家事窭乏，亦不能复迎医，邻人睹其状，以生死在须臾间，群然发善愿，科敛助其殡敛之需。予闻为之诊，六部俱微弱不充指，右关稍滑，精神昏愦，仅一息奄奄，四肢冷厥，口渴。予诊毕语诸邻曰：据症甚危，据脉邪已尽退，唯虚惫而神气弱，非大补不能也，诸君苟能以助殡者，助其市人参，庶几可起死而还之生也。诸君既怜其死，宁不以冀其生乎？予非毫有希觊，顾渠力不足瞻，愿与诸君共圆满好生善果耳。诸邻固有善心，激于予言，益忻然相语曰：唯先生命。即以六君子汤加归芍，补气血而化痰涎，以麦门冬、五味子，复脉通心而生津液，以桂枝温其四体。午刻进药，晡

刻四肢渐暖，精神焕发，尚无力开声，改以生脉汤加远志、归、芍、苡仁、山药，调理而愈，诸邻人大快。（《孙文垣医案》）

【评议】疫病迭进汗下，患者已气息奄奄，精神昏惫，四肢冷厥，衰竭之象毕露。孙氏凭症参脉，断为"邪已尽退，唯虚惫而神气弱"，治法"非大补不能也"。遂投六君子合生脉汤化裁以强心复脉为主，药后迅即"四肢渐暖，精神焕发"，乃正气回复之佳象。继则调理而愈。本例辨证和判断预后，仰杖于脉象，足见脉诊在临床诊断上的重要性，岂可忽哉！

误下致坏证案

仆子孙安，空晨出门，途次食面三碗，饥劳感疫，因而内伤，表里皆热，及至绩溪衙中，昏闷谵语，头痛，身疼，腹痛。医不察为劳倦感疫，遽以遇仙丹下之，大便泄三四十行，邪因陷下，而为挟热下利之候。急归视之，舌沉香色，额痛口干，燥渴烦闷，昏昏愦愦。脉左弦数，右洪数，但不克指，知为误下坏症。以柴胡、石膏各三钱，白芍药、黄芩、竹茹、葛根各一钱，天花粉、甘草各五分，山栀子、枳实各七分，葱白五茎，水煎服之。后半夜吐蛔一条，乃稍得睡。次早大便犹泻二次，呕吐酸水，腹乃痛。改用小柴胡加滑石、竹茹。夜热甚，与丝瓜汁一碗，饮既神顿清爽。少顷药力过时，烦热如前，再以丝瓜汁一大碗进之，即大发战。予谓此战非寒战，乃作汗之征耳。不移时，汗果出而热犹然。忆《活人书》云：再三汗下，热不退，以人参白虎汤加苍术一钱如神。迹此，再加玄参、升麻、柴胡、白芍药、黄连，饮后身上之斑，先发者紫，后发者红。中夜后乃得睡而热散，斑寻退去，腹中微疼，肠鸣口渴，右脉尚滑，左脉已和，再与竹叶石膏汤加白芍药、苍术，服后睡安，腹仍微痛。用柴胡、芍药各一钱，人参、酒芩、陈皮、半夏各六分，甘草三分，乌梅一枚，服此腹痛渐减，精神骎骎长矣。唯两胯痛，不能转动，此大病后汗多而筋失养之故，宜当补益。人参、黄芪、白芍药、桑寄生、枸杞子、薏苡仁、桂心、牛膝、熟地黄，水煎服。后加木瓜、黄柏、当归，减去桂心，调养而痊。（《孙文垣医案》）

【评议】本案俞东扶评曰："战汗后热不退，势亦危矣。引用《活人书》治法佳极。再看其石膏、人参之去取，并不执着两胯疼痛之调养方，更周到，的是高手。"确是至当之评。

妄下妄补而成坏疫案

油潭吴中岳孺人，先感风邪，后伤饮食，发热头疼，腹中作胀。医与巴豆丸泻之而热不减。后医又以大黄重泻之，而热亦如初。再后医谓泻而热不退者为虚，大用参、芪、白术补之，补经四日，神气昏沉，不知人事。乃敦予诊，左脉弦数，右关尺沉数有力，舌尖沉香色，舌根焦黑芒刺。语言含舌不清。扣前服药，始知妄下妄补，不思饥馑之余，疫气为厉，误成坏症，危而且殆。姑以知母、柴胡各三钱，石膏六钱，枳实、天花粉各五分，粉草、黄芩、麦冬各一钱，山栀子、生地黄各七分，人参六分，竹叶三十片，生姜三片，水煎饮之。中夜后人事稍清，微有汗，舌稍柔和，语言已不含舌，骎骎然有生气矣。次日，前方减去地黄，加白芍药，舌心焦黑尽退，诸症十减其七。但大便五日未行，遍身尚痛，咳嗽。与七制化痰丸两帖，再以石膏二钱，麦冬、贝母各一钱，前胡、枳实、黄芩、栀子各六分，甘草三分，桑白皮八分，煎服而安。（《孙文垣医案》）

【评议】疫病妄下妄补，遂成坏证，后据证投以竹叶石膏、小柴胡、白虎汤合化，既清邪热，又养气阴，使病情转危为安。细绎本例救误之方药，多出自《伤寒论》，可见经方治疫，只要辨证正确，效果甚为显著，值得重视。

二阳合病之疫二则验案

朱氏子天送，时疾头疼，身若燔炭，口渴气促，申酉刻热潮更甚，舌心焦黑，遍体紫斑。语言含舌不清，时多发呃，耳聋。先治者误进藿香正气散，而加呕逆水泻。又医以柴苓汤，呕益甚，热转增剧。迎予为诊，六脉俱洪数，此少阳阳明合病之疫，以石膏五钱，知母、柴胡各三钱，黄芩一钱五分，半夏曲、麦门冬、竹茹、橘红、葛根各一钱，粉草、枳实各五分，服下热退其七，舌不燥矣。再以柴胡、半夏曲、白芍药、竹茹各一钱，石膏三钱，麦门冬、知母各一钱五分，黄连、甘草、人参各五分，水煎饮之而斑退。诸症悉平。（《孙文垣医案》）

由溪程竹坡孺人，年过六十，为疫所染，头痛口渴，舌苔前黄燥，后紫黑，身热沉重，人事昏愦，语言错乱，小水短涩，呕逆烦躁，合目不开，谵语不辄口，耳聋，胸胁痛，时五月初旬也，迎予为诊。左浮而弦数，右洪长而数，诊毕，仲君清夷问曰：何症？予曰：此热病类也。清夷曰：因体热便名热病乎？予曰：否！否！仲景谓春温过时为热病。矧兹又为热疠也。邪在阳明少阳二经。又问曰：可生乎？予曰：脉症对，可生也。此症远迩染延甚伙，不足怪。清夷曰：适方和宇亦云少阳阳明二经之病，二公所见既同，乞商确一方为幸。予与和宇诊多符合，即以柴胡、石膏为君，知母、麦冬、天花粉、竹茹为臣，黄连为佐，甘草、枳壳、桔梗为使。连进两帖，丑刻微汗，热退神清，不虞即进荤粥，下午又复大热，谵语昏沉，举家惊怖。予曰：此食复也，即以小柴胡汤加山栀、枳实、淡豆豉、鳖甲，四剂复得汗，热从散去，神顿清爽，仍口渴烦躁。以生脉汤加黄连、香薷、竹茹、竹叶而安。 （《孙文垣医案》）

【评议】例一身若燔炭，口渴气促，潮热，舌焦黑，显属阳明热盛之象，叶天士尝谓："按方书谓斑色红者属胃热，紫者热极，黑者胃烂。"是患见遍体紫斑，足证阳明热极；且见耳聋，少阳之邪未净可知。前医以湿热疫视之，迭进藿香正气、柴苓汤，致"热转增剧"。当此之时，孙氏凭症参脉，辨证为"少阳阳明合病之疫"，方用白虎汤合柴胡汤化裁，迅即获效。笔者以为，如按叶氏卫气营血来辨证，当属气营两燔之证，玉女煎、化斑汤加减，亦属对证之治。若热毒更甚，气血同病，余师愚清瘟败毒饮亦可随证选用。圆机活法，存乎人也。

例二与前案病情相仿，俱为阳明少阳二经合病之疫，其治法处方亦相类似，奏效之速，如出一辙。唯本例有"食复"之变，孙氏效仲景治食复之法之方，乃获痊愈。

阴阳易类证案

程家内眷，藏溪汪氏女也。乃夫殁于疫疠，新寡七日，疫即及之。大热，头疼口渴，胸胁并痛。医与小柴胡汤，夜忽梦夫交泄，而觉冷汗淫淫，四肢如解，略不能动，神昏谵语，面如土色，舌若焦煤，强硬。迓予诊之。六脉沉弦而数，大小便俱秘，此亦阴阳易类也。疫后有是，危已极矣。予以生脉汤加柴胡、黄芩、桂枝、甘草，水煎成，将乃夫昔穿旧裤裆，烧灰调下，两剂而神醒，体温，汗敛，舌始柔和，焦也渐退。次日，仍以前方加酸枣仁、竹茹，四肢始能运动，乃饮粥汤。仅一子，甫十岁，一女，甫十四岁，继被疫困，均以六神通解散汗之而安。妯娌及婢辈六人，皆六神

通解散瘳之。举家德予，以为再造。　（《孙文垣医案》）

【评议】病疫梦交，阴精戕伤，正不胜邪，病已危急。用生脉汤加味，乃扶正祛邪之法。方中所用烧裈散，是治阴阳易的古方，立方似涉荒诞，现已摒弃不用。

食复热在心包络案

何明吾，时疫食复，大便不通，呕恶，内热，昏愦不省人事，或作梦语，循衣摸床，此热在心包络经。以竹茹、麦冬、知母、山栀各一钱，陈皮、半夏曲、酸枣仁、枳实各八分，甘草三分，服之。至夜半，人事稍清，余热未散。用石膏三钱，知母二钱，竹茹、麦门冬、生酸枣仁各一钱，天花粉、陈皮各七分，枳实、麦芽、半夏曲各六分，水煎饮之。下午大便行而热退，诸症悉愈。　（《孙文垣医案》）

【评议】时疫初愈，余邪未尽，灰中有火，因饮食不慎，致邪火复炽，病有反复，名曰"食复"。治用清热消食并施，恰合病机，故能获效。

胃肠燥热案

史鹤亭太史，丁亥春患瘟疫，头痛，身热，口渴吐白沫，昼夜不休。医师误谓太史初罢官归，妄投解郁行气药，不效；又投以四物汤，益甚。诸医谢去，谓公必死。遣使迎仲淳至，病二十余日矣，家人具以前方告。仲淳曰：误也。瘟疫者，非时不正伤寒之谓，发于春故谓瘟疫。不解表，又不下，使热邪弥留肠胃间，幸元气未尽，故不死。呕索淡豆豉约二合许炒香，麦门冬两许，知母数钱，石膏两许。一剂，大汗而解。时大便尚未通，太史问故？仲淳曰：昨汗如雨，邪尽矣；第久病津液未回，故大便不通，此肠胃燥，非有邪也。今日食甘蔗二三株，兼多饮麦门冬汤。不三日，去燥粪六十余块而愈。　（《先醒斋医学广笔记》）

【评议】观此案，谅由无形邪热弥留胃肠，致中焦津液耗伤，故首用白虎汤合麦冬、豆豉清热生津透邪，使邪从汗解。邪去而肠燥未复，是以专事养阴生津，润肠通便，遂解燥粪而愈。甘蔗乃养阴生津之佳品，王孟英对它十分推重，称其为"天然复脉汤。"吴鞠通《温病条辨》中"五汁饮"，亦用此味。

下法救治疫病案

丙辰，永嘉孝廉正龙友南还，从者病，召予诊之。望其色黯紫，舌本深红，知其次日当病，果发热。越三日，其叔培竹欲归，将发，诊其脉沉而散，予遂极力挽留，谓龙友虽病而脉有神理，培竹身虽未病而邪实深入，病于中路，将奈何？至次晚，大吐，脉随脱，药以人参三钱，脉复；有以枣仁等剂投之者，其热转盛，十四日，脉已八至，舌短神昏。予以非今晚用下，必然胃烂，幸其甥张季昭为之担当，因用芩、连、大黄一剂，次日遂愈。随行十五人皆疫，一老仆殿后，法亦当下，以无人担当，稍过期，舌遂缩入，不能咽水浆，七日毙。主人问：前孝廉及随行皆疫，疫一证也，何其先后重轻不等，而治之下一法也？其当下失下，生死霄壤，然又可以前知是主何术？予曰：天行疫疠，乃一方气化，人受之者，从口鼻入。因人色力盛衰，为病势轻重，审色与脉，可以先知之。又疫者，温热病之沿漫也，其病之因，从寒郁火，其色当紫，紫为水克火之色也。火病之发，应心之苗，故舌色深红，杜清碧谓之将瘟舌。而脉体须浮，浮脉象火，病发必顺，若沉则邪入甚深，势必暴焚者，逆也。永嘉两君，一得其色，一得其脉，其轻重亦为易晓。然火性急烈，而中宜虚。故河间得旨，邪入里深者，莫不用下，下之中空而火性自平矣。中实则火无从散，其溃烂可必，当下之时，真不可缓，失时之宜，无籍著力。思培竹主仆，每为惕然。（《芷园臆草存案》）

【评议】本案所谓"审色与脉，可以先知之"，指出了察色按脉在疫病诊断和预后判断上的重要作用，临证须细心体验。同时又说"当下失下，生死霄壤""邪入里深者，莫不用下，下之中空而火性自平矣"，强调了下法在疫病治疗上的重要地位。联系吴又可《温疫论》有关下法的论述，如"急证急攻""因证数攻""凡下不以数计，有是证则投是药""承气本为逐邪而设，非专为结粪而设也"，无疑会加深对本案治法的认识。

表里俱热泄泻案

陈好古，患两太阳痛，左胁作疼，口渴大便泻水，小便短赤，面色如尘。予诊其脉，滑大而数，右关为甚。时正春末夏初，曰：此疫症也。好古曰：据公说，是瘟病了？见其词色有怒意，予辞而退。更一医以胃苓汤投之，烦渴异常，语言错乱。其家复来延予，意不欲往，而恳之者再，复诊之其脉仍前，症似危急，然细参其色脉症候，不过热郁之极，故烦乱沉昏耳。其泻者，因表气不舒，故里气不固也。用白虎合解肌汤疗之，二剂而神思便清，又二剂而起，且饮食矣。后好古枉顾负荆。

卢绍庵曰：疫疠之行，大则一方，次则一乡，又次则一家，俗称瘟病，虽至亲不相问遗往来。先生一看决之，奈愚人讳疾忌医，舍先生而他适，驯致药误病深，又复相求，先生不以小嫌介意而往起之，斯诚仁者之心！（《陆氏三世医验》）

【评议】《黄帝内经》有谓："湿胜则濡泻"。前医据此投胃苓汤以治，谅误诊为湿邪致泻。然则本例系表里俱热，其泄泻是因表气不舒，肺移热于大肠所致，有如协热下利，故后医以白虎汤清里热，解肌汤祛表邪，非见泻止泻也。

正不胜邪用扶正达邪得愈案

南关一屠户沈姓者，四月间，患疫未起床，其妻以伏事劳倦，亦相传染，月余而身热，谵语不清，生理久废，资本又尽，于祀神裸体闭门，奄奄待毙而已。其邻邵南桥，年高行善，常用令小奚饮酒食蒜，以粥饲其夫，又在诸邻敛银两许，以为此妇殡殓之资。偶遇予，道时疫之多，并述其事。予曰：近来时症颇多可救，予试往看。南桥先令小奚，通知其夫，即与予同往。其夫强起掩覆其妻，予进诊视，面赤唇焦，气促厥冷，身热如火，其脉浮之数大而散，沉之细涩而微。予出谓南桥曰：若以殡殓之资，半易人参，此妇尚可生也。南桥即同予赎人参五钱，予以白虎合生脉二剂与之，嘱曰：若有好处，明日再为诊看。服后人事顿爽，热已半减，手足温和。南桥喜甚，来拉予往看，其脉稍敛有神。予以前方加白芍，人参止用一钱，付四剂。十日，其夫卧床未起，而此妇已能行走矣。

陆阇生曰：瘟疫之症，云能传染，虽至亲不相往来，沈屠劳力营生，即四体健旺，恒苦衣食不给，何况经卧病月余，此则阖门待毙，亦势所无如何也。而所可尚者，邵君之不避俗忌，赒恤百端，而先生偶闻其事，自许往治，又复施药以拯其命，此不独为先生之治验也，而两人之乐善，诚足为世俗风矣。（《陆氏三世医验》）

【评议】症见面赤唇焦，气促厥冷，身热如火，脉浮之数大而散，沉之

197

细涩而微，显属阳明热炽，元气虚脱，正不胜邪之候。陆氏用白虎合生脉，洵为扶正达邪、标本兼顾之治，药中肯綮，是以效如桴鼓。

因证数攻得愈案

温疫下后二三日，或一二日，舌上复生苔刺，邪未尽也。再下之，苔刺虽未去，已无锋芒而软，然热渴未除，更下之，热渴减，苔刺脱，日后更复热，又生苔刺，更宜下之。余里周因之者，患疫月余，苔刺凡三换，计服大黄二十两，始得热不复作，其余脉证方退。所以凡下不以数计，有是证则投是药，医家见理不透，经历未到，中道生疑，往往遇此证，反致耽搁。但其中有间日一下者，有应连下三四日者，有应连下二日间一日者，其中宽缓之间，有应用柴胡清燥汤者，有应用犀角地黄汤者。至投承气，某日应多与，某日应少与，其间不能得法，亦足以误事，此非可以言传，贵乎临时斟酌。

朱海畴者，年四十五岁，患疫得下证，四肢不举，身卧如塑，目闭口张，舌上苔刺。问其所苦不能答，因问其子，两三日所服何药，云进承气汤三剂，每剂投大黄两许不效，更无他策，唯待日而已，但不忍坐视，更祈一诊。余诊得脉尚有神，下证悉具，药浅病深也。先投大黄一两五钱，目有时而小动，再投舌刺无芒，口渐开能言。三剂舌苔少去，神思稍爽。四日服柴胡清燥汤，五日复生芒刺，烦热又加，再下之。七日又投承气养荣汤，热少退。八日仍用大承气，肢体自能少动。计半月，共服大黄十二两而愈。又数日，始进糜粥，调理两月平复。凡治千人，所遇此等，不过三四人而已，姑存案以备参酌耳。（《温疫论》）

【评议】吴又可治疫，强调逐邪务尽，推崇攻下之法，并主张"因证数攻"，"凡下不以数计"，只要疫邪未去，实证尚存，不论已服下剂数次，仍可继续用之，以上二例即是典型例子。值得指出的是，吴氏在数下之间，注意应用宽缓之剂兼扶正气（如柴胡清燥汤之类），以便为再下创造条件，绝不是一味滥用、妄用攻下法，很有指导意义。

阳郁体厥案

施幼声，卖卜颇行，年四旬，禀赋肥甚。六月患时疫，口燥舌干，苔刺如锋，不时太息，咽喉肿痛，心腹胀满，按之痛甚，渴思冰水，日晡益甚，小便赤涩，得涓滴则痛甚，此下证悉备，但通身肌表如冰，指甲青黑，六脉如丝，寻之则有，稍轻则无，医者不究里证热极，但引陶氏《全生集》，以为阴证。但手足厥逆冷过肘膝，便是阴证，今已通身冰冷，比之冷过肘膝更甚，宜其为阴证一也；且陶氏以脉分阴阳二证，全在有力无力中分，今已脉微欲绝，按之如无，比之无力更甚，宜其为阴证二也；阴证而得阴脉之至者，复有何说，遂主附子理中汤。未服，延予至，以脉相参，表里互较，此阳证之最者，下证悉具，但嫌下之晚耳。盖因内热之极，气道壅闭，乃至六脉如无，此脉厥也。阳郁则四肢厥逆，若素禀肥盛尤易壅闭，今亢阳已极，以至通身冰冷，此体厥也。急投大承气汤，嘱其缓缓下之，脉至厥回，便得生矣。其妻闻一曰阴证，一曰阳证，天地悬隔，疑而不服。更请一医，指言阴毒，须灸丹田，其兄叠延三医续至，皆言阴证，乃进附子汤，下咽如火，烦躁顿加，逾时而卒。　（《温疫论》）

【评议】厥逆有阳厥、阴厥之分，《伤寒论》早有记述。本例为温疫体厥，外证脉微欲绝，四肢厥逆，通身冰冷，酷似"阴厥"之重证。但吴氏细察病情，诊得患者口燥舌干，苔刺如锋，咽喉肿痛，心腹胀满，按之痛甚，渴思冰水，小便赤涩，遂诊为"阳证之最者"，即内真热外假寒之"阳厥"重证。究其病机，乃邪热内遏，气道壅塞，阳气郁结不得敷布，以致形成全身冰冷的"体厥"证。故吴氏主张下其郁结，去其壅塞，俾阳气宣通，布达于体表，方可脉至厥回。无奈病家疑而不服，遂致不救。

新旧交病案

吴江沈音来之室，少寡，素多郁怒，而有吐血证，岁三四发，吐后即已，无有他证，盖不以为事也。三月间，别无他故，忽有小发热，头疼身痛，不恶寒而微渴。若恶寒不渴者，乃感冒风寒，今不恶寒微渴者，疫也。至第二日，旧证大发，吐血倍常，更加眩晕，手振烦躁，种种虚躁，饮食不进，且热渐加重。医者病者，但见吐血，以为旧证复发，不知其为疫也，故以发热认为阴虚，头疼身痛，认为血虚，不察未吐血前一日，已有前证，非吐血后所加之证也。诸医议补，问予可否，余曰：失血补虚，权宜则可，盖吐者内有积血，正血不归经，所以吐血也。结血牢固，岂能吐乎？能去其结，于中无阻，血自归经，方冀不发。若吐后专补内则血满，既满不归，血从上溢也。设用寒凉尤误。投补剂者，只顾目前之虚，用参暂效，不能拔去病根，日后又发也。况又兼疫，今非昔比，今因疫而发，血脱为虚，邪在为实，是虚中有实。如投补剂，始则以实填虚，沾其补益，既而以实填实，灾害并至。于是暂用人参二钱，以茯苓、归、芍佐之，两剂后，虚证减退，热减六七，医者病者皆谓用参得效，均欲速进，余禁之不止，乃恣意续进，便觉心胸烦闷，腹中不和，有气求哕不得，此气不时上升，便欲作呕，心下难过，遍体不舒，终夜不寐，喜按摩捶击，此皆外加有余之变证也。所以然者，止有三分之疫，只应三分之热，适有七分之虚，经络枯涩，阳气内陷，故有十分之热。分而言之，其间是三分实热，七分虚热也。向则本气空虚，不与邪搏，故无有余之证。但虚不任邪，唯懊憹、郁冒、眩晕而已，今投补剂，是以虚证减去，热减六七，所余三分之热者，实热也，乃是病邪所致，断非人参可除者，今再服之，反助疫邪，邪正相搏，故加有余之变证，因少与承气微利之而愈。按此病设不用利药，宜静养数日亦愈。以其人大便一二日一解，则知胃气通行，邪气在内，日从胃气下趋，故自愈。间有大便自调而不愈者，内有湾粪，隐曲不得下，下得宿粪极臭者，病始愈。设邪未去，恣意投参，病乃益固，日久不除，医见形体渐瘦，便指为怯证，愈补愈危，死者多矣。（《温疫论》）

【评议】《金匮要略》有云："夫病痼疾，加以卒病，当先治其卒病，后乃治其痼疾也。"为旧病新病交加指出了治疗原则。诚然如此，但临床又当根据病情轻重缓急，孰主孰次，灵活地掌握。本例由于旧有吐血之疾，加之复感疫邪，以致吐血大发，并见发热而渴，头疼身疼等症。此时呈现虚实兼夹，新旧交病的复杂局面。医者应用补法，"从多从少"掌握不当，以致中途出现变证，后经吴氏少与承气汤微利之而愈，体现了吴氏治疫"邪不去则病不瘳"的学术思想。

疫疬渐入膻中或逆传心胞案

朱　疫疬秽邪，从口鼻吸受，分布三焦，弥漫神识，不是风寒客邪，亦非停滞里症，故发散消导，即犯劫津之戒，与伤寒六经大不相同，今喉痛，丹疹，舌如朱，神躁暮昏，上受秽邪，逆走膻中，当清血络，以防结闭，然必大用解毒，以驱其秽，必九日外不致昏愦，冀其邪去正复。疬邪入膻渐干心胞。

犀角（注：现用水牛角代替）　连翘　生地　玄参　菖蒲　郁金　银花　金汁　（《临证指南医案》）

谭　口鼻吸入秽浊，自肺系渐干心胞络，初病喉痛舌燥，最怕窍闭神昏之象，疫毒传染之症，不与风寒停滞同法。

玄参　连翘　郁金　银花　石菖蒲　靛叶　射干　牛蒡

冲入真白金汁一杯。（《临证指南医案》）

金氏　人静则神昏，疠邪竟入膻。王先生方甚妙，愚意兼以芳香宣窍逐秽。

至宝丹。（《临证指南医案》）

时疫发热，脘闷恶心，斑发不爽，神烦无寐，舌色转红。邪热将入营分，虽胃滞未清，亦宜先清营热，勿得滋腻为稳。

鲜竹心　元参　连翘心　鲜菖蒲　银花　川贝　（《叶氏医案存真》）

时疫六日不解，头疼发热，舌绛烦渴，少腹痛剧，已经心包，虑其厥痉。

犀角　连翘心　银花　元参　通草　鲜生地

又方：

犀角　鲜生地　元参　麦冬　川贝　（《叶氏医案存真》）

【评议】以上五例，均属疫疠之邪渐入膻中，或逆传心胞案。叶氏皆从清营解毒、宣窍逐秽立法，并按照他自己在《温热论》中所提出的"入营犹可透热转气"的治则，清营解毒多采用犀角、生地、银花、连翘之类。至于开窍逐秽，则善用菖蒲、郁金、至宝丹等品。处方中金汁一药，解毒之力尤著，因药源不洁，现已不用。

又，例一酷似猩红热。

营卫同病治案

先厥后热，邪气蕴伏亦久，从传染而得。今脉数舌红，头疼干呕，脘闷多痰，皆是热蒸营卫，虑其再厥。

羚角　犀角　连翘心　川贝　元参　郁金

又方：

犀角　连翘心　川贝　元参　银花　通草　郁金

又方：

犀角　连翘心　川贝　通草　银花　石菖蒲　金汁

又，前方去通草加麦冬

又方：

卷心竹叶　知母　生甘草　麦冬　花粉　川贝

又方：

鲜佩兰汁　麦冬　南花粉　枣仁　米仁　川贝　　（《叶氏医案存真》）

【评议】叶天士是温病学派的代表人物，其最大贡献是创立卫气营血辨治纲领。本例舌红，是邪入营分的标志；头疼乃卫分之邪未罢，故诊断为"热蒸营卫"，即营卫同病。试观前后数方，以羚角、犀角、玄参、麦冬、金汁清营解毒，连翘、竹叶、银花泄卫透邪。"入营犹可透热转气"，这是叶氏治疗营分证的至理名言，处方中亦有充分体现。吴鞠通《温病条辨》清营汤，即受此启发而制订。

运气转移关乎治疫案

雍正十年，昆山瘟疫大行，因上年海啸，近海流民数万，皆死于昆，埋之城下。至夏暑蒸尸气，触之成病，死者数千人。汪翁天成亦染此症，身热神昏，闷乱烦躁，脉数无定。余以清凉芳烈，如鲜菖蒲、泽兰叶、薄荷、青蒿、芦根、茅根等药，兼用辟邪解毒丸散进之，渐知人事。因自述其昏晕时所历之境，虽言之凿凿，终虚妄不足载也。余始至昆时，惧应酬不令人知，会翁已愈，余将归矣。不妨施济，语出而求治者二十七家，检其所服，皆香燥升提之药，与证相反。余仍用前法疗之，归后有叶生为记姓氏，愈者二十四，死者止三人，又皆为他医所误者，因知死者皆枉。凡治病不可不知运气之转移，去岁因水湿得病，湿甚之极，必兼燥化，《内经》言之甚明，况因证用药，变化随机，岂可执定往年所治祛风逐湿之方，而以治瘟邪燥火之证耶？　（《洄溪医案》）

【评议】徐洄溪为清代医家，较叶天士晚出，曾对叶天士《临证指南医案》做过评定。观此案，用药轻灵可喜，无疑受叶氏影响。案中谓"治病不可不知运气之转移"，确是经验之谈。证诸临床，如疫病的发生和流行，与运气不能说无关，其治疗亦需参合运气而立法遣药，本案对此有所阐发，值得深思。

温疫误治不救案

张子和曰：元光春，京师翰林应泰李屏山，得瘟疫症，头痛身热口干，小便赤涩。渠素嗜饮，医者便与酒癥丸兼巴豆，利十余行。次日头痛诸病仍存，医者不识，复以辛温之剂解之，加之卧于暖炕，强食葱醋汤，图获一汗。岂知种种客热，叠发并作，目黄斑生，潮热吐泄，大喘大满，后虽用承气下之，已无及矣。至今议者纷纭，终不知热药之过，往往归罪于承气汤。用承气汤者，不知其病已危，犹复用药，学不明故也，良可罪也。然议者不归罪于酒癥丸，亦可责也。夫瘟症在表不可下，况巴豆丸乎？巴豆不已，况复发以辛热之剂乎？彼随众毁誉者，皆妄议者也。（《续名医类案》）

【评议】 本例温疫，当是热疫，其证可凭。医者首用温下，一误也；次用辛温发汗，二误也。一误再误之后，方悟及是热疫实证，虽用承气汤泻下，然为时已晚，终至不救。张子和通过此案的分析，指出其误于辛热之剂，力辟归咎于承气汤之非议，其实是为其推重攻下法治病树帜。

大黄愈疫案

宋宝庆二年丙戌冬十一月，耶律文正王，从元太祖下灵武，诸将争掠子女玉帛，王独取书籍数部，大黄两驼而已。既而军中病疫，得大黄可愈，所活几万人。辍耕录。文田案：兵卒多，饮酒食物劳汗又多，温疫一行，必遽传阳明胃府，此大黄所以往无不利也。王氏删此案非是。（《续名医类案》）

【评议】大黄功擅清热解毒，泻下逐邪，用于疫毒传于阳明胃府，自然奏效。明末清初吴又可《温疫论》对大黄之类泻下药治疫，推崇备至，说理透彻。

热疫宜水案

邱汝诚因访友，闻邻家哭声，问何故。曰：邻某甲，得时疾。邱令汲水置大桶中，以帘横其人于上，病遂愈。文田案：此瘟疫证由中暍而得者也。（《挥尘新谈》）（《续名医类案》）

【评议】中暍，即中暑。本例谅由感染暑热疫毒而致病，当有高热，烦渴，甚或神昏等症。观其治疗，乃清热涤暑的物理降温之法，值得效仿。

冰水救治热疫案

吴嗣昌治浙督赵清献公名臣，常遘危疫。吴独排众议，投冰水立苏之，公尊礼若神。曰：君其不朽。（《续名医类案》）

【评议】此例必见高热神昏，故投冰水其效如神，亦属物理降温之妙法。

食复治宗仲景案

程竹坡室，年过六十染疫，头疼口渴，舌苔前黄燥后紫黑，身热沉重，人事昏愦，语言错乱，小水短涩，呕逆烦躁，耳聋胸胁痛，时五月初旬也，脉左浮而弦数，右洪长而数，邪在少阳阳明二经。即以柴胡、石膏为君，知母、麦冬、天花粉、竹茹为臣，黄连为佐，甘草、枳壳、桔梗为使，二帖得微汗，热退神清。因骤进荤粥，又大热谵语昏沉，此食复也。以小柴胡加山栀子、枳实、淡豆豉、鳖甲。四帖复得汗，热退神清，仍口渴躁烦，以生脉汤加黄连、香薷、竹茹、竹叶而安。（《续名医类案》）

【评议】《注解伤寒论》云："病有劳复，有食复。伤寒新差，血气未平，余热未尽，早作劳动病者，名曰劳复。病热少愈而强食之，热有所藏，因其谷气留搏，两阳相合而病者，名曰食复。"本例食复所用之方，取自《伤寒论》"伤寒差已后，更发热者"之小柴胡汤和治食复之枳实栀子豉汤。

热渴发呃案

鲍五保，患时疫耳聋，身热口渴，大便五日不行，人事不清。竹叶、黄芩、柴胡、半夏曲、甘草、枳壳、天花粉、知母煎服，而热渴更甚，大便行而泻，手挛缩不能伸，且发呃咳嗽。改用柴胡、石膏、竹茹、人参、甘草、麦冬、半夏曲、橘红、黄芩、黄连，一服而呃止泻除，诸证悉愈。（《续名医类案》）

【评议】先后两诊，用方同中有异，首方以小柴胡汤化裁，后方以小柴胡汤、橘皮竹茹汤、竹叶石膏汤合化，且增强了清热解毒的作用，故两方效验有别。处方用药，贵在丝丝入扣，一药之进退，常可影响疗效，甚至会得到相反的结果，投剂之难，于此可见一斑。

少阳阳明合病之虚热案

陆养愚治费西村患时疫，头疼身热，口渴气喘，下午热潮更甚，或以藿香正气散投之，烦躁特甚，舌心焦黑，谵语发斑；又与柴苓汤，更加呕哕，且自汗不止，脉之浮数而微。曰：此少阳阳明合病之虚热也。用白虎汤加人参、黄芪、葛根、柴胡、灯心、竹叶，热减十分之七，汗亦稍止。后以人参、麦冬、五味、黄芩、山栀、甘草二剂，斑亦渐退。（《续名医类案》）

【评议】据前医所投藿香正气散、柴苓汤，谅误以为系湿温为患。后医所用之方，则从益气生津、清热祛邪立法而获效，可见本例当属正虚邪实之热疫或暑热之疫。

温疫得下而安案

卢不远治永嘉王龙友，望其色黯紫，舌本深红，知其次日当病，果发热。越三日，其叔培竹欲归，将发，诊其脉沉而散，卢极力挽留，谓龙友虽病，而脉有神理，君虽未病，而邪实深入，病于中路，将奈何？至次晚大吐，脉随脱，药以人参三钱，脉复。有以枣仁等剂投之者，其热转盛。十四日脉八至，舌短神昏。卢谓：今晚非用下，必然胃烂。因用芩、连、大黄一剂，次日遂愈。盖疫为疠气，人受之多从口鼻人，因人色力盛衰以为轻重，审色与脉，可以先知。又疫者，瘟热病之沿漫也。其病之因，由寒郁火，故其色紫，紫为水克火之色也。火病之发，应心之苗，故舌色深红。杜清碧谓之将瘟舌，而脉体须浮，浮脉象火，病发必顺；若沉则邪深入里，势必暴焚。河间多用下法，下之中空，而火性自平矣。如当下而失时，必胃烂而死。（《续名医类案》）

【评议】以审色与脉，作为疫病诊断和辨证的重点，这是本案给我们的提示和启发，值得细玩。在疫病的治疗上，吴又可《温疫论》强调下法逐邪的重要性，本例的治法，亦可佐证吴氏观点信不我欺。

热灼津伤得水自愈案

一人感疫，发热，烦渴思饮冰水，医者禁服生冷甚严，病者苦索不与，遂至两目火并，咽喉焦燥，昼夜不寐，目中见鬼，病人困剧，自谓得冷水一滴下咽，虽死无恨，于是乘隙，匍匐窃取井水一盆，置之枕旁，饮一杯，目顿清亮，二杯鬼物潜消，三杯咽喉声出，四杯筋骨舒畅，不觉熟睡，俄而大汗如雨，衣被湿透，脱然而愈。盖其人瘦而多火，素禀阳藏，医与升散，不能作汗，则病转剧，今得冷饮，表里和润，自然汗解矣。（《续名医类案》）

【评议】此案颇耐人寻味，值得细玩。瘟疫热灼津伤，济之以水，自然之理。无奈医者固执己见，禁服生冷甚严，致病势加剧，患者迫不得已，窃取井水饮服，病情迅获转机，此等案，既关系到治疗，又关系到护理，于医者和病家均有警示作用。

时疫发斑案

一北人患时疫，寒热不止，舌苔黄润，用大柴胡下之，烦闷神昏，杂进人参白虎、补中益气，热势转剧，频与芩、连、知母，不应。张诊之，左脉弦数而劲，右脉再倍于左，周身俱发红斑，唯中脘斑色皎白，诸医莫审白斑之由，因喻之曰：良由过服苦寒之剂，中焦阳气失职故也。法当通达其斑，兼通气化，无虑斑色不转也。遂用犀角、连、山栀、人中黄，昼夜连进二服，二便齐行，而斑化热退，神清食进，起坐徐行矣。其昆季同时俱染其气，并进葱白、香豉、人中黄、连翘、薄荷之类，皆随手愈。（《续名医类案》）

【评议】时疫发斑，多因热毒深入营血所致。叶天士有谓"入营犹可透热转气"，故本例之治，重在清营凉血解毒，但仍不忘透热转气，如连翘之用，殆即此意。

邪热入腑案

柴屿青治吴氏妇患疫，家人谓因怒而致，医遂用沉香、乌药、代赭等药，兼用表剂二十余日，胸膈胀闷，壮热不休，脉之左手稍平，右三部洪数，此疫证邪热入腑，表散徒伤卫气，病亦不解。乃连进瓜蒂散二剂，吐去涎痰。察其邪尚未衰，又与小承气二剂，下宿垢数行，而热渐退。调理至十余日，脉始平复。（《续名医类案》）

【评议】温疫用温燥理气之药，津液势必受损，此一误也；又用表散之剂，徒伤卫气，此二误也。邪热乘机入腑，下证已具，故用小承气通腑泻实，使邪从下而泄，更寓急下存阴之意。

时疫气脱脉伏案

苏韬光侍郎云：予作清流县宰，县卒申屠行父之子妇患时疫，三十余日，已成坏症。予令服夺命散，又名复脉汤，人参一两，水二钟，紧火煎一钟，以井水浸冷服之。少顷，鼻梁有汗出，脉复立瘥。凡伤寒时疫，不问阴阳老幼，误服药饵，困重垂危，脉沉伏，不省人事，七日以后，皆可服之，百不失一。《本草纲目》《仁和县志》。此阴伤而阳亦将脱，故以复脉得效。是时人参亦可用矣。但云七日以后皆可服，则昧医理之言，王氏率意拟删，亦未为当。（《续名医类案》）

【评议】此乃气脱垂危之证，故用人参益气固脱复脉而获愈。独参汤拯危救急，现代亦常用之。

误治而成坏疫案

吴某妇，先感风邪，后伤饮食，发热，头痛，腹胀，医与巴豆丸泻之，热如初；又以大黄重泻之，热亦如初；再后者谓泻而热不退者为虚，大用参、芪、术补之，四日神气昏沉，不省人事。孙诊之，左脉弦数，右关尺沉数有力，舌尖沉香色，舌根焦黑芒刺，语言不清。盖不知饥馑之余，疫气为疠，妄下妄补，误成坏疫，危且殆矣。姑以柴胡、知母各三钱，石膏六钱，枳实、花粉各五分，甘草、黄芩、麦冬各一钱，山栀、生地各七分，人参六分，竹叶三十片，姜三分，水煎饮。至中夜后，人事稍清，微有汗，舌柔和。次日前方去生地加白芍，舌心焦黑尽退。大便五日未行，身尚痛，咳嗽，与七制化痰丸二帖，再以石膏二钱，麦冬、贝母各一钱，前胡、枳壳、黄芩、栀子各六分，甘草三分，桑皮八分，全安。（《续名医类案》）

【评议】疫病妄下妄补，遂成坏证，后据证投以竹叶石膏、小柴胡、白虎汤合化，既清邪热，又养气阴，使病情转危为安。细绎本例救误之方药，多出自《伤寒论》，可见经方治疫，只要辨证正确，效果甚为显著，很值得重视。

凉散过当转用温补奏功案

一妇人，发热头痛，医与九味羌活汤、十神汤，不效，加口渴，舌黑如煤。又医与如神白虎汤、竹叶石膏汤，亦不效，加泄泻不止，人事昏沉，四肢厥冷，呼吸气微，米粒不进者十四日，具含敛矣。孙诊之，脉细如蛛丝，曰：此疫症也。合生脉、理中二汤饮之，连进二帖，夜半神气稍苏，饮粥汤半盏，次早六脉渐见。喜曰：脉绝微续者生，可无虞矣。仍与前药，至晚泻止，口不渴，舌煤退，精神爽，再用人参、白术各五钱，炮姜、炙草各二钱，麦冬二钱，五味十五粒，仍是理中、生脉，不拘时服，数日全愈。此即坏症也。前医凉散过当，故以温补奏功。（《续名医类案》）

【评议】凉散过当而成坏证，其病理症结在于气阴欲脱，中阳衰败，故用生脉、理中扶正救逆而化险为夷。

战汗得愈案

吴球泉内人，痢疾后感寒，月水适至，壮热，头微疼，口渴，遍身疼，胸膈饱闷，烦躁，耳聋，大便泻，舌白苔，脉七八至乱而无序。脉躁多凶，第此为热郁之极而然。躁极而静，郁极而通，后之伏而战汗，势也，亦理也。孙曰：此三阳合病，春瘟症也。且投三阳药服之，挑察微应，再为区处，以柴胡三钱，葛根、白芍各二钱，枳实、桔梗、酒芩、竹茹各一钱，天花粉八分，炙甘草、桂枝各五分。服后遍身如冰，面与四肢尤甚，六脉俱无，脉双伏或单伏而四肢厥冷，欲战汗也，宜熟记！举家及医者皆叹为故矣。孙曰：非死候也。盖夜半阴极阳生，势欲作汗。譬之天将雨，必六合晦冥。诸医咸匿笑。四鼓后果战而汗出，衣被皆湿，肢体渐温，神思清爽，且索粥，唯耳尚聋，腹中大响，脉近六至，改以柴苓汤加乌梅，两帖而愈。（《续名医类案》）

【评议】有关战汗的机理与临床表现，吴又可《温疫论》有"战汗"专篇论述，对其转归和预后，指出"厥回汗出者生，厥不回汗不出者死"。试观本例，战而汗出，衣被皆湿，肢体渐温，乃正胜邪却之佳象也，故预后良好。

胃津消亡肾水犹存得救案

喻嘉言治钱仲昭，患时气外感，三五日发热头疼，服表汗药，疼止热不清，口干唇裂，因而下之，遍身红斑，神昏谵语，食饮不入，大便复秘，小便热赤，脉见紧小而急，曰：此症前因误治阳明胃经，表里不清，邪热在内，如火燎原，津液尽干，以故神昏谵妄，若斑转紫黑，即刻死矣。目今本是难救，但其面色不枯，声音尚朗，乃平日保养，肾水有余，如旱田之侧，有下泉未竭，故神虽昏乱，而小水仍通，乃阴气未绝之征，尚可治之。不用表里，单单只一和法，取七方中小方，而气味甘寒者用之，唯如神白虎汤一方，足以疗此。盖中州元气已离，大剂、急剂、复剂，俱不敢用。而虚热内炽，必甘寒气味，方可和之耳。但方虽宜小，而服则宜频，如饥人本欲得食，不得不渐渐与之，必一昼夜频进五七剂，为浸灌之法，庶几邪热以渐而解，元气以渐而生也。若小其剂，复旷其日，纵用药得当，亦无及矣。如法治之，更一昼夜，热退神清，脉和食进，其斑自化。（《续名医类案》）

【评议】叶天士尝谓："邪热不燥胃津，必耗肾液。"而阴液之盈亏存亡，关系到温病（含瘟疫）之预后吉凶，所以前贤称"存得一分津液，便有一分生机"，观本例，迭经误汗误下，致胃津消亡殆尽，险象丛生，所幸患者平素善知保养，病虽剧而肾水犹存，下元未竭，故断为"尚可治之"。药用甘寒生津益胃，小剂频服，如是则邪热渐解，胃津渐生而得救矣。

表里两感案

金鉴，春日病瘟，误治二旬，酿成极重死症，壮热不退，谵语无伦，皮肤枯涩，胸膛板结，舌卷唇焦，身倦足冷，二便略通，半渴不渴，面上一团黑滞。前医所用之药，不过汗、下、和、温之法，绝无一效。喻曰：此症与两感伤寒无异，但彼日传二经，三日传经已尽即死，不死者，又三日，再传一周，定死矣。此春温证不传经，故虽邪气留连不退，亦必多延几日，待元气竭绝乃死。观其阴证阳疾，两下混在一区，治阳则碍阴，治阴则碍阳，然法曰发表攻里，本自不同；又谓活法在人，神而明之。未尝教人执定勿药也。吾有一法，即以仲景表里二方为治，虽未经试验，吾天机勃勃自动，若有生变化行鬼神之意，必可效也。于是以麻黄附子细辛汤，两解其在表阴阳之邪，果然皮间透汗，而热全清。再以附子泻心汤，两解其在里阴阳之邪，果然胸前柔活，而人事明了，诸证俱退。次日即食粥，以后竟不需药，只在此二剂，而起一生于九死，快哉！此案后学宜反复详玩之。（《续名医类案》）

【评议】伤寒有太阳少阴两感的麻黄附子细辛汤证，《伤寒论》明文载之。本例虽是瘟疫，然据其证，喻氏断为与伤寒两感无异，遂用麻黄附子细辛汤两解表里之邪，药后竟获汗出热退之效，此等证用此等法，全在于医者熟谙《伤寒论》，活用伤寒之法以治瘟疫，"活法在人，神而明之"，此之谓也。

时疫愈后浮肿案

严氏妇，年三十，时疫后脉症俱平，饮食渐进，忽然肢体浮重，别无所苦，此即气复也。盖大病后血未成，气暴复，血乃气之依归，气无所依，故为浮肿。嗣后饮食渐加，浮肿渐消。若投行气利水药，则谬矣。据所云则养血之剂宜投也。文田案：魏氏之论是矣。此当用复脉汤去参、桂、姜、枣。（《续名医类案》）

【评议】此证的病机值得研究，文田认为可用复脉汤化裁以治，更有深意，临床可备一格。

热疫发斑案

吴桥治朝有濡，壮年，偶以讼系士师，归家数日而发热，医以为痰火，治之旬日而病益危。桥诊之，六脉隐见不常，且举身紫斑发矣，耳聋口噤，目上视，循衣摸床，昏瞀绝食者五日，语所亲曰疫也。即以寒水下辰砂六一散，稍饮辄少安。寻授柴胡石膏犀角汤，一再服而病去其大半，七日愈。（《太涵集》）（《续名医类案》）

【评议】瘟疫发斑，临床并不鲜见，吴又可《温疫论》有"发斑"专篇论述，叶天士《温热论》论之甚为精辟，余师愚《疫疹一得》对其阐述尤详，前贤更有"斑发自阳明血分，疹发自太阴气分"之论。本例发斑，以方测证，当属阳明暑热疫毒炽盛，邪入营血，故药用辰砂六一散清热祛暑、辟秽解毒，复用石膏、犀角之类清胃凉血。药证相符，宜乎取效。

表里大热案

刘兆平年八旬，一患瘟病，表里大热，气喷如火，舌黄口燥，谵语发狂，脉洪长滑数，杨用河间双解散治之，大汗不止，举家惊惶，复饮一服汗止，但本证未退，改制增损双解散：白僵蚕酒炒三钱，全蝉蜕十二枚，广姜黄七分，防风、薄荷叶、荆芥穗、当归、白芍、黄连、连翘、栀子各一钱，黄芩、桔梗各二钱，石膏六钱，滑石三钱，甘草一钱，酒浸大黄二钱，芒硝二钱。水煎去渣，冲芒硝，入蜜三匙，黄酒半杯，和匀，冷服，两剂而痊。因悟麻黄春夏时不可轻用也。杨玉衡名璿，著有《寒温条辨》。（《续名医类案》）

【评议】增损双解散系杨栗山《伤寒温疫条辨》治疗瘟疫主方之一，有"解散阴阳内外之毒，无所不至"之效。

温疫脉伏案

壶仙翁治张文学病时疫，他医诊其脉，两手俱伏，曰：阳证见阴不治。欲用阳毒升麻汤升提之。壶曰：此风热之极，火盛则伏，非阴脉也，升之则死矣。用连翘凉膈之剂，一服而解。

俞按：此条是瘟疫病以证为则，勿专以脉为凭之一据。

雄按：疫证将欲战汗之时，其脉多伏。即勘杂证，如痛厥、霍乱、食滞、痰凝，凡气道阻塞之暴病，脉亦多伏，俱宜以证为则，岂仅瘟疫不可专以脉为凭耶！粗工不知此理，乱投温补，因而致毙者多矣。（《古今医案按》）

【评议】《黄帝内经》有谓："阳极反阴"。本例因"风热之极，火盛则伏"而出现伏脉，是阳极反阴的假象，必有其他热证可资辨别。以方测证，当有发热、烦躁、便秘、腹胀、舌黄、口干等症状。此时须舍脉从证，勿专以脉为凭也，俞震、王士雄两氏之言甚是。

疫病从症不从脉案

邑尊桐王公，署中谭幕友病疫，神昏谵语，身热恶热，口苦耳聋，扬手掷足。医以阳症阴脉为难治，公乃延予。予曰：此脉厥也。邪在少阳阳明，热盛气壅，故脉厥。但时疫与伤寒所受不同，诸名家论之详矣。临症制宜，不可拘执。如此脉症，当兼清下以解其毒，可无忧也。公问愈期，予曰：七日可愈。遂仿大柴胡汤，柴胡、黄芩、芍药、枳实、石膏、大黄，为之两解，果如期而愈，公自是加敬焉。（《赤崖医案》）

【评议】疫病而出现"脉厥"，吴又可《温疫论》早有专篇记载，谓："温疫得里证，神色不败，言动自如，别无怪证，忽然六脉如丝，微细而软，甚至于无，或两手俱无，或一手先伏，察其人不应有此脉，今有此脉者，皆缘应下失下，内结壅闭，营气逆于内，不能达于四末，此脉厥也。亦多有过用黄连、石膏诸寒之剂，强遏其热，致邪愈结，脉愈不行。医见脉微欲绝，以为阳证得阴脉为不治，委而弃之，以此误人甚众，若更用人参、生脉散辈，祸不旋踵，宜承气缓缓下之，六脉自复。"对"脉厥"的临床表现、形成机理、治疗方法和注意事项做了精辟的阐述。对照本例，虽然临床表现有所不同，但其病理机制如出一辙，故汪氏（注：《赤崖医案》作者汪廷元）采取清泻解毒之法，果如期而愈，其借鉴《温疫论》之明训，跃然纸上。

大实似虚救治案

江景岳翁，因劳染疫，身热口干，呢喃呓语，四肢不举，僵卧如塑，扶起则头倾视深，毫不能动。予以为大实有羸状，不信，医为汗之，而病如故。医又疑其正虚，用归脾等补剂，病人云此药甚好，心中方有把握，遂更进一服，至夜半而热甚，舌黑唇裂，浑身眲动，反昏愦不语，循衣摸床，目睛不转。凡乡城有名者率请至，咸谓不治，本家议备后事，勿复与药矣。予以脉尚可救，急与生地黄、人中黄、黄芩、麦冬、犀角、枳实、花粉等剂。热减神清，再剂则所见危症皆退，生机勃然矣。但久未更衣，而阴津已为热耗，即于前方增减，少加大黄外，仍用蜜导，大便遂通，余邪尽去，乃渐次调补以起。（《赤崖医案》）

【评议】"大实有羸状，至虚有盛候"，这是判别虚实真假和衡量医者辨证水平的至理名言。本例症候极似虚证，前医辨识不清，误用归脾等补剂，病情益剧，以致夜半热甚，舌黑唇裂，神昏不语等热盛津伤之象暴露无遗，势已濒危。汪氏据症投以滋阴清热解毒之剂，遂化险为夷，沉疴立起。"无实实，无虚虚"，此之谓也。

发斑紫黑相间案

正阳门外，蒋家胡同口内，祥泰布铺，祁某，晋人也。长郎病疫，原诊谢以不治，又延一医，亦不治。及至邀余，已七日矣。诊其脉，六部全伏；察其形，目红面赤，满口如霜，头汗如雨，四肢如冰；稽其症，时昏时躁，谵妄无伦，呕泄兼作，小水癃闭，周身斑疹，紫黑相间，幸而松活，浮于皮面，毒虽盛而犹隐跃，此生机也。检视前方，亦用犀、连，大剂不过钱许，乃杯水之救耳！予曰：令郎之症最险，不畏予药过峻，死中求活，不然，变在十四日。祁恳甚切，予用大剂，石膏八两，犀角六钱，黄连五钱，余佐以本方（注：指清瘟败毒饮）之味，加伏龙肝一两，滑石五钱，木通三钱，猪苓、泽泻各二钱，更加生地一两，紫草三钱，归尾三钱，大青叶二钱。以色紫黑也，连投二服。至九日脉起细数，手足回温，呕虽止而泄如旧，仍用本方去伏龙肝，又二服。至十一日，脉转洪数，头汗遂止，黑斑变紫，小水亦利，大便亦实，但妄谵如前，身忽大热，烦躁更甚，大渴不已，以火外透也，仍用本方去滑石、木通、猪苓、泽泻，加花粉、山豆根，以喉微痛也，更以冰水与服，以济其渴。又二帖，色转深红，热势稍杀，谵妄间有，犹渴思冰，投本方减生地五钱，去归尾、紫草、豆根、花粉。又二服，诸症已退十分之三，药减四分之一，但饮水而不思食。祁疑而叩曰：病虽减，而十数日不食，尚能生乎？予曰：生矣，按法治之，二十一日方可全愈。又二服，斑化多半，胃气渐开，热亦大减，照本方药减四分之二，去大青叶。又二服，斑点全消，饮食旋食旋饿，方能起坐，诊其脉，尚有六至，犹有余热，不即清之，其势复张，更难为力，犹用石膏二两四钱，犀角三钱，黄连二钱，余亦类减。十九日用石膏一两二钱，犀角二钱，黄连一钱，加乌梅三个，酸以收之也。予曰：前言二十一日，方能成功，今已十九日矣，令郎如此，可见前言之不谬也。祁某喜曰：若非立定主意，几为众口所误，初立此方，体全堂不肯卖药，叩其所以，言误开分两，以八钱为八两、六分为六钱耳。予历指同乡服此得痊者颇多，虽卖，犹嘱以再三斟酌。二十日犹用石膏八钱，犀角钱半，黄连八分，加洋参二钱，麦冬三钱，归身二钱，川芎一钱，以调气血。二十一日用八珍汤加麦冬、五味，立方需大纸一张。昨言初方药店不肯发药，今令郎已愈，录一治法于方前，计服石膏、黄连、犀角若干，使彼知予用药之奇，即药铺亦未之见也。

录曰：瘟毒发斑，疫症之最重者，然有必活之方，无如医家不敢用，病家不敢服，甚至铺家不敢卖，有此"三不敢"，疫疹之死于误者，不知凡几，可胜叹哉！令郎之症，蒙相信之深，邀予诊治。予用大剂连投十五帖，今已全安，计用石膏六斤有另，犀角七两有另，黄连六两有另。此前人所未有，后人所未见，故笔之于书，以征奇效。（《疫疹一得》）

【评议】案中所谓"本方"，即余氏（注：《疫疹一得》作者余师愚，下同）所制之清瘟败毒饮。病重药重，病轻药轻，这是治病用药之常理。然则如本案之用重剂至此者，亦鲜见矣。此全凭医者之经验和胆识。前贤有云"有是证即用是药"，可否再加一句"有是证即用是量"，本案即是明证也。

斑疹紫黑呃逆案

丙午夏四月，塞道掌姪孙兆某者，病疫已十一日，原诊辞以备后事，塞公另延一医，用理中汤。兆某妻舅工部员外伊公，素精医术，不肯与服，曰：若治此症，非余某不可。其家因有人进谗言，予用药过峻，惧不敢请。伊公力争，恳予甚切，予因知遇之感，慨然同往。诊其脉，沉细而数，验其症，周身斑点，紫黑相间，加以郁冒直视，谵语无伦，四肢如冰，呃逆不止，舌卷囊缩，手足动摇，似若循衣，此实危症，幸而两目红赤，嘴唇焦紫，验其是热。检视前方，不过重表轻凉，此杯水投火，愈增其焰，以致变症蜂起。予用大剂，更加元参三钱，大青叶二钱，使其内化外解，调服四磨饮。本家惧不敢服，伊公身任其咎，亲身煎药，半日一夜，连投二服，呃逆顿止，手足遂温。次日脉动转洪数，身忽大热，以毒外透也。予向伊公曰：按法治之，二十一日得痊，但此剂不过聊治其焰，未拔其根，药力稍懈，火热复起。一方服至五日，病势大减，药亦减半，服至八日，药减三分之二，去大青叶。服至十日，药减四分之三。以后诸症全退，饮食渐进。计服石膏五斤十四两，犀角四两六钱，黄连三两四钱。举家狂喜，始悔进谗者之误也。（《疫疹一得》）

【评议】本例病疫已十一日，从其脉症来看，显系热疫，故余氏投以大剂清瘟败毒饮加味，内化外解，病情顿减，其后按法治之，病乃痊愈。此等证，若误投前医所拟之理中汤，犹如抱薪救火，必犯《伤寒论》所谓"一逆尚引日，再逆促命期"之训；若投又一医之重表轻凉，此则病重药轻，有如杯水投火，无济于事。余氏细察病情，洞悉病机，立法准确，投剂恰当，宜其取效也。

虚实疑似案

安徽富藩台堂夫人病疫，初起但寒不热，头晕眼花，腰体疼痛。医者误认虚寒，用六味加杜仲、续断、牛膝、木瓜。两服后，昏沉如迷，呼吸将绝，并不知其为病所苦。令叔五公，现任兵部郎中，邀予往看。诊其脉沉细而数，稽其症面颜红赤，头汗如淋，身热肢冷，舌燥唇焦。予曰：非虚也，乃疫耳。五曰：种种形状是虚，何以言疫？予曰：若是虚证，面颜不至红赤，舌不焦，唇不燥，通身大汗，乃元阳将脱之象，岂独头汗如淋，身热肢冷哉？大剂决不敢服，暂用凉膈散，清其内热，明日斑疹微露，证自明矣。次日斑点隐隐，含于皮内。五见骇然曰：几误矣。即投败毒中剂，加大青叶钱半，升麻五分。次日周身斑见，紫赤松浮，身忽大热，肢亦不冷，烦躁大渴。即换大剂，石膏八两，犀角六钱，黄连五钱，加生地一两，紫草三钱，大青叶三钱。连投二服，斑转艳红，唯咳嗽不止，痰中带血粉红。此金被火灼，即按本方加羚羊角三钱，桑皮三钱，棕炭三钱，丹皮二钱。又二服，嗽宁血止，色转深红，热亦大减。照本方去紫草、羚羊、桑皮、棕炭，减生地五钱，石膏二两，犀角二钱，加木通钱半，滑石五钱，以小水不利也。又二服，诸证已减十分之六，犹用石膏二两四钱，犀角二钱，黄连钱半，生地四钱，去木通、滑石。又二服后，用犀角钱半，黄连八分，石膏八钱，加人参一钱，当归一钱，麦冬三钱，五味子五分。连服二帖，饮食倍增，精神渐旺矣。（《疫疹一得》）

【评议】本例初起颇类虚证，故前医投以补剂。药后病情突变，险象丛生，经余氏细察，患者热象毕露，遂诊为疫，于是药用凉膈散清泄内热，乃得斑疹微透，疫疹明矣。继则毅然决然地投以清瘟败毒饮，不数剂，病获转机。其后出现痰中带血、小水不利等症，随证加减药物，变换剂量，终告痊愈。

疫毒内伏目闭无声肢冷便泄案

世袭骑都尉常公，系户部郎中。观公名岱者，中表弟也。癸丑五月病疫，观公素精医术，调治半月，斑疹暗回，而诸症反剧，已备后事。乃弟因一息尚在，复邀予治。诊其脉，若有若无；观其色，目闭无声，四肢逆冷，大便傍流清水。予谢以不治。合家拜恳，但求开方，死而无怨。予见嘴唇微肿，紫而且黑，知内有伏毒，非不可救。热乘于心肺，故昏闷无声；乘于肝，故目闭；乘于脾，故四肢逆冷；乘于大肠，故傍流清水。检视前方，亦是清热化斑等剂。观公素性谨慎，药虽不错，只治其焰，未拔其根，当此危急之秋，再一探视，死在三七。予按本方，用犀角八钱，黄连六钱，加滑石一两，木通三钱，猪苓、泽泄各二钱，桑皮三钱，瓜蒌霜三钱，另用石膏一斤，竹叶一两，熬水煎药。连进三煎，次日脉起细数，手足遂温，傍流亦减，小水亦通，目开而声出矣。仍用本方去滑石、木通、猪苓、泽泻、桑皮、瓜蒌。又一服，以后逐日减用，七日而痊。观公登门道谢曰：舍表弟之症，一百死一百，一千死一千，君能生之，敢不心悦而诚服。（《疫疹一得》）

【评议】本例疫毒内攻，乘于心肺，干于肝脾，下渍大肠，故见症目闭无声，四肢逆冷，大便傍流清水，病情已极危重。余氏以清瘟败毒饮加清肺利水之品，使病情转危为安，乃至痊愈，实属不易。由是观之，余氏治疫，始终以清热解毒的经验方清瘟败毒饮化裁，且剂量特重，屡起危症，洵非久经临床，熟谙疫疹原委者不办。

热毒燔灼谵妄若有所见案

工部员外彩公名柱者，令亲内务府高某，病疫九日，邀予。其脉浮大而数，身热如炉，目红面赤，赤斑成片，忽然大叫，若有所见，卒然惊惕，若有所惧，语生平未有之事，未见之人，举家惊恐，疑有邪附。本地风俗，最喜看香送祟，以至异端之术，不绝于门。予进屋内，香烟一室，满壁符签咒语。予曰：此邪能去之？将此一概收去，只用大冰四块，安置四角。彩问何为？予曰：当此暑热，病此大热之症，加以香烛辉煌，内外夹攻，不狂何待？此邪热乘于肝胆，故发狂，外用多冰，收其薰蒸暑气，内服清凉解散之药，病除而狂自止，焉有邪附者乎？遂用大剂，七日而愈。（《疫

诊一得》)

【评议】用冰退热，这是物理降温的一种方法，西医对诸如乙型脑炎高热患者，每多采用。但中医对此颇多异议，认为有冰伏邪热不得外透之弊。其实，在祖国医学文献中用此法早有记载，如叶天士《温热论》治妊娠病温，"如热极用井底泥，蓝布浸冷，覆盖腹上"以护胎，即是其例。关键是在于辨证正确，用之得当耳。

阳极似阴案

理藩院侍郎奎公，四令弟病疫，昏闷无声，身不大热，四肢如冰，六脉沉细而数。延一不谙者，已用回阳救急汤，中表兄富公，力争其不可。及予至，诊其脉沉细而数，察其形唇焦而裂，因向富公曰：此阳极似阴，非阴也。若是真阴，脉必沉迟，唇必淡而白，焉有脉数唇焦认为阴症哉？此热毒伏于脾经，故四肢厥逆，乘于心肺，故昏闷无声，况一身斑疹紫赤，非大剂不能挽回。遂用石膏八两，犀角六钱，黄连五钱，余佐以大青叶、羚羊角。连服二贴，至夜半身大热，手足温，次日脉转洪大。又一服，热减而神清矣。以后因症逐日减用，八日而愈，举家狂喜，以为异传。（《疫疹一得》）

【评议】重阴必阳，重阳必阴，热极似寒，寒极似热，此"物极必反"的现象，是事物变化之规律也。本例阳证而见阴象，若医者认识不真，反被假象所惑，而投热药，则祸不旋踵。余氏诊断为"阳极似阴"，投大剂清热解毒之品，挽狂澜于既倒，足见其胆识不凡。

鼻血泉涌发斑案

癸丑冬月，国子监司业五公名格者，二令媳病疫，恶寒发热，头痛呕吐，请一医者，用表散药，加藿香、半夏、苍术，其症反极。又延一人，用清凉之剂稍安，次日加石膏三钱，犀角八分，黄连五分，脉转沉伏，四肢逆冷，昏迷若昧，医者认作转阴，谢以不治。五公满腹愁怀，徘徊庭院。夫人曰：数年前活我者谁乎？五公恍然大悟曰：非此人断乎不可。邀予述其所以。予诊其脉，验其症色，曰：此易事耳。五曰：明系热症，投凉药反剧，更有何术？予曰：治病犹用兵也，小固不可以敌大，弱固不可以敌强，病大药小，反增其势，予按法治之，管教十四日而愈。未几二令郎亦病，诊其脉，观其色，曰：令郎之症，受毒已深，较令媳更重，即按法治之，七八日种种变症，难以枚举，好在二十一日两服后，周身斑点紫赤相间，有紧有束，有松有浮。五公骇然曰：君言较前更重，何其验也。即用大剂，石膏八两，犀角六钱，黄连五钱，更加生地一两，紫草三钱，归尾二钱，大青叶三钱。一服三煎，更以四煎熬水，次日煎药，一方服至六贴，紧者松，束者浮，但鼻血泉涌，谵妄无伦。五惧去血过多。予曰：此热血妄行，毒犹因此而得发越，止之甚易。即照本方加棕炭三钱，桑皮三钱，羚羊角三钱。两服血止。去桑皮、棕炭、羚羊，又二服，胃气渐开，色转淡红，渐有退者。用石膏四两，犀角四钱，黄连三钱，去紫草、归尾，减生地五钱，大青叶钱半。又二服，斑全消。用生地三钱，犀角三钱，黄连二钱，石膏二两八钱。又二服，饮食大进，自颈至胸，复泛红砂，此余毒尽透也。用生地三钱，犀角二钱，黄连钱半，石膏一两六钱。又二贴，精神渐长。仍用生地三钱，犀角钱半，黄连八分，洋参一钱，麦冬三钱，归身钱半，石膏八钱，酸梅二个。又三服而安。五公喜而言曰：小儿之生，先生再造矣。予曰：前治令媳，乃救令郎耳。此症若初服生姜、半夏、苍术、藿香，断不能救。斑乃胃热之症，诸药大能燥胃，火上添油，尚望生乎？嗣后一家连治七人，俱是大险，在我治之无难，五亦服之若素。（《疫疹一得》）

【评议】患者鼻血如涌，周身发斑，紫赤相间，谵妄无伦，此热毒深入营血，迫血妄行，神明被扰之明征，余氏以大剂清瘟败毒饮清营凉血解毒，方与证合，故效验自彰。

嘴唇颈腮焮肿案

四川闻藩台二令媛，癸丑冬月一病即斑，其色深红而松浮，症原不重，但脉细数有力，此内有伏热。即用中剂，加大青叶，连投五服，斑退而神安。再二服，可以无事。因年轻畏药，不肯多服，又不忌饮食，越七日，身忽大热大渴，嘴唇焮肿，牙缝流血，口秽喷人。予用大剂，加生地一两，次日热渴稍杀，而颈亦红肿，即于本方加牛子、夏枯草、银花各三钱。连投三服，颈虽消，右腮又肿。又于本方去牛子、夏枯草，加板蓝根、马勃。又三服而腮肿全消，唇亦稍散，周身泛砂，红白相间。又于本方去板蓝根、马勃，加大青叶。又三服，嘴唇全消，通身脱皮成片，彼按本方调理十余日方痊。此症计用石膏八斤有零，犀角八两，黄连七两。闻公任部曹时，与予契交，夫人信任无疑，是以得痊。（《疫疹一得》）

【评议】本例疫疹，因症见大热大渴，嘴唇焮肿，颈腮亦肿，牙缝流血，口秽喷人，且热毒极为深重，故余氏以清瘟败毒饮融合普济消毒饮意，大剂清热解毒迭进，方得痊愈。此等证用此等药，且剂量特重，既要有医者之胆识，又要病家之信任，医患配合，始克有济。

舌苔如甲案

正红旗护军活隆武者，乃太仆寺员外郎华公胞侄也，系于世好。丙午夏，出疹本轻，尊人畏予用药过峻，惧不敢邀，及至舌卷囊缩，方邀予治。诊其脉，细数有力；观其色，气壮神昂，非死候也。及验其舌，其黑如煤，其坚如铁，敲之戛戛有声。因问曰：前医何以不药？尊人曰：彼云满舌皆黑，前人列于不治。予曰：水来克火，焉有苔厚如甲哉？按此起病之初，舌苔必白而厚，此火极水化之象，误以为挟寒，妄肆温表，燔灼火焰，以致热毒阻于中焦，离不能下降，坎不能上升，热气薰蒸，由白而黄，由黄而黑矣。治宜重清胃热，兼凉心肾，非大苦大寒不能挽回，即用大剂，重用犀、连，更加生地、知、柏，抑阳扶阴。连投四服，其苔整脱，亦如舌大，后用三小剂而痊。（《疫疹一得》）

【评议】是患之舌苔，临床并不多见，余氏结合患者脉症及前医误治病史，断定为火极似水之象，即用大剂清瘟败毒饮加味，重清胃热，兼凉心肾，乃抑阳扶阴之法，竟获甲苔整脱而病愈之奇效。

斑疹不透昏愦呃逆案

右营守府费公名存孝者，年近七旬，癸丑四月，病疫已八日矣。诊其脉细数无至，观其形色如蒙垢。头汗如蒸，昏愦如痴，谵语无伦，身不大热，四肢振摇且冷，斑疹隐于皮内，紫而且赤，幸不紧束，此疫毒内伏，症亦危矣。如斑不透，毒无所泄，终成闷症，毙在十四日。检视前方，不外荆、防、升、葛，不知毒火壅遏之症不清，内热不降，斑终不出，徒肆发表，愈增其势，燔灼火焰，斑愈遏矣。予用大剂，石膏八两，犀角六钱，黄连五钱，加大青叶三钱，升麻五分，使毒火下降，领斑外透，此内化外解，浊降清升之法。次日，周身斑现，紫赤如锦，精神若明若昧，身亦大热，手足遂温，间有逆气上冲，仍照本方加生地一两，紫草三钱，调服四磨饮。其侄惧逆气上冲，予曰：无妨，服此即止。进门时，见又贴有堂号，因问曰：又延医乎？其侄曰：相好请来，但诊其脉，不服药耳。予曰：予治此症，前人未有，昨日敢服此方，令叔活矣。然见者必以为怪，君其志之。后医者至，果见予方，大叱其非，曰：一身斑疹，不按古法，用如许寒凉，冰注斑疹，如何能透？急宜提表，似或可救。即用荆、防、升、葛，更加麻黄连服二煎，及至半夜，呃逆连声，四肢逆冷，足凉过膝，举家惊惶，追悔莫及，守城而进，叩门求见，问其所以？曰：变矣。问服何方？曰：他方。予曰：既服他方，仍请他治之。其侄见予不往，权将四磨饮原方，连灌二煎，呃逆顿止，手足遂温。转恳予素契者，登门叩恳。予怜其以官为家，又系异乡人，仍按本方，大剂调治，二十一日全愈。计用石膏五斤四两，犀角五两二钱，黄连四两八钱。此癸丑四月间事也。（《疫疹一得》）

【评议】疫毒内伏，斑疹隐于皮内，且四肢冰冷，危症迭出。此证若见识不到，最易误认为疫毒伏匿，邪气不得外泄，于是乎急急于提透之法，药用荆、防、升、葛之类。余氏却认为："毒火壅遏之症不清，内热不降，斑终不出，肆意发表，愈增其势，燔灼火焰，斑愈过矣。"于是主张应用大剂清凉解毒之清瘟败毒饮，少佐升麻以领斑外透，如是则内化外解，浊降清升，斑出症减而可望向愈矣。方中用四磨饮甚妙，既可降逆止呃，又能疏通气机，托邪外出，利于斑疹透达，更能制约清瘟败毒饮之性，使之寒而不凝也。

温疫数下而愈案

疫病由于毒气传染，入于口鼻，留于募原，一染而即发热不断，舌则见有黑白黄苔，既不可用三阳升提之药以助热，犹不可用滋阴归、地之药以滞邪，唯看毒气浅深，酌其疏利攻逐轻重以为调治。岁乾隆戊申，余族瘟疫盛行，东川文郎，先于旧腊传染，余见胸腹胀满，有热无寒，大便不解，头痛耳聋，已知是疫。其病有一岳父与余商用六味地黄，及加天冬、麦冬，余亟止之。既而用之不效，且见复传，始悔于药不符，仍托委余调理。余因渠家信任，情实难辞，勉强支应，但不先期言其病之去路，必致信而复止。余用黄芩、知母、槟榔、川朴、枳壳、大黄，嘱其多服则解，解则身必战汗外出而退，逾时药停大便复闭，闭则复潮，潮则又服此药，或一剂以至数剂，大便复解，解则汗出潮退，转辗便仍作秘，而潮复作，治仍不离原药，但后之潮，较前之潮稍轻，仍应再用前药而愈。无奈委之至再，始虽见从，至久急欲见愈，必致中而复疑。适有亲房一医从中惑乱，乌有久病之症，可用如许下药之多，再下必致见毙，于此急用参救，尚可挽回，渠家半信半疑。余嘱切勿用参，奈医贴近病处，余实莫阻。果尔用参气粗，仍信余用下药而愈。　（《锦芳太史医案求真初编》）

【评议】本案之疫，实则吴又可《温疫论》所论之疫。吴氏治疫，强调"客邪贵乎早逐"，主张"急证急攻""因证数攻"。黄氏锦芳遵循吴氏之经验，采用达原饮加减，既宣透募原之邪，又以大黄通里攻下，放邪出路，迭进数剂，方得病势渐轻。无奈病人中途生疑，又听信他医之言，改投人参，致生他变，后黄氏坚用下药而愈。

防风通圣散治三焦俱实案

当夏忽冷忽暖，感染疫疠不正之气，憎寒壮热而无汗出，头目昏眩，口苦鼻塞，面颌俱肿，大便闭，小便赤涩，风火相乘，内热壅而为毒，表实三焦俱实，拟用防风通圣散加味。

防风五分　连翘五分　荆芥五分　炒白芍五分　石膏一钱　滑石三钱　川芎五分　当归身五分　黑山栀五分　牛蒡子五分　金银花一钱　川贝母五分　炒白术五分　麻黄五分　薄荷五分　桔梗一钱　瓜蒌仁一钱　淡黄芩一钱　大黄五分（酒蒸）　芒硝五分　甘草二钱　生姜二片　葱白三枚　（《南雅堂医案》）

【评议】热毒壅盛三焦，表里俱实，刘河间防风通圣散确是对证之治。《医方考》对其方义分析甚为精辟："是方也，用防风、麻黄泄热于皮毛；用石膏、黄芩、连翘、桔梗泄热于肺胃；利用荆芥、薄荷、川芎泄热于七窍；用大黄、芒硝、滑石、栀子泄热于二阴；所以各道分消其势也。乃当归、白芍者，用之于和血；而白术、甘草者，用之以调中尔。"是方乃融解表、清热、泻下、渗利于一方，使表里上下之邪由窍道而出，实为放邪出路的经世良方，临床尤适合于治疗包括瘟疫在内的外感病。

邪袭膜原用达原饮案

寒热往来如疟，口渴，脉右手独大，时邪干袭膜原，用吴氏达原饮法。

草果五分　川朴一钱　淡黄芩一钱　生甘草五分　槟榔二钱　白芍药一钱　知母一钱　（《南雅堂医案》）

【评议】达原饮是吴又可《温疫论》治疫的主方，适用于温疫初起，邪客膜原之证。对其方义，吴氏自按曰："槟榔能消磨，除伏邪，为疏利之药，又除岭南瘴气；厚朴破戾气所结；草果辛烈气雄，除伏邪盘踞。三味协力，直达其巢穴，使邪气溃败，速离膜原，是以为达原也。热伤津液，加知母以滋阴；热伤营气，加白芍以和血；黄芩清燥热之余；甘草为和中之用。"笔者经验，本方对疟疾有较好的效果。方中主药草果、槟榔、厚朴，古方截疟七宝饮（《云岐子保命集论类要》）中亦为要药。该三药的组合，其抗疟的作用，很值得深入研究。

热毒内炽邪郁不达用急下存阴法获转机案

时疫来势甚暴，目赤口渴，壮热无汗，斑疹隐约未透，烦躁不已，脘腹按之作痛，大小便闭涩，热毒内炽，邪势不能外达，防有内陷昏喘之变。考诸《内经》病机，暴注下迫，皆属于热。长沙方论急下一法，亦正为存阴而设。兹拟仿凉膈法，并加味酌治，俾热从外出，火从下泄，冀其邪去正复，得有转机。

连翘三钱　大黄一钱（酒浸）　芒硝一钱五分　牛蒡子一钱五分　枳实一钱　栀子八分（炒黑）　甘草一钱五分　淡黄芩八分　薄荷八分　竹叶一钱　生白蜜半盏　（《南雅堂医案》）

【评议】《伤寒论》有急下存阴之法，为后世治疗外感热病（含温疫）顾护阴液树立了典范。叶天士《温热论》和吴鞠通《温病条辨》治疗温病也强调须刻刻顾护阴液。试观本例症候，显系热毒内炽，邪势不能外达，目赤口渴，壮热无汗，斑疹隐约，烦躁便闭，是其征也。故取法于仲景，投《太平惠民和剂局方》凉膈散化裁，俾热从外达，火从下泄，如是阴液得保，转机有望。

热疫夹食滞治案

传染时邪，忽而头疼晕眩，胸膈胀闷，呕吐黄水臭浊，脉洪大无伦，此为热疫。乃火郁成热，热闭成毒，至速至危之症，急宜泻火清热泄毒，毋使蔓延乃吉。

石膏五钱　玄参五钱　荆芥三钱　生甘草一钱　天花粉二钱　淡黄芩二钱　麦芽一钱　神曲一钱　白茯苓三钱　陈皮八分　（《南雅堂医案》）

【评议】热疫兼夹食滞是该患的病机所系，故在石膏、玄参、黄芩清热解毒的同时，加麦芽、神曲、陈皮、茯苓运脾消食，俾无形之邪热无所依附，其病易解也。

闷疫用转关利窍法案

险症猝发，两手脉已沉伏，牙关紧闭，手足瘛疭，神识已昏，此为闷疫，乃热毒炽盛，逼乱神明，势欲内闭，应急事转关法。必俟神清脉回，庶望转机。

犀角尖八分，磨冲　鲜生地五钱　金银花三钱　石菖蒲一钱　黄郁金二钱　香豉三钱，炒　益元散三钱，荷叶包　金汁一杯，冲　粉丹皮二钱　地浆水煎服，并灌紫雪丹八分　（《南雅堂医案》）

【评议】"闷疫"者，是指其疫邪内闭，不得外泄，逼迫厥阴，致神明紊乱，内风窜动，于是神昏、瘛疭、牙关紧闭等险症猝发。脉象沉伏，是热毒闭陷之的据。当此危急之时，一味清热解毒会使疫邪抑遏，未足恃也。故合用菖蒲、郁金、香豉等品，转关利窍，以冀郁伏之邪得以透达，方能转危为安。又紫雪丹清热开窍并施，动静结合，深合其病机。

消斑神效汤治疫病发斑验案

曾治乡中一家八口，患斑皆同，急求医治。予即用消斑神效汤而施治之，方用元参一两、麦冬一两、升麻三钱、白芷二钱、白芥子三钱、沙参三钱、丹皮五钱，水煎服。一剂斑势减，再剂斑纹散，三剂斑影尽消矣。此方妙在元参、麦冬以消斑，尤妙在升麻多用，引元参、麦冬以入于皮肤，使群药易于奏功，而斑无不消也。此证如众人患一般者，天行时疫也。嘉庆丙寅，予在湑水，城乡皆染斑疫，概施前方，而活人者多。甲戌回郡，又遇大疫兼有夹斑者，亦以此方救活甚众。若非神力，人岂尽能之耶？吾愿仁人医士，宝之录之，以遍传天下，则功德无量。　（《齐氏医案》）

【评议】发斑，乃是疫病中常见的症候，吴鞠通《温病条辨》所立化斑汤，由石膏、知母、玄参、犀角、生甘草、粳米等组成，功能清热凉血，滋阴解毒，适用于温病（含温疫）发斑、高热口渴，神昏谵语等症，临床用之，效验显著。本案中"消斑神效汤"，据其所用药物，与吴氏化斑汤有间。然本例奏效之捷，以及齐氏治疗"斑疫"，概施本方，活人者多的经验，可资临床借鉴。

温疫邪在卫气案

壬戌六月初四　梁　二十二岁　温热自汗，脉浮，舌满白，最忌足三阳表药发汗，用辛凉法。

苦桔梗五钱　杏仁三钱　甘草三钱　薄荷二钱　银花六钱　藿香二钱　连翘六钱　郁金二钱　牛蒡子五钱

共为粗末，分六包，一时许服一包，芦根汤煎。

初六日　温病，脉浮，自汗，喘喝，舌苔白厚，思凉饮，用辛凉重剂。

生石膏一两　桑叶五钱　知母五钱　牛蒡子五钱　连翘六钱　元参一两　银花六钱　人中黄三钱

共为粗末，分八包，一时许服一包，照前方服。

初十日　疫后肢痹。

杏仁泥三钱　连翘三钱　石膏六钱　银花二钱　防己三钱　生甘草一钱　广郁金钱半

十二日　肢痹。

桂枝三钱　生薏仁三钱　生石膏五钱　防己三钱　杏仁泥三钱　片子姜黄三钱　海桐皮二钱

十八日　温热复作，身热身痛，舌苔重浊，忌羌防柴葛，议辛凉合芳香法。

荆芥穗五钱　元参三钱　藿香叶二钱　薄荷三钱　香豆豉三钱　连翘六钱　苦桔梗六钱　银花八钱　甘草三钱　牛蒡子三钱　郁金三钱

共为细末，分八包，一时许服一包，芦根汤煎，去渣服。

十九日　大渴思饮，大汗如注，脉数急，非辛凉重剂不足以解之。

生石膏二两　知母五钱　麦冬一两　生甘草三钱　细生地一两　连翘三钱　银花三钱　桑叶二钱

煮成三碗，分三次服。

二十日　用辛凉重剂，大热已解，脉小数，以养阴清解余邪立法。

麦冬八钱　丹皮三钱　细生地五钱　知母二钱　生甘草二钱　元参五钱

煮法如前。（《吴鞠通医案》）

【评议】本例初诊邪在肺卫，故用辛凉平剂银翘散出入；二诊卫气同病，故以白虎合牛蒡子、银花、连翘清气泄卫；至十九日，出现大渴、大汗等气分热盛津伤之证，则用辛凉重剂之白虎汤合增液汤出入以清热生津；末诊阴虚余热未清，遂以增液汤加丹皮、知母养阴清解余热。前后数诊，立法井然有序，药合病机，故获效验。

温疫误表案

壬戌五月初十日　王　三十八岁　温热系手太阴病，何得妄用足六经表药九帖之多。即以《伤寒论》自开辟以来，亦未有如是之发表者。且柴胡为少阳提线，经谓少阳为枢，最能开转三阳者。今数数用之，升提太过，不至于下竭上厥不止？汗为心液，屡发不已，既伤心用之阳，又伤心体之阴。其势必神明内乱，不至于谵语颠狂不止也。今且救药逆，治病亦在其中。温病大例，四损重逆难治。何谓四损？一曰老年真阳已衰，下虚阴竭；一曰婴儿稚阴稚阳未充；一曰产妇大行血后，血舍空虚，邪易乘虚而入；一曰病久阴阳两伤。何谓重逆？《玉函经》谓：一逆尚引日，再逆促命期。今犯逆药至九帖之多，岂止重逆哉！

连心连翘三钱　银花三钱　薄荷八分　麦冬八钱　丹皮五钱　桑叶三钱　元参五钱　细生地五钱　羚羊角三钱

辛凉芳香甘寒法，辛凉解肌分发越太过之阳，甘寒定骚扰复丧失之阴，芳香护膻中定神明之内乱。

十一日　过服辛温，汗出不止，神明内乱，谵语多笑，心气受伤，邪气乘之，法当治以芳香。

紫雪丹五钱，每服一钱。其汤药仍服前方，日二帖。

十二日　《灵枢》温热论曰：狂言失志者死。况加以肢厥，冷过肘膝，脉厥，六部全无，皆大用表药，误伤心阳，致厥阴包络受伤之深如此。现在危急之秋，只有香开内窍，使锢蔽之邪，一齐涌出为妙。且喜舌苔之板着者已化，微有渴意，若得大渴，邪气还表，脉出身热，方是转机，即于前方内加暹罗犀角三钱。若谵语甚，约二时辰，再服紫雪丹一钱。

十三日　肢厥、脉厥俱有渐回之象，仍服前方二帖。晚间再服紫雪丹一钱，牛黄丸一粒。明早有谵语，仍服紫雪丹一钱，不然不必服。

十四日　厥虽回而哕，目白睛、面色犹赤。

连翘二钱　元参五钱　丹皮三钱　银花二钱　麦冬五钱　犀角一钱　细生地五钱　煅石膏三钱　羚羊角三钱

今晚一帖，明早一帖。

十五日　即于前方内加柿蒂六钱，黄芩二钱，郁金三钱。日二帖。

十六日　诸症悉减，但舌起新苔，当防其复。

连翘二钱　元参三钱　丹皮二钱　银花二钱　连心麦冬三钱　犀角五分　黄芩二钱　广郁金二钱　牛蒡子二钱　柿蒂二钱　细生地三钱

今晚一帖，明早一帖。　（《吴鞠通医案》）

【评议】吴鞠通《温病条辨》将"温疫"归入温病范畴，其医案亦如此。本例系温疫误用辛温发表，汗出太过，以致心阴心阳俱伤，邪热乘机内陷心胞，出现神乱、肢厥、脉厥等危症。吴氏采取救逆之法，着重用芳香开窍之紫雪丹、牛黄丸，配合清热养阴解毒之品，遂使病情化险为夷，渐入坦途。

温热兼夹湿浊案

谢　五月初三日　酒客，脉象模糊，苔如积粉，胸中郁闷，病势十分深重，再舌苔刮白，大便昼夜十数下，不唯温热，且兼浊湿，岂伤寒六经药可治。

连翘钱半　滑石三钱　郁金二钱　银花二钱　藿香二钱　生苡仁三钱　杏仁三钱　黄连钱半　豆豉二钱　薄荷一钱

今晚一帖，明早一帖。

初四日　温病始终以护津液为主，不比伤寒以通阳气为主。

连翘三钱　黄芩二钱　桑叶三钱　甘草八分　麦冬五钱　银花三钱　薄荷一钱　豆豉二钱　黄连二钱　滑石三钱

今晚一帖，明早一帖。

初五日　旧苔已退，新苔又出，邪之所藏者尚多。脉象之模糊者，较前稍觉光明。

连翘三钱　麦冬四钱　通草八分　银花三钱　薄荷八分　天花粉三钱　桑叶二钱　滑石三钱　黄芩二钱　杏仁三钱　藿香叶八分　黄连二钱　鲜芦根三钱

初六日　脉洪，舌滑而中心灰黑，余皆刮白，湿中秽浊，须重用芳香。

连翘三钱　荷叶边二钱　豆豉三钱　银花二钱　通草钱半　郁金三钱　薄荷一钱　滑石五钱　藿香三钱　黄芩二钱　芦根五钱　黄连三钱

今晚一帖，明早一帖。

初七日　温病已有凉汗，但脉尚数而协热下利不止，议白头翁汤法。

白头翁五钱　生白芍二钱　秦皮三钱　黄芩三钱　黄连三钱

初八日　热邪虽退，而脉仍未静，尚有余热未清。大泄十余日，大汗一昼夜，津液丧亡已多，不可强责小便。再胃之上脘痛，有责之阳衰者，有责之痰饮者，有责之液伤者。兹当热邪大伤津液之后，脉尚未静，犹然自觉痰粘，断不得作阳衰论。且阳衰胸痹之痛，不必咽津而后痛也。与甘苦合化阴气法，既可以保胃汁，又可以蓄水之上源，得天水循环，水天一气，自然畅流。

麦冬六钱　炙草三钱　大生地五钱　火麻仁三钱　生牡蛎五钱　黄连一钱　炒黄芩一钱　沙参三钱　象贝母二钱

煮三碗，三次服。渣煮一碗，明早服。

初九日　即于前方内加：

丹皮三钱　赤芍三钱

初十日　肺脉独大，仍渴思凉。

连翘三钱　知母二钱　银花三钱　桑叶三钱　黄芩二钱　杏仁三钱　生甘草一钱　煅石膏三钱

今晚一帖，明早一帖。

十一日　左关独大，仍喜凉物，余热未清，小便赤，用苦甘法。

黄连一钱　知母二钱　黄芩二钱　生草一钱　丹皮五钱　细生地二钱　桑叶三钱　赤芍二钱　木通二钱　麦冬二钱

今晚一帖，明早一帖。　（《吴鞠通医案》）

【评议】本例舌苔白如积粉，与吴又可《温疫论》所述的温疫病证极为相似。但又可认为"温疫之为病，非风、非寒、非暑、非湿，乃天地间别有一种异气所感"。而吴鞠通并不否定"六淫"致疫，如本例即诊其为温热兼夹湿浊为患。后世医家多认为吴又可将"疬气"作为疫病的病因，这是医学进步的表现，但疬气当有不同性质，不能一概而论。故不少医家将吴又可所述之温疫称为"湿热疫"，余师愚《疫疹一得》所述之疫为"暑热疫"，此外还有"寒疫"等。这样区分，更有利于辨证求因，审因论治。

案中强调"温病始终以护津液为主"，体现了吴鞠通治温的学术思想。

下虚病温案

五月十二日　赵　七十三岁　温病之例，四损重逆为难治。今年老久病之后，已居四损之二。况初起见厥，病入已深。再温病不畏其大渴，引饮思凉，最畏其不渴。盖渴乃气分之病，不渴则归血分。此皆年老藩篱已撤，邪气直入下焦之故。勉议清血分之热，加以领邪外出法。

丹皮二钱　细生地二钱　连翘二钱　郁金二钱　桔梗一钱　羚羊角钱半甘草五分　桑叶一钱　银花一钱　麦冬一钱　茶菊花一钱　薄荷八分

日三帖，渣不再煎。

十三日　今日厥轻，但老年下虚，邪居血分，不肯外出，可畏，用辛凉合芳香法。

连翘三钱　牛蒡子三钱　藿香钱半　元参三钱　豆豉三钱　薄荷八分　银花三钱　郁金钱半　桑叶二钱　细生地三钱　丹皮三钱　麦冬三钱　芦根五寸

十四日　六脉沉数而实，四日不大便，汗不得除，舌苔微黄，老年下虚，不可轻下。然热病之热退，每在里气既通以后。议增液汤，作增水行舟之计。

元参二两　细生地一两　栀子炭六钱　丹皮六钱　麦冬一两　牛蒡子八钱

头煎，水八碗，煮三碗，分三次，均于今晚服尽，明早再将渣煮一碗服。

十五日　仍未大便，酌加去积聚之润药，即于前方内加元参一两，细生地一两。

十六日　脉已滑，渴稍加，汗甚多，邪有欲出之势，但仍未大便，犹不能外增液法，少入玉女煎可也。既可润肠，又可保护老年有限津液，不比壮年可放心攻劫也。

元参三两　知母三钱　细生地二两　麦冬一两　生甘草二钱　生石膏一两

银花六钱　连翘五钱

十七日　渴更甚，加以保肺为急，即于前方内加黄芩三钱、生石膏一两、知母二钱。

十八日　大便已见，舌苔未净，脉尚带数，不甚渴，仍清血分为主，复领邪法。

麦冬三钱　生甘草二钱　细生地一两　地参五钱　丹皮六钱　银花三钱

连翘三钱　黄芩二钱

煮三碗，三次服。　（《吴鞠通医案》）

【评议】本案《吴鞠通医案》入"温疫"。吴又可《温疫论》列"四损不可正治"篇，称"大劳、大欲、大病、久病后气血两虚，阴阳并竭"为"四损"。鞠通继承又可的观点，认为本例乃年老久病之后，下元已属亏虚，邪气直入下焦，遂出现血分证候，所谓"至虚之地，便是容邪之所"是也。谚又云："伤寒偏死下虚人"。有鉴于此，故吴氏前后数诊，总以养阴生津为主，俾阴液得以存内，下虚有恢复之机，则机体抗邪有力，内陷之邪有望外透，病情方可转机。

温疫误汗案

甲子年四月初三日　陈氏　温病误汗七次，以致心阳受伤，邪入心包，神昏不语，膈上之邪仍然不解。非芳香化浊能入心包者，不足以救之。

牛黄丸三丸，约一时许服一丸。服后如神仍不清、不语，再服二三丸。

前方用芳香开膻中，是治邪法。恐老年阴气告竭，自汗而脱，再用复脉法护阴，是固正法，二更后服。

炙甘草三钱　生地五钱　丹皮三钱　白芍三钱　生鳖甲六钱　麦冬六钱

阿胶三钱　麻仁三钱　元参五钱

初四日　老年温病日久，误用风药过多，汗出伤津，以致大便坚结不下，口干，舌黄，系阳明症，当下之。但气血久虚，恐不任承气。议增液汤，一面增液而补正，一面去积聚以驱邪，增水行舟计也。

元参一两半　次生地一两半　连心麦冬一两二钱

水八碗，煮取三碗，分三次服。不便，再服，便后服前方一帖。

初五日　脉似有力，舌黄黑，仍有宿粪未净，再服增液一帖，令净尽。

元参一两六钱　细生地二两　麦冬二两

煮成三碗，分三次服。

初六日　大便后，仍用二甲复脉法，以复其丧失之真阴。

炙甘草六钱　大生地八钱　炒白芍六钱　阿胶一钱　麻仁三钱　麦冬八钱　沙参三钱　牡蛎五钱　鳖甲五钱

浓煎三碗，零星缓缓服。（《吴鞠通医案》）

【评议】吴鞠通在其所著《温病条辨》中说："本论始终以救阴津为主。"试观本案，初诊因患者迭经误汗，以致心阳心阴俱耗，使温邪逆传心胞，出现神昏不语等症，故投以清心开窍之牛黄丸；二诊结合患者年老体虚之体质，即用复脉法扶正护阴；嗣后数诊，纵大便坚结，仅以增液汤增水行舟，未敢采用承气诸方，恐虚不胜任下法；末诊仍以复脉以复其丧失之真阴，为善后之计。吴氏治温步步注重顾护阴精，跃然纸上。

温疫咽喉剧痛案

丙寅年二月十一日　章　头痛身热，脉芤数，口渴，自汗，喉痛，舌苔重浊而尖赤甚，温病也。势甚重，法宜辛凉，最忌发汗。

连翘三钱　银花三钱　麦冬三钱　桔梗三钱　桑叶钱半　细生地三钱　甘草一钱　薄荷八分　射干二钱　元参三钱　牛蒡子三钱

今晚一帖，明早一帖，每帖两杯。

十二日　温热咽痛之极，阴本亏也。

桔梗八钱　人中黄三钱　马勃三钱　牛蒡子八钱　元参八钱　连翘六钱　射干四钱　真山连三钱　黄芩三钱　银花三钱　薄荷二钱　荆芥穗二钱　细生地四钱

共为细末，分八包，一时服一包。芦根汤煎，去渣服。

十三日　大便通，咽痛减，脉渐静，不可躁急。

苦梗三钱　麦冬五钱　黄芩一钱　银花三钱　元参五钱　连翘二钱　射干二钱　人中黄一钱　丹皮二钱　芦根二根　黄连一钱　细生地五钱　白茅根三钱　牛蒡子三钱

煮两碗，分二次，今晚、明早各半帖。

十四日　脉静，痛止大半，小便未畅，余焰尚存，仍不可食谷。

细生地五钱　连翘二钱　射干二钱　丹皮三钱　银花二钱　人中黄钱半　元参三钱　牡蛎三钱　桔梗二钱　黄芩一钱　麦冬六钱　真山连八分

二帖，共煎四碗，分四次服。今日两碗，明早两碗，明日午前服完。如服完后喉仍微痛，不便不畅，明晚再服一帖。如喉痛已止，小便亦畅，可少啜粥汤，静俟十六日换方服药。

十六日　脉静身凉，用一甲复脉汤。

炙甘草六钱　　大生地六钱　　阿胶三钱　　麦冬五钱　　白芍六钱　　麻仁三钱　　牡蛎八钱　　（《吴鞠通医案》）

【评议】本例《吴鞠通医案》编入温疫节。以其症状来看，亦与温毒相兼。咽喉剧痛，谅由温毒之邪侵犯上焦，客于肺系所致，盖咽喉乃肺之门户故也。现代急性传染病如猩红热、流行性感冒等均可出现咽喉疼痛症状。观其治法，前四诊均以清热解毒利咽为主，方用银翘散合普济消毒饮化裁，甚合病因病机；末诊以一甲复脉汤收功，意在滋阴养液以复正气。

逆传心包案

余于丙夏，因诊视时邪染恙，寒热，脉浮大。服栀豉葱白汤，胸背汗，三日后热甚，渴烦少寐，舌苔黄变黑。服犀角、羚羊角、竹叶、芦根、藕、蔗诸汁，热稍平。逾夕，复壮热谵语神昏，服至宝丹分半，鲜菖蒲根汁下，神稍清。又用前各汁，加洋参、鲜生地、象贝、龟版、青蒿、连翘、滑石，清营滋液，专驱痰热，兼泻三焦，舌黑颇淡，但汗出微凉，汗收仍热，脉数气粗，烦扰竟夕。又服至宝丹分半，神未定，直视气促。再服前丹二分半，昏睡。进洋参汤，汗出热退，但舌心干，用石膏煎清胃，加梨、藕汁，稍津润。逾日，目赤，舌再灰黑，神再烦扰。改服牛黄清心丸二分，橘红汤下，得寐。专服洋参、藕、蔗汁、麦冬、橘红汤，寐熟，热轻。再啜洋参汤，汗出凉解。越五宿，欲大便，以蜜煎导。当夜感寒复热，舌苔如粉，吐痰欲呕，此为复感。用半夏曲、杏仁、茯苓、紫苏、薄荷、佩兰叶加姜。热未退，口燥脉数，烦扰不寐。再服牛黄清心丸五分，犀角磨汁冲服。逾日大汗如雨，乃凉，然已兼旬外矣。此案芝本日记附志之，见热邪之劫烁津液甚炽也。忆是夏坐卧楼窗，吸受暑暍，更加传染，病中苦热，见曦炎出，如膏自焚。口占七绝，日十余首，有"自笑吴牛喘明月，檐梢怕见石榴红"之句。左氏谓明淫心疾，良不予欺。　　（《类证治裁》）

【评议】叶天士有云："温邪上受，首先犯肺，逆传心包。"本例传染时邪为恙，初起邪在肺卫，寒热，脉浮，是其证也。旋即邪陷心营，逆传心包，而见壮热，谵语神昏，故转方改用清心开窍，凉营滋液之品，神识稍清。继则据证投剂，而滋阴清热、开窍醒神一以贯之，终得出汗而愈。由是观之，温病（含温疫）逆传心包，究其原因，不外乎感邪太重，传变捷速；或平时阴液，尤其是心阴素虚，致邪热易传心营，迅现逆证。所以，临床治疗温疫，须究患者体质情况，对于阴虚之体，务必及早防范逆传心营致生他变。近贤姜春华提出"截断""扭转"之说，很值得借鉴。

阳明经腑先后俱病案

本　疫邪传胃，舌黄，脉洪数，汗渴。白虎汤，一服热退。明午复烦，恐散漫之邪虽去，已成里结也，用苦辛寒方，人中黄、元明粉、知母、枳壳、槟榔。三服脉证俱平。用蜜煎导粪下而解。　（《类证治裁》）

【评议】舌黄、脉洪数、汗渴，乃阳明经证无疑，方用白虎汤，乃千古不易之法，故效如桴鼓。无如阳明之经证虽退而腑证复起，故继用泻下腑实，脉症俱平。可见《伤寒论》的理法方药，于外感热病（含温疫）均有指导作用和应用价值。

邪伏膜原仿用达原饮战汗而解案

冷　高年染疫，脉右大于左，由邪从口鼻吸受。客于夹脊，溢自募原，见症头痛，胸中怫郁，务彻其邪，使速离募原。仿达原饮，用黄芩、知母、花粉、厚朴、枳壳、赤芍、豆豉，汗出热退，间日前症仍作，恶热，更加谵妄。诊时扬手掷足，揭去衣被，卧不安席，此欲战汗也。顷之，臂胫冷，身振战，逾一炊时，肢温汗透，脉静身凉。　（《类证治裁》）

【评议】吴又可《温疫论》对温疫的病因病机、感染途径和治法方药均提出了不少新的见解。如说："夫温疫之为病，非风、非寒、非暑、非湿，乃天地间别有一种异气（注：即疠气）所感"；"邪从口鼻而入，则其所客，内不在脏腑，外不在经络，舍于夹脊之内，去表不远，附近于胃，乃表里之分界，是为半表半里，即《针经》所谓横连膜原是也"。对其治法，主张宜宣透膜原，"使邪气溃败，速离膜原"，制达原饮（槟榔、厚朴、草果仁、知母、芍药、黄芩、甘草）一方，随证加减。至于疫病"战汗"，吴氏认为乃"经气输泄"，正邪激烈相争使然，遂出现"大汗淋漓，衣被湿透"等征象，"当即脉静身凉，神清气爽，划然而愈"，这是好的转归；反之若战而无汗，厥不回者，"以正气脱，不胜其邪"，预后多危。本案的理、法、方、药，显然受吴氏《温疫论》的深刻影响。

伤寒温疫传变不一治案

白　甲戌春大疫，初病渴烦，五日后液复神苏。毗陵医按伤寒论治，拘定日数，谓邪入阳明之腑。予言疫邪始伏募原，继乃表里分传，不比风寒自表传里，治法必分彻表里之热，方不逆入心包，变现痉厥。今邪有转机，再与透解营热，则不虞内陷矣。乃用鲜生地、石斛、丹皮、知母、麦冬、竹茹、甘蔗、参须。一剂神识清，洪脉退。加青蒿、地骨皮，汗津津而热退。（《类证治裁》）

【评议】伤寒（狭义）与温病的病因病机和治法不同，温病温疫学派的代表人物如吴又可、杨栗山、叶天士等均有明确论述。本案的病机病位分析和治法方药的运用，显然融合了吴又可、叶天士的学术观点和诊疗经验，其中重视滋养津液，更是受叶氏的影响。

热邪深陷液涸风生验案

张氏　疫症投补，壮热烦冤，齿焦唇血，舌芒刺，昏谵，循衣撮空，颔颤手战，脉小数，此热邪深陷，液涸风生，已显痉象。速用生地六钱，鲜斛、天冬各四钱，赤芍药、玄参各三钱，连翘、栀子、知母各一钱，鲜藕二两，石菖蒲（汁）冲服。唇舌稍润，躁扰渐平。三服神识清爽，调理得痊。（《类证治裁》）

【评议】壮热、齿焦、舌芒刺、昏谵、循衣撮空、颔颤手战，种种危象毕露，其"热邪深陷，液涸风生"之病机，明白无疑，其病位偏重心肝两脏，为气营两燔之重证。故治法以气营两清，滋养阴液为主，佐菖蒲开窍醒神。此等证紫雪丹、牛黄丸等亦可加入，以增强开窍息风之力。

温疫误用辛温发汗致热毒化燥内陷入营案

赵氏　疫疠用五积散，烦渴，昏谵不寐，舌缩唇黑。又误进麻黄汤，肢搐鼻衄，脉数无度。窃谓五积散治伤寒恶寒，方中姜、桂、苍、朴皆热燥，疫症本不恶寒，服此营液愈涸，邪焰益炽，是抱薪救焚，再服麻、桂，强汗劫津，更伤表气，与内陷热邪风马不及，势必痉厥衄红矣。勉用鲜生地、石斛各五钱，天门冬、麦门冬各二钱，山栀、知母、赤芍药、连翘各钱半，犀角磨汁七分，蔗汁一杯冲服，即安睡，醒而神苏。（《类证治裁》）

【评议】热疫反用解表散寒的辛温之剂，不啻火上加油，以致"营液愈涸，邪焰益炽"，痉厥衄红等变证丛生。当此之时，救阴是为第一要务，清热凉血亦在所必须。救逆方药妥帖，遂收立竿见影之效，可师可法。

湿热疫早投滋腻致邪热深陷入营案

贡氏妹时疫秋发，传染必深，初起寒热，耳后结核，头眩胫冷，疹出便泻，宜从少阳透热泄湿，表里分解。医虑其体素阴虚，早投阿胶、熟地、鸡子黄滋腻，致壅气分之邪，脉来沉数，热势深陷，必难汗解，姑用清里彻热法，黄芩、羚羊角、人中黄、栀皮、连翘、滑石、通草、灯心。日再服，头汗齐颈，热犹蒸湿，思欲清扫弥漫，虽核消疹退，泻止胫温，而舌心已干，邪劫胃液，随用鲜地黄、石斛、麦门冬、沙参、花粉、白芦根。舌已强，光燥无津，脉更促数，用透营滋液，犀角尖（磨汁）、鲜地黄、藕汁、天门冬、西瓜翠衣、芦根、淡竹叶、栀心、知母。舌犹干黑而缩，目瞑多睡，三焦受邪，幸前药沁透心包，膻中不为热痰蒸蔽，然机窍不灵，仍用昨犀角方，加水甜梨肉二服，即以梨片安舌上，咀其凉润，越宿，舌津黑蜕，汗出热解。（《类证治裁》）

【评议】本例系湿热疫病。吴鞠通《温病条辨》对湿温病的治疗有"三禁"之说，谓"汗之则神昏耳聋，甚则目瞑不欲言；下则之洞泄；润之则病深不解。"该患者由于早投阿胶、熟地黄、鸡子黄滋腻之品，致"热势深陷"，锢结难解。林珮琴（注：《类证治裁》作者）深明医理，改投清里彻热法，乃得头汗齐颈，邪有外解之机。无如热灼胃液，致舌心已干，故继用透营滋阴法，药以甘寒养液为主，并遵叶天士"入营犹可透热转气"之训，酌加竹叶、芦根之品。此案亦提示，湿温虽有"禁润"之谓，但已出现伤津劫液的病理征象时，滋润之品仍宜适用，"有是证即用是药"，此之谓也。吴氏湿温"三禁"之说，应当活看。

湿热疫用分消走泄使湿热分离得安案

睦女　口鼻吸入疠邪，头晕脘痞，烦热面红，适值经行，连小腹亦胀闷，脉右小数，左模糊，乃湿热与气血混并，治宜上下分解。栀皮、嫩桑叶、枳壳、栝蒌霜、郁金、杏仁、薄荷、人参、牡丹皮、赤芍药、桃仁。日二服。头晕腹胀已减，但热烦，中脘微痛，犹是热蒸湿痰阻气，且烦出于肺，防其变现斑疹。用宣通法，枳壳、栝蒌霜、白蔻壳、大贝母、杏仁、丹皮、赤芍药、牛蒡子、连翘、灯心。二服汗出未彻，红疹稀疏，邪已外透，渴不多饮，而溺赤便溏，胸仍不宽，脉仍小数，湿热尚炽。法用辛凉透热于表，甘淡渗湿于里，薄荷、豆豉、通草、牛蒡子、杏仁、贝母、栝蒌、枳壳、赤苓、滑石、车前子、灯心。数服诸症渐平，但口燥饥不思食，乃病后胃津未复，法宜凉润调养胃阴。麦门冬、石斛、玉竹、白芍药、沙参、薏苡仁、茯神、蔗汁。数服而瘳。（《类证治裁》）

【评议】初诊适值经行，湿热侵入血室，与气血相并，故症见头晕脘痞，烦热面红，小腹胀闷。治以清透湿热，兼理气活血，乃得头晕腹胀减轻。唯湿为重浊黏腻之邪，湿热相合，其病益甚，所谓"湿得热愈横，热得湿愈炽"是也。温病学家治疗湿热病强调分消之法，俾湿热分离，其病易解。具体治法，重视宣畅肺气，健运脾胃，通利小便。试观本例前后数方，即贯穿了上述治法，故效验自彰。

湿热致疫二则验案

睦女　热渴脘闷，舌苔里黄尖赤，头痛未解，手心如烙，湿邪搏热，僭踞上中焦，速速透解，毋俾出入募原，酿成陷里重症。枯芩（酒炒）、豆豉、枳壳、蒌霜、栀皮、薄荷、杏仁、荷叶边。二服汗出热减，去豆豉、荷叶边，加连翘、牛蒡子、丹皮，预防入营发疹。忽咳而衄，此蕴热迫血，直犯清道，为疫毒将解之兆，用黑山栀、鲜生地、杏仁、大贝母、花粉、沙参、芦根、蔗汁。数服愈。（《类证治裁》）

姪　热渴呕眩而烦，舌苔黄腻，牙垢唇燥，疫邪作热，由募原分布上、中焦，阅所服方，未能透邪，势必表里分传，宜急急宣解为要。淡豆豉、人中黄、黄芩、枳壳、栀皮、连翘、半夏、牛蒡子、嫩桑叶。二服烦眩呕渴俱止，舌苔黄腻亦消，脉来虚大，数象较退，邪留气分，不难透解。

原方去人中黄、枳壳、连翘、半夏、桑叶，加薄荷、青蒿、麦门冬、赤苓、蔗汁。一服微汗，未彻，两寸脉仍大，舌心灰尖绛，火邪劫营。用透热救阴，鲜生地、花粉、石斛、麦门冬、知母、玄参、牡丹皮、赤芍药、蔗汁。一服汗至胸项而还，邪犹未彻，舌心黑燥边绛干，心胃火燔，清营热以透表。犀角尖（汁）、鲜生地、牡丹皮、花粉、玄参、滑石、麦门冬、苏梗、灯心、蔗汁、甘草。一服汗周热解。 （《类证治裁》）

【评议】此二则为湿热致疫病例。林氏沿用吴又可《温疫论》"邪在膜原"之说，处方注重宣透膜原之邪，以防"酿成陷里重症"，唯用药不株守达原饮，而是自出机杼。这里值得一提的是，吴又可对温疫的病因，尽管极力否定"六淫"和"非时之气"致疫的传统观念，提出了"戾气"致疫的新观念，但从其当时流行的疫病初起有憎寒发热，头疼身痛，甚或舌苔白如积粉来看，显然与感受湿热秽浊之邪不无关系；再则从吴氏所制订的治疫主方达原饮来分析，更是由祛湿清热为主的药物所组成，所以后人将吴氏当时所述的温疫病，归于"湿热疫"的范畴，这是不无道理的。清代医家张石顽尝谓："时疫之邪，皆从湿土郁蒸而发"。林珮琴《类证治裁》亦有同样论述："疠邪之来，皆从湿土郁蒸而发，触之成病，其后更相传染"。均明确指出了湿热与疫病发病的密切关系，可谓言简意赅，切中肯綮。以上二案，可资参证。

邪热入营用透营宣窍救液法获愈案

贡　据述时疫脉数，热渴晕闷，误用苍、芷劫液，柴、葛升阳，遂至躁烦谵妄，舌黑齿焦，循衣撮空，此邪热入营，将变昏痉，为棘手重症。遥拟透营宣窍救液法，用犀角（磨汁）五分，鲜生地五钱，干生地三钱，山栀、连翘、赤芍药各二钱，鲜石菖蒲四钱，鲜藕、西瓜翠衣各二两。二服神清舌润，去犀角、鲜生地、石菖蒲、西瓜翠衣，加茯苓二钱，灯心八分，六一散六分，冲服。彻热渗湿而平。 （《类证治裁》）

【评议】热疫而用辛温升阳之品，致热灼津伤，邪入心营，变成昏痉重症。治宗温病学家清营宣窍救阴法，遂使神清舌润，病获转机。鄙意清心开窍之至宝丹、紫雪丹、牛黄丸，亦可加入，效当更佳。

疫邪兼暑治案

潘　疫热挟胆火上升，头痛如裂，旬日外出热减，渴烦震眩不解，脉虚面垢，此疫邪兼暑也。用羚羊角、天麻、嫩桑叶、薄荷、香薷、山栀、麦门冬、花粉、石斛、灯心。日二服，诸症悉平。唯液涸口燥，不思纳食，宜调肺胃之阴。麦门冬、沙参、玉竹、白芍药、生地黄、扁豆。一服而思食米味，得服平，为过二三日可以痊愈。　（《类证治裁》）

【评议】疫病后胃液损伤，口燥，不思纳食，药用《温病条辨》益胃汤为主，遂获良效。吴鞠通甘寒养胃之方，洵不诬也。

疫邪横连募原得达原饮三消饮而愈案

毛禹谟时疫症　丁亥五月，长泾镇毛禹谟患时症，本镇医家，以三阳经药发表，苦寒清火杂治，自余汗后，热不衰，神昏默沉，遍身似斑非斑。时复躁扰狂越，谵语片晌方定，胸腹按之痞满，咽噎多痰，舌苔色白中央黄，诊脉皆数大。此时行疫邪，横连募原，不易解散。遵吴又可法，用达原饮疏利之。

槟榔　厚朴　芍药　草果仁　知母　黄芩　甘草

二剂后症减二三，但暂时有如狂之状，欲殴人，大便闭结，于前方中加生大黄三钱利之，所谓三消饮也。其病遂不劳余力而愈矣。　（《龙砂八家医案》）

【评议】吴又可《温疫论》达原饮的适应症是："温疫初起，先憎寒而后发热，日后但热而无憎寒也。初得之二三日，其脉不浮不沉而数，昼夜发热，日晡益甚，头疼身痛。其时邪在夹脊之前，肠胃之后，虽有头疼身痛，此邪热浮越于经，不可以认为伤寒表证，辄用麻黄桂枝之类强发其汗。此邪不在经，汗之徒伤表气，热亦不减。又不可下，此邪不在里，下之徒伤胃气，其渴愈甚。宜达原饮。"本例见症，虽与此有间，但辨证为疫邪"横连募原"，投达原饮而取效，此活用《温疫论》理法方药之范例也。

因证数攻案

壮热神糊，陡然而发，脉数大而混糊无序，舌垢腻而层选厚布，矢气频转，小溲自遗，脘腹痞硬，气粗痰鸣。既非寻常六气所感，亦非真中、类中之证。观其濈濈自汗，汗热而不粘指，转侧自如，四体无强直之态，舌能伸缩，断非中风。设使外感，何至一发便剧，而安能自汗。倘守伤寒先表后里，下不嫌迟之例，是坐待其毙矣。亦曾读吴又可先里后表，急下存阴之论否？盖是证也，一见蓝斑，则胃已烂，而包络已陷，迅速异常。盍早议下，尚可侥幸，诸同学以为然否？

厚朴一钱　大黄八钱　黄芩一钱　枳实一钱　槟榔一钱　草果四分　知母一钱五分　陈皮一钱

再诊：神志得清，表热自汗，腹犹拒按，矢气尚频，便下粘腻极秽者未畅，小水点滴如油，脉数略有次序，舌苔层布垢浊。胃中秽浊蒸蕴之势尚形燔灼，必须再下，俟里滞渐楚，然后退就于表。吴又可治疫之论，阐发前人所未备，甚至有三四下，而后退走表分者。若作寻常发热论治，岂不谬乎！

大黄五钱　枳实一钱五分　银花二钱　知母一钱五分　细川连五分　丹皮一钱五分　滑石三钱　玄明粉一钱五分　厚朴一钱

三诊：大腑畅通，悉是如酱如饴极秽之物。腹已软而神已爽，表热壮而汗反艰。舌苔半化，脉数较缓，渴喜热饮，小水稍多。此际腑中之蒸变乍平，病已退出表分。当从表分疏通，先里后表之论，信不诬也。

柴胡五分　枳实一钱　通草一钱　紫厚朴七分　法半夏一钱五分　连翘一钱五分　橘皮一钱　赤苓三钱　大腹皮一钱五分　藿香一钱

四诊：表热随汗就和，舌苔又化一层，脉转细矣，神亦倦矣。病去正虚之际，当主以和养中气，佐轻泄以涤余热，守糜粥以俟胃醒。慎勿以虚而早投补剂，补之则反复立至也。

桑叶一钱五分　石斛三钱　扁豆三钱　神曲一钱五分　丹皮一钱五分　豆卷三钱　甘草三分　橘白一钱　薏仁三钱　半夏曲一钱五分（评选《爱庐医案》）

【评议】舌垢腻而层迭厚布，湿热疫明矣。应用之理法方药，源自吴又可《温疫论》，如初起为"表里分传"之证，仿吴氏达原饮加大黄以治，既宣透膜原，又攻下里结，使邪能内外分消；再诊亦遵吴氏"因证数攻"，"凡下不以数计"的论述，重加下药，一下再下，以冀里结清而邪达于表。柳宝诒对其评议说："此等证，有下之三四次而后清者，必须有胆有识，方能奏效。"以后二方，亦是权衡邪正盛衰，对证投剂，层次井然，非老手不办。

治寒滞病愈复染时疫案

义宁州余浪千，由京回省，沿途感受寒滞，诸病丛生。其侄光友与予素好，嘱治于予。诊得人迎、气口脉俱浮大，察其恶寒发热，腹痛泄泻，症系寒滞为标，先宜发表导滞。光友见形骸骨立，恐表药伤元。余曰：《内经》云有故无殒，表无妨也。甫进二剂，泄泻止而寒热解，体健思食。越二日，忽浑身壮热，口渴泄泻，舌上苔如白粉，六脉俱数。余曰：此因体气虚弱，前病方愈而复染时疫热症也，法宜柴葛解肌汤加高丽参以扶正气，效喻公用人参败毒散治瘟疫之义，但服药后必大汗淋漓，身冷如冰，脉细如发，幸勿惊怖。至半夜，果汗出如浴，僵卧如尸，嘱同伴者为记绝时，达旦乃苏，光友大恐。余曰：脉静身凉，此为愈兆，续以生津理脾之药，数剂而愈。是症也，托伏邪于皮毛之外，挽元气于无何有之乡，苟非有知人之哲，曷能信吾言而中吾用也哉！　（《尚友堂医案》）

【评议】柴葛解肌汤，功能解肌清热，善治外感温邪或疫毒，症见发热头痛，不恶寒而口渴。临床实践证明，本方发汗退热作用较强，故对外感高热，邪在肌表，兼有内热者，用之每多奏效。本例药后出现大汗淋漓，身凉如冰，脉细如发等症候，颇似吴又可《温疫论》所述的"战汗"征象，此乃本方加高丽参扶正，使正气奋起与邪抗争，故有"战汗"之转机。汗后脉静身凉，为向愈之佳兆。案中所云："托伏邪于皮毛之外，挽元气于何有之乡"，道出了所用方药的作用机理，值得细味。

治温疫危候验案

庚寅辛卯，连年水灾，大饥之后，继以疫症。余同居患病者二十余人，皆发热口渴，面赤唇焦，便闭烦躁，医者不识何症，寒热互投，舍药而亡者五六人，亲族不敢过问。内子张亦染此症，迭经医治，月余不减，形骸骨立，耳无闻，目无见，儿媳惶惶，治棺以待，遣人赴省告余。余归，投以生地、麦冬、天冬、洋参、玉竹、龟版，大剂煎服，调治半月，乃获生还，亦大幸也。　（《尚友堂医案》）

【评议】从疫病性质上来分，本例当属"热疫"（温疫），发热口渴，面赤唇焦，便闭烦躁，足以证之。吴鞠通《温病条辨》治疗温病（含温疫），强调"始终以救阴精为主"，这是因为津液之盈亏存亡，关系到温病的转归和预后。试观本案，患者已出现形骸骨立，耳无闻，目无见的征象，说明脏腑特别是胃肾的阴液已消耗殆尽，死亡在即，故投大剂甘寒咸寒养阴之品，乃获生还。吴氏"始终以救阴精为主"，信不我欺。

表实本虚先表后里得愈案

梁某病瘟疫，恶寒发热咳嗽，目红面赤，口渴烦躁，六脉似浮非浮，似数非数，重按无根。余曰：此症大难，初服药，轻病反重，再服重病即危，必三服后，乃得由重转轻，第恐信不真而酿成莫救，勿谓言之不早也。初用葛根汤加苏梗、桔梗、川芎、秦艽、前胡、甘草服之，遂卧床不起；次用柴葛解肌汤加麦冬、贝母、花粉、泽泻服之，竟神识不清；末用真元饮合生脉散服之，乃得汗出热解，诸病一一如扫。（《尚友堂医案》）

【评议】本例亦属"热疫"。据症系邪在上、中二焦，唯脉"重按无根"，真元已竭可知，实属本虚标实之证。前贤有谓："有一分恶寒，即有一分表证"。有表先解表，《伤寒论》早有明训。故一、二诊以解肌散邪为主，药后反出现"卧床不起"，"神识不清"，乃"药不瞑眩，厥疾不瘳"的征象；继用真元饮合生脉散大补真元，乃得汗出热解，病遂告愈。综观本案，治遵"先表后里"，正确处理标本缓急，宜其取效也。

湿热疫热偏重案

仲夏淫雨匝月，泛滥为灾，季夏酷暑如焚，人多热病。有沈小园者，患病于越。医者但知湿甚，而不知化热，投以平胃散数帖，壮热昏狂，证极危殆，返杭日，渠居停吴仲庄，浼孟英视之。脉滑实而数，大渴溲赤，稀水旁流。与石膏、大黄数下之而愈。仲庄欲施药济人，托孟英定一善法。孟英曰：余不敢师心自用，考古唯叶天士甘露消毒丹、神犀丹二方，为湿温、暑疫最妥之药，一治气分，一治营分，规模已具，即有兼证，尚可通融，司天在泉，不必拘泥。今岁奇荒，明年恐有奇疫，但"甘露"二字，人必疑为大寒之药；"消毒"二字，世人或误作外证之方，因易其名曰普济解疫丹。吴君与诸好善之家，依方合送，救活不知若干人也。

附：普济解疫丹雍正癸丑叶天士先生定

飞滑石十五两　绵茵陈十一两　淡黄芩十两　石菖蒲六两　川贝母五两

木通五两　藿香　射干　连翘　薄荷　白豆蔻各四两

上药晒燥，生研细末。见火则药尽热。每服三钱，开水调服，日二次。或以神曲糊丸，如弹子大，开水化服亦可。

孟英自注云：此治湿温时疫之主方也。按"六元正纪"五运分步，每年春分后十三日交二运征火旺，天乃渐温；芒种后十日交三运宫土旺，地乃渐湿。温湿蒸腾，更加烈日之暑，烁石流金，人在气交之中，口鼻吸受其气，留而不去，乃成温热暑疫之病，则为发热倦怠，胸闷腹胀，肢酸咽肿，斑疹身黄，颐肿口渴，溺赤便秘，吐泻疟痢，淋浊疮疡等证，但看病人舌苔淡白，或厚腻，或干黄者，是暑湿热疫之邪尚在气分，悉以此丹治之立效。而薄滋味，家慈每于夏季茹素，且云：汝辈为医者当知之，吾见疫疬流行之岁，无论贫富，无可避之，总由不知坚壁清野之故耳。试看茹素者独可不染，岂非胃中清，虚邪不能留乎旨哉？斯言特谨识之。远酒色，尤为辟疫之仙方，智者识之。医家临证能准此化裁，自可十全为上。上参喻嘉言、张石顽、叶天士、沈尧封诸家。

附：神犀丹

犀角尖磨汁　石菖蒲　黄芩各六两　直生地冷水洗净，浸透，捣绞汁　银花各一斤，如有鲜者，捣汁用尤良　粪清　连翘各十两　板蓝根九两，无则以飞净青黛代之　香豉八两　元参七两　花粉　紫草各四两

各药生晒，切忌火炒。研细，以犀角、地黄汁、粪清和捣为丸，切勿加蜜。如难丸，可将香豉煮烂。每重三钱，凉开水化服小儿用半丸。如无粪清，可加人中黄四两研入。

孟英自注云：温热、暑疫诸病，邪不即解，耗液伤营，逆传内陷，痉厥昏狂，谵语发斑等证，但看病人舌色干光，或紫绛，或圆硬，或黑苔，皆以此丹救之。若初病即觉神情昏躁，而舌赤口干者，是温暑直入营分。酷热之时，阴虚之体，及新产妇人，患此最多，急须用此，多可挽回，切勿拘泥日数，误投别药以偾事也。兼治痘瘄毒重，夹带紫斑危证，暨痘瘄后，余毒内炽，口糜咽腐，目赤神烦诸证。上本叶氏参治验。（《王氏医案续编》）

【评议】夏秋之令，天之热气下迫，地之湿气上升，湿热蒸腾，人在气交之中，体弱者感而成病，故瘟疫（特别是湿热疫）多在此季节流行。试观本例，湿已化热，前医投以平胃散温中燥湿，无怪乎其热更炽，壮热昏狂，大渴溲赤等热象显露。王氏据症用石膏、大黄清热泻实而愈。可见对

于湿热病证，临床当细辨湿与热之孰轻孰重以及病情演变情况，对证下药，方能奏效。现代多以藿朴夏苓汤、甘露消毒丹、连朴饮（或白虎加苍术汤）分治湿偏重、湿热并重、热偏重三种证型，临床证实是行之有效的。

五人病疫体质不同转归治法有异案

翁嘉顺室，娩后发热，竹林寺僧治之不应，温、龚二医，皆主生化汤加减，病益剧。请孟英诊之，脉软滑微数。曰：素体阴亏，热自内生，新产血去，是以发热。唯谵妄昏瞀，最是吓医之证，渴喜热饮，宛似虚寒之据。宜其猜风寒而表散，疑瘀血以攻通，帖帖炮姜，人人桃桂，阴愈受劫，病乃日加。眉批：凡痰饮内盛之人，服寒热药，皆如石投水，人皆以为禀赋之异，不知皆痰饮为患也。幸而痰饮内盛，津液未致涸竭，与蠲饮六神汤去橘半，加西洋参、生地、花粉、竹茹、知母、生白芍为剂。数日而瘳。逾旬复发热，或疑凉药之弊，或谓产蓐成劳，众楚咻之，病渐进矣！其小姑适吴氏者，向役于冥曹，俗谓之活无常，偶来探病，忽仆地而僵，口中喃喃。或问汝嫂病何如？答云：须服王先生药。人皆异之。次日仍乞诊于孟英。曰：脉浮数而弦，是风温也，与前病异。便泻无溺，肺热所迫；大渴无苔，胃汁受烁。亟与天生建中汤频灌，即蔗汁也。药主大剂甘凉，果得津回舌润，渐以痊可。病染于姑，孟英诊曰：高年阴气太亏，邪气偏盛。《玉版论要》云：病温虚甚死。言人之真阴甚虚，曷足以御邪热而息燎原，可虞在两候之期乎？至十四天果殒。而嘉顺亦染焉，初发热即舌赤而渴，脉数且涩，孟英曰：非善证也。盖阴虚有素，值忧劳哀痛之余，五志内燔，温邪外迫，不必由卫及气，自气而营。急与清营，继投凉血，病不稍减。且家无主药之人，旁议哗然。幸其旧工人陈七，颇有胆识，力恳手援。孟英曰：我肠最热，奈病来颇恶，治虽合法，势必转重。若初起不先觑破，早已殆矣。吾若畏难推诿，恐他手虽识其证，亦无如此大剂，车薪杯水，何益于事！吾且肩劳任怨，殚心尽力以图之。病果日重，昏瞀耳聋，自利红水，目赤妄言。孟英唯以晋三犀角地黄汤，加银花、石膏、知、斛、栀、贝、花粉、兰草、菖蒲、元参、竹沥、竹茹、竹叶、凫茈、海蜇等出入互用。至十余剂，舌上忽布秽浊垢苔，口气喷出，臭难向迩，手冷如冰，头面自汗，咸谓绝望矣。孟英曰：生机也。彼阴虚，热邪深入，予一以清营凉血之法，服已逾旬，始得营阴渐振，推邪外出，乃现此苔。唯本元素弱，不能战解，

242

故显肢冷，而汗仅出于头面，非阳虚欲脱也。复与甘寒频灌。越三日，汗收热退，苔化肢温。自始迄终，犀角共服三两许，未犯一毫相悖之药。且赖陈七恪诚，始克起九死于一生。继以滋阴善后而康。眉批：三江地气卑湿，天时温暖，伤寒之证绝少，最多湿温、风温之证。又人体质柔脆，不任荡涤之药，故唯以甘寒清解之剂，渐次搜剔，斯邪去而正不伤。若在北方，刚坚之体，此等药虽服百剂，亦若罔知，非加硝、黄荡涤，邪终不去。故叶氏之法，擅誉江浙；而吴氏之方，驰名幽冀。易地则皆然，亦智者之因地制宜也。翁嘉顺之妹，亦染病，势极危。因役于冥曹，自以为不起。孟英曰：年壮阴充，药治不谬，焉能死乎？昔人云：见理明者，阴阳五行不能拘。吾当以理胜数。遂按法治之，病乃日减，且慎寒暄，节饮食，守禁忌，调治二旬，果然康健。又其姑亦病温，初不服药，七日外始迓孟英诊之。曰：此病邪虽不盛，第频吐涎沫，不能出口，须以手撩，不饮不食，不便不眠，或多言不倦，或久问不答，是七情郁结，气久不舒，津液凝痰，邪得依附，治之中肯，尚难即愈，不药而待，病从何去？遂于清解方中寓蠲痰流气、通胃舒肝之品。交十四日而热退，又数日痰沫渐少，又旬日大解始行，粥食日加而愈。此治一法直贯到底，不但不犯一分温燥升补之药，而滋腻入血之品亦皆避之，尚须三十剂奏绩。若病家不笃信，医者不坚持，旁人多议论，则焉克有济耶！然非乃媳前车之鉴，亦未必遽尔任贤不贰也。（《王氏医案续编》）

【评议】一族之中，五人病温，因体质禀赋不同，而转归迥然相异。翁嘉顺室产后发热，此为首例，其素体阴亏，加之产后"阴血骤虚，阳气易浮"，以致内闭外脱，神昏谵妄，前医疑虚而补，猜瘀而攻，病反增遽。王氏予蠲饮六神汤，此方载于《女科撮要》，功能开泄宣通，因性偏温燥，王氏去橘、半之燥，加入西洋参、生地黄等益气养血、清热润燥之品，数日而愈。之后复发热，与前症不同，为外感风温，产后气血大亏，"外而六气，稍有感触，即足致病"，在感受风温病邪后，可迅速化燥入营血分，而成心包证，故应速以清营凉血之法清营热养营阴，以防坏证，以蔗汁大剂频灌，可谓方简功著。后病染于姑，虽病邪相同但体质有别，素体阴虚，加之年事已高，阴水枯竭不足以息燎原之火，终不治。翁嘉顺亦染病，同为阴虚之体，且忧劳哀痛，五志内燔，迫邪外出，故初发热即舌赤而渴，所幸正值壮年，予清营凉血之法，服十余日方汗收热退。翁嘉顺之妹亦染病，因年壮阴充，按法治之，便获痊效。其姑亦病温，病邪之盛虽不及前述几例，但七情郁结，故单予清解温邪则难愈，加入疏肝理气之品方获

243

效。案中数人同染温邪，因各人体质不同，病邪转化随之而异，"邪气因人而化"，故而治法迥然；相同体质之人同病温，因年龄禀赋之别，而转归亦相异，正如吴又可所言："老年营卫枯涩，几微之元气易耗而难复也。不比少年气血生机甚捷，其势浡然，但得邪气一除，正气随复。"本案包罗辨体辨证多种情形，加之叙述详尽，分析精当，理法方药一应俱全，颇为经典，值得细细参详。

温疫同病异治案

许庆承之子及黄起生之弟　年俱二十，同患瘟疫，医进达原饮、大柴胡汤，潮热不息，燥渴反加，因而下利谵语。许氏子病经两旬，身体倦怠，两目赤涩，谵语声高，脉来数急，知其下多亡阴，所幸小水甚长，足征下源未绝，与犀角地黄汤加蔗汁、梨汁、乌梅甘酸救阴之法，频进而安。黄氏弟悉同此证，但此病不过三日，即身重如山，躯骸疼痛，谵语重复，声微息短，脉来鼓指无力。此病虽未久，然表里有交困之象，阴阳有立绝之势，急进十全大补汤，重加附子，二十剂始安。夫同一潮热燥渴，同一谵语下利，而用药角立，毫厘千里，岂易言哉！

犀角地黄汤

犀角　地黄　白芍　丹皮

或加芩、连。

十全大补汤

地黄　当归　川芎　芍药　人参　白术　茯苓　甘草　黄芪　肉桂

（《得心集医案》）

【评议】两人俱患温疫，潮热燥渴、谵语下利症候虽同，但许氏子因"下源未绝"，正气尚存，故治以凉血解毒的犀角地黄汤为主，重在祛邪；黄氏弟因"阴阳有立绝之势"，故法以十全大补汤为主，旨在扶正。其辨证的着眼点在于前者"脉来数急"，后者"脉来鼓指无力"。脉诊在判断病情轻重和预后吉凶的重要性，于此可见一斑。

宣透膜原法治时行疫疟案

己卯夏五，患寒热者甚众，医者皆以为疟，所用咸是小柴胡汤、清脾饮，及何人饮、休疟饮等方，未有一方奏效。殊不思《经》谓"夏伤于暑，秋必痎疟"，疟每发于秋令，今于芒种夏至而发者何也？考岁气阳明加于少阳，天政布凉，民病寒热，斯时病疟者，尽是时行疫疟也。有建德钱某来舍就医，曰：患疟久矣，请先生截之。丰曰：此乃时行疫疟。遂用宣透膜原法加豆卷、干姜治之，其效捷于影响。后来求治者，皆与钱病无异，悉以此法治之，莫不中窾。可见疫疟之病，不必拘疟门一定之方，又不必拘一定之证，更又不必拘一定之时，但其见证相同，而用药亦相同者，断断然矣。（《时病论》）

【评议】宣透膜原法是雷丰《时病论》方，由厚朴、槟榔、草果仁、黄芩、甘草、藿香叶、半夏、生姜组成，主治湿疟寒甚热微，身痛有汗，肢重脘懑。雷氏解释说："此师又可达原饮之法也。方中去知母之苦寒及白芍之酸敛，仍用朴、槟、草果，达其膜原，祛其盘踞之邪，黄芩清燥热之余，甘草为和中之用，拟加藿、夏畅气调脾，生姜破阴化湿，湿秽乘入膜原而作疟者，此法必奏效耳"。本案云："疫疟之病，不必拘疟门一定之方，又不必拘一定之证，更又不必拘一定之时，但其见证相同，而用药亦相同者，断断然矣。"这显然提出了"专病专药"的设想。说到这里，有必要提一下，古方截疟七宝饮、达原饮和雷氏宣透膜原法等方中，均以厚朴、草果、槟榔为主要药物，且治疟效果显著，从现代眼光来看，此三药是否有抗疟作用，很值得研究和开发。

治疫须参合运气验案

丁亥，天符之岁，风木司天，燥气大盛，人多病疫。初起头痛，少顷即神昏不语，口噤狂躁，危殆在即。饭团泾王姓，稚年亦染此证，余诊之脉来弦滑，弦则为风，滑乃痰阻，确是风邪直中厥阴，鼓动痰涎，风性急，故病亦急也。为治之法，当急平其风，佐以化痰。乃用蝎、蚕、天麻、羚、甘、菖、胆、菊、半、钩钩等为方，一剂即愈。张泾潘荣堂之女，年十四，病亦相似，唯狂语，脑痛不堪，且红而肿，用蚕、羚、蒡、菊、板兰、天麻、钩藤等，外用硝末搐鼻，二剂而安。是证也，良由春令温暖，真气未固，风邪易袭。《经》谓"天符之岁，其病速而危"，即此证也。（《慎五堂治验录》）

【评议】运气与疫病流行的关系至密，这在古医籍中多有记载，例一案云："治病不可不知运气之转移"，确是经验之谈。现代不少医家对此亦有研究和发挥。例二根据是年"风木司天，燥气大盛"的气候特点，紧密结合当时疫病的病情，分析其病因病机，制订相应的治疗方药，收效颇佳。这是"天人相应"整体观念在疾病诊疗上的体现，值得重视。

紫金锭治疫验案

吾乡今春行小儿疫症，初起畏寒发热。寒热止，便烦躁不省人事，后乃面黄如杏，身软如绵线，手撒，口开，眼合，肢厥，僵卧不动，若不治或治不得法，其气便奄奄而绝。自起病至死，不出一日。吾乡死于此症者，不可胜纪。吾医治三儿，均获渐愈。一仇氏子十岁，已面黄昏愦，见其齿干唇燥，舌苔黄垢，两脉俱无，吾思此必伏邪内发，有秽浊，实邪上犯心胸，堵塞清窍，始有此险恶之候。凡人胸中为宗气，最为紧要，故喻嘉言有《宗气论》，语语精当。胸中窒塞，宗气不行，神明无主，百骸俱废，或体软神昏，绝无知觉，或搐搦发狂，不省人事，若邪气久闭，不能自开，或用药不当，无法宣通，由闭而绝，本不出数时。疫症病死之速，职此故也。此病通降为第一着，因用紫金锭磨出，对姜汁灌服。约一时许，脉渐出，眼渐开，面色渐转。为制清热化浊之剂，加酒曲煎出，与服。是夜大便行一次，人事大清，颇为安妥。是晚，伊有亲戚来至本行道者，三更时又与辛温表剂。明早，又与以香燥时丸，乃引伏热入阳明经中，身大热，心烦气急，面赤多言，口渴喜饮，六脉浮洪而数，小便五六时不解，颇有登高而歌、弃衣而走之势。赖吾旧友倪新甫至，为之推拿四五次，果溺通热退而愈（吾幼女病痰喘及吾乡患重症、暴症，经新翁推拿无不立愈，较药尤速，神效可爱）。一系侄女，挹清弟之二女也。症亦同上，以紫金锭和姜汁灌下，半夜始苏，行小便一次，手足躁扰，狂叫不安。第二日，为用清热化滞药加酒曲与服。此日忽厥逆，忽烦扰，各一次。至晚，行大便一次，人始向安。第三日，复小便不通，昏卧不醒，面色青惨，脉微弱欲脱。余曰：虚象也，急煎补中益气丸二两，加滑石二钱，与服。约两时许，溺通，人事渐清，但言背脊骨痛。余曰：阳明经邪未去也。用补中益气丸一两，加葛根一钱半，升麻八分。服下痛止，唯唇舌焦干，苔黄而燥。余曰：阳明虚热在上也。用补中益气丸一两，加麦冬三钱，沙参二钱，五味子五粒，与服。便舌润苔退，人事大安，诸症愈矣。又治许家村一孤子七岁，病情治法均与侄女相同，得获安好无恙。吾因此症访问数家，皆因病前恣食汤圆，

入腹未化，复为邪气所冲，填入胸中，致有此候，故方中用酒药丸，以化糯米之积，无不应验也。（《崇实堂医案》）

【评议】从本案记述来看，其病因病机是"此症访问数家，皆因病前恣食汤圆，入腹未化，复为邪气所冲，填入胸中，故有此候"；"此必伏邪内发，有秽浊，实邪上犯心胸，堵塞清窍，始有此险恶之候"。由是观之，当是伏邪兼挟食积为患。对于治疗，认为"通降为第一要法"，方用紫金锭，功能辟秽化浊，通窍醒神，复用酒曲消食化滞，堪称对证之治。小儿疫病，见此等症，未知何疫，值得探讨。

逆传心包证治案

凌（六八） 温疫自口鼻吸入，由肺叶干于心包络，神识不清，左脉洪大，烦渴，鼾声，胸背间赤疹隐约，温邪郁遏，意有溃烂之形，是水谷之湿热交蒸，蕴于皮膜，蕴湿酿热而成毒，非清非散，热邪无发泄之机，三焦交炽，喉哑继起，舌色如赭。此温疫为化火化燥之因，势防热邪内陷，原属可虑。拟以滋清营分，兼佐泄邪，俾得络热稍清，庶几转机为幸，未识高明以为然否？

犀角一钱　鲜生地八钱　郁金一钱　牛蒡子三钱　银花一钱　黑元参一钱五分　连翘心二钱　石菖蒲根六分　紫雪丹三分　（《也是山人医案》）

【评议】叶天士尝谓："温邪上受，首先犯肺，逆传心包。"患者疫自口鼻吸入，"由肺叶干于心包络"而见神识不清，乃湿热疫毒由肺逆传心包，蒙闭神窍无疑。故方用清营汤合菖蒲郁金汤复加紫雪丹清营凉血，开窍醒神，洵为对证投剂。方中犀角现已不用，可用水牛角代替。

发斑温疫治案

戴（四八） 时疫未经宣透，邪已蕴结阳明，见症烦渴，昏谵不寐，两脉洪数，分明发斑瘟疫，阅方发散伤阳，苦寒损胃，总非腑病所宜。拟凉膈疏斑，请备参末议。

犀角　郁金　嫩元参　牛蒡子　花粉　银花　连翘心　石菖蒲根　紫雪丹一分　（《也是山人医案》）

【评议】叶天士谓："斑从肌肉而出，属胃。"本例症见发斑、烦渴、昏谵、脉来洪数，分明阳明热炽，迫血妄行，邪入心包，神明被遏使然。故药用犀角（现用水牛角代）、玄参、银花、牛蒡子凉血解毒疏斑；郁金、菖蒲、紫雪丹、连翘心清心开窍醒神。组方严密，选药精当，颇适用温疫发斑，邪陷包络之重证。

妊娠患疫投补泻兼施法而愈案

嘉善西塘镇倪某妇，怀妊八月，忽患时疫，但热不寒，烦躁殊甚。家弟小山适在彼，以鲜地黄、黄芩、知母、丹皮等味治之，热少减而烦渴如旧，胎动不安，妇家顾姓邀山人往诊。脉洪大滑数，病状似与前方颇合，及开窗细视，舌根有微黄色，乃知是阳明里结证，欲用小承气汤。病妇之舅恐妨妊，不敢服。山人曰：胎系于子宫，疫邪受于膜原，不相涉也。如不放心，宗陶氏黄龙法，以人参五分煎汤，送服青麟丸一钱五分，此万妥之策也。药入口，不逾时即下黑柔粪两次而愈。　（《重古三何医案》）

【评议】怀妊八月患疫，且见阳明里结之证，法当攻下逐邪，无奈病家唯恐损伤胎元，医者遵《黄帝内经》"有故无殒，亦无殒也"之训，权宜宗黄龙汤法，补泻兼用，堪称良策。药后即下黑粪，里结通而病愈。考青麟丸，又名清宁丸，由大黄、绿豆、车前草、白术、半夏、香附、黑豆、厚朴、桑叶、麦芽、橘皮、侧柏叶、桃树叶、牛乳等组成。

附霍乱

霍乱，"挥霍缭乱"之谓，概称上吐下泻一类病证。自十九世纪二十年代真性霍乱的传入，乃是典型的烈性传染病。晚清医家王孟英（1808—1868）将真性霍乱称为"热霍乱"，指出其病因是"臭毒"，无疑是属于疫病（温疫）范畴。以下所录医案，主要出自王孟英著述，其他医家的医案，也均出自晚清时期，大都是真性霍乱医案。

热性霍乱验案

陈妪年已七旬，患霍乱转筋甚危，亟拉孟英救之，已目陷形消，肢冷音飒，脉伏无溺，口渴汗多，腹痛苔黄，自欲投井。令取西瓜汁先与恣饮，方用白虎加芩、连、黄柏、木瓜、威灵仙，略佐细辛分许为剂，覆杯即安。人皆疑用药太凉，何以径效？孟英曰：凡夏热亢旱之年，入秋多有此病，岂非伏暑使然，况见证如是之炽烈乎？今秋余已治愈多人。询其病前有无影响？或曰：五心烦热者数日矣；或曰：别无所苦，唯睹物皆红如火，已而病即陡发。夫端倪如此，更为伏暑之的据焉。（《王氏医案三编》）

【评议】查考古代医家对霍乱的辨别，大体分寒热两大证型，仲景《伤寒论》立理中九以治，显属寒性霍乱；王孟英据当时流行的霍乱症状，将其病因归咎于感受暑湿或伏暑内发，当属温疫范畴，并在其所著《霍乱论》中，创造性地提出"臭毒"病因说，较之前人有很大进步。本例即是按热性霍乱施治而获覆杯即安之效，很值得借鉴。

黄芩定乱汤治霍乱案

五月初三日，余抵上洋，霍乱转筋，已流行成疫，主镇海周君采山家，不谒一客，藉以藏拙，且杜酬应之劳也。初八日，绍武近族稼书家，有南浔二客，同患此证。一韩姓，须臾而死。一纪运翔，年十七，势亦垂危。采山强拉余往视，曰：岂可见死而不救哉？然已手面皆黑，目陷睛窜，厥逆音嘶，脉伏无溺，舌紫苔腻，大渴汗淋，神情瞀乱，危象毕呈。时未交芒种，暑湿之令未行，仍是冬寒内伏，春令过冷，入夏犹凉，气机郁遏不宣，故欲变温病者，皆转为此证，与伏暑为患者，殊途同归，但不腹痛耳。以寒邪化热，究与暑湿较异也。亟令刺曲池、委中，出血如墨，方以黄芩为君，臣以栀、豉、连、茹、苡、半，佐以蚕矢、芦根、丝瓜络，少加吴萸为使，阴阳水煎，候温徐徐服之，遂不吐。次日脉稍起，又两剂，黑色稍淡，肘膝稍和，反加睛赤烦躁，是伏邪将从外泄也。去吴萸、蚕矢，加连翘、益母草、滑石，而斑发遍身，苔始渐化，肢温得寐，小溲亦行，随与清搜化毒之药多剂而痊。采山因嘱余详述病因治法，刊印传布，名其方曰黄芩定乱汤。嗣治多人，悉以此法增损获效。如利泰一洞庭史客，素吸洋烟而患此证，与此方数帖后，反便秘目赤，渴汗昏狂，亦是久伏之邪渐欲外越也，予竹叶石膏汤加减而瘳。其湿盛者，加茵陈、滑石；气实者，加枳、桔；饮阻食滞者，加厚朴、芦菔；肝郁气结者，加紫苏、楝实；口渴用茅根汤，或藕汁频灌。活法在人，不能缕述。绍武在屠甸市，得余此方，劝人合药施送，几及千料云。（《随息居重订霍乱论》）

【评议】黄芩定乱汤出王孟英《随息居重订霍乱汤·药方篇》，是王孟英治疗热霍乱的经验方之一。主治温病转为霍乱，腹不痛而肢冷脉伏，或肢不冷而口渴苔黄，小水不行，神情烦躁。其组成药物为黄芩、焦栀子、香豉、原蚕沙、制半夏、橘红、蒲公英、鲜竹茹、川黄连、陈吴茱萸。转筋者，加生薏苡仁、丝瓜络；溺行者，用木瓜；湿盛者，加连翘、茵陈。

王孟英所处时代，霍乱已从国外传入我国，曾引起多次流行。王氏对本病提出了"臭毒"的病因观，并认为病性大多属热，积累了丰富的防治经验。本方即是王氏治疗霍乱的经验方之一。从其组方来看，是以清热解毒，升清降浊，调和胃肠为主，其中用"原蚕沙"一药，是取法《黄帝内经》鸡矢醴之意。盖原蚕沙功能祛风除湿，活血定痛，善化湿热，一般多用于风湿痹证，王氏用治霍乱，堪称匠心独运，别具一格。《随息居重订霍乱论》中"蚕矢汤"（蚕沙、苡仁、大豆黄卷、木瓜、川连、制半夏、黄芩、通草、焦栀、吴萸）治霍乱转筋，肢冷腹痛，口渴烦躁，目陷脉伏，时行急证；"解毒活血汤"（连翘、丝瓜络、紫菜、菖蒲、川连、蚕沙、地丁、益母草、苡仁、银花）治湿暑痧邪深入营分，转筋吐下，肢厥汗多，脉伏溺无，口渴腹痛，面黑目陷，势极可危之证，均是以蚕沙为主要药物。此等方、此等药，颇有新意，很值得深入研究。

蚕矢汤治愈霍乱案

丁酉八九月间，杭州盛行霍乱转筋之证，有沈氏妇者，夜深患此，继即音哑厥逆，比晓，其夫皇皇求治。余诊其脉，弦细以涩，两尺如无，口极渴而沾饮即吐不已，足腓坚硬如石，转时痛楚欲绝，乃暑湿内伏，阻塞气机，宣降无权，乱而上逆也。为仿《金匮》鸡矢白散例，而处蚕矢汤一方，令以阴阳水煎成，候凉徐服，此药入口，竟不吐，外以烧酒，令人用力摩擦其转戾坚硬之处，擦及时许，郁热散而筋结始软，再以盐卤浸之，遂不转戾，吐泻渐止。晡时复与前药半剂，夜得安寐，次日但觉困极耳，与致和汤数服而瘥。后治相类者多人，悉以是法出入获效，唯误服附子者，最难救疗。（《随息居重订霍乱论》）

【评议】本例霍乱转筋，伴见口极渴、音哑厥逆，脉弦细以涩，两尺如无，王氏（注：《随息居重订霍乱论》作者王孟英）对其病因病机，认为是"暑湿内伏，阻塞气机，宣降无权，乱而上逆也。"其厥逆是阳郁不伸，不达于肢体所致，当属"热厥"（阳厥）而非寒厥也；脉涩，两尺如无系气机阻塞，脉道不利使然，类似于《温疫论》所述的"脉厥"。蚕矢汤由蚕沙、薏苡仁、豆卷、木瓜、黄连、制半夏、黄芩、通草、栀子、吴茱萸组成，功能分清别浊，清热利湿，舒筋通脉，是王氏治疗霍乱的主方之一。

燃照汤治霍乱案

郑凤梧年六十余，秋间患霍乱，凛寒厥逆，烦闷躁扰，口不甚渴，或以为寒。余察脉细欲伏，苔白而厚，乃暑湿内蕴未化也，须具燃犀之照，庶不为病所蒙，因制燃照汤与之。一饮而厥逆凛寒皆退，脉起而吐泻渐止，随以清涤法而愈。（《随息居重订霍乱论》）

【评议】燃照汤系《随息居重订霍乱论》方，由滑石、香豉、焦栀、黄芩、省头草、厚朴、制半夏等组成，主治暑秽挟湿，霍乱吐下，脘痞烦渴，苔色白腻，外显恶寒肢冷者。

热霍乱外症似寒二案

一丁姓者患霍乱，苔色白薄而不渴，但觉口中粘腻，彼自知医，欲从寒湿治。余曰：中焦原有寒湿，所以不渴，然而粘腻，岂非暑入而酿其湿为热乎？以胃苓汤去甘、术，加苡仁、川连、半夏、枇杷叶，二剂而安。（《随息居重订霍乱论》）

一老人霍乱后，目闭呃忒，医谓脱陷在即，与桂、附回阳之药，业已煎矣。适孟英至，询知溺赤口干，诊得脉形软数，而药香扑鼻，即曰：此药中有肉桂，叟勿服也，服之必死。迫令将药倾泼，而与肃清肺胃之剂，果得渐安。（《王氏医案》）

【评议】王氏对霍乱寒热之辨甚详。以上二例外症似寒，王氏判断属热，其辨证依据：例一"口中粘腻"，系"暑入而酿其湿为热"使然；例二"溺赤口干"，显系内热之象，故均以清化或清利法而获愈。

蚕矢汤合解毒活血汤治热霍乱案

癸未六月，天时酷热，余侨寓海上，房屋逼窄，荆人拘守楼头，多受暑热，晚间天台纳凉，饱受风露，素体腠理紧密，从无点汗。初九日忽患水泻，自早至晚，已十数次，畏药而不我告。至戌刻，陡觉心腹烦搅，上吐下泻，身冷如冰，汗出如雨，额间更多，发为之洗，顷刻声瘖腮缩，目陷睛圆，足胕筋紫，手心泛红，指起皴纹，左手罗心尽陷，气火上升，两耳聋闭，两足转筋，右足更甚，身冷而自觉甚热，不许住扇，脉象由小而微，至于沉伏，舌苔薄白满布，紧贴不浮。初进人参、芩、连、良姜、附片，服之呕而不受；继进胃苓汤，口稍渴而小便见；再进人参、石膏、知母、粳米、竹叶，加姜、附，吐渐止而口渴，舌苔变黄，尚未浮起，再进而呕吐止，黄苔浮而渴甚，脉象唯呕吐时觉其一露，旋即沉伏。至初十日午后，脉象乃起。因参王氏蚕矢、解毒两方，用蚕沙、苡仁、吴萸、川连、地丁、益母、银花、连乔、香豉、黑栀、通草、丝瓜络、菖蒲，两剂而平。十一日口渴已止，小便尚少，口泛清涎，乃改用温胆加杏仁、川朴、淡芩、柴胡、碧玉散，至晚小便已通，乃进稀粥。十二日前方减枳、朴，加洋参、石斛、扁豆进之。十三日舌苔腻浊已退，黄色较淡，不欲饮水，仍服十一日方半剂，因其倦怠特甚，再进独参汤加豆蔻、煨姜，诸症悉平。自此多进参汤，调理数日，十七日已能下楼矣。是症也，余见其危险之象，无可措手，初投连、附，继进胃苓，病势正盛，随服随吐。既而思之，乱者乱也，人身不过阴阳，阴阳相郁，错乱于中，中宫升降之机尽窒矣。余向谓霍乱有汗为虚症，无汗为闭症。今则汗出淋漓，头额更甚，明明气火上飞，不得下降，清窍尽闭，火既刑金，又克胃土，此乃火发之汗，非虚寒之微汗也。观其畏热，开窗不能停扇，其理可知，故用人参白虎以救肺胃。然身冷脉沉，两足转筋，火上飞而下寒，下寒而木郁矣。所谓乱者，原因火不下降，水不上升，阴阳相背，而乱于中也。欲温下寒，必以干姜温脾，附子暖肾，肝木生于水而栽于土，木得土燥而水温，顺其上升之性，转筋可免。火必就燥，上飞之火，亦因水温土燥而可就矣。药进后，苔黄口渴，《金匮》云：呕吐渴甚，其呕必止。因肺胃液伤故也。故用轻清宣解之法，而以萸、连、栀、豉交通水火，以司升降之机；地丁、益母凉营；银花、连翘清肺；蚕沙、苡仁降浊升清；通草、丝瓜络、菖蒲通络利窍。无非轻可去实之义。盖大乱初定，一进重药，则偏倚立见，既现口泛清涎，知湿邪未清，必以和中渗湿为调理之治。余至此，愈信霍乱一症，竟无成法可拘，必得验表里，察虚实，辨燥湿，别阴阳，洞明症情，用药无一味虚设，庶几投无不效也。（《吴东旸医案》）

【评议】本例当属热性霍乱。治疗采用王孟英《随息居重订霍乱论》两个经验方化裁，其一是蚕矢汤（见上列沈氏妇案评议），其二是解毒活血汤

（连翘、丝瓜络、淡紫菜、石菖蒲、川连吴萸水炒、原蚕沙、地丁、益母草、生苡仁、银花），二剂吐泻即平。案云："霍乱一症，竟无成法可拘，必得验表里，察虚实，辨燥湿，别阴阳，洞明症情，用药无一味虚设，庶几投无不效也。"确是道出了辨证论治之真谛，治霍乱如斯，他病何况不如斯也。

霍乱治验五案

丙戌秋，定海霍乱盛行，有用雷公散纳脐灸者，百有一活。鲍姓妇年三十许，亦患是症，泻五六次，即目眶陷而大肉脱，大渴索饮，频饮频吐，烦躁反覆，肢厥脉伏，舌苔微白而燥，舌尖有小红点，余曰：此暑秽之邪，伏于募原，乃霍乱之热者，勿误作寒治，而灸以雷公散等药也。盖暑秽之邪，从口鼻吸受，直趋中道，伏于募原，脏腑经络皆为壅塞，故上下格拒，而上吐下泻，如分两截，此即吴又可所云疫毒伏于募原也。夫募原乃人身之脂膜，内近胃腑，外通经脉，热毒之邪，壅塞于里，则外之经络血脉皆为凝塞，故肢冷脉伏，内真热而外假寒也。当先用针按八法流注之刺法，以开其外之关窍，其头面之印堂、人中，手弯之曲池，脚弯之委中，及十指少商、商阳、中冲、少冲，皆刺出血，以宣泄其毒，服以芳香通神利窍之汤丸，方用黄连、黄芩、藿香、郁金、石菖蒲、花粉、竹茹、陈皮、枳实、木瓜、木香汁、蚕矢等，调服紫雪丹，一剂而吐泻止，肢和脉起，诸恙皆安。

又丁姓妪患是症，脉濡数虚大，以藿香、芩、连、半夏、竹茹、木瓜、陈皮、薏苡、滑石为剂，此乃暑邪挟湿，而脉未伏，肢未厥，故治法略有区别耳。

又项姓子年十二，脉伏肢冷，舌白不渴，目直神昏。此内伏暑邪，外感寒凉，而本元又虚。若骤用芳香开达，必至元气暴脱，乃参、附、茯苓、白芍、藿香、冬术、九制倭硫黄、木瓜等，先为扶脾固元，吐泻果止，而肢温脉起。次日舌旁及尖现红点，目赤口渴，此元阳已复，外寒去而内热乃现，改用知母、石膏、竹叶、花粉、木瓜、藿香、郁金、陈皮、银花、滑石等，服两剂而脉象渐和，唯觉惫甚，而胃少纳食。乃余热未清，胃络不和，以轻清之剂清养胃阴，如西洋参、石斛、竹茹、荷叶、麦冬、茯苓、生扁豆、西瓜皮、乌梅、山栀、木瓜、绿豆衣等，出入为方，调理数剂而愈。

又一人，腹痛如绞，上吐下泻，面目俱赤，舌苔老黄，舌尖赤而起刺，肢冷脉伏，烦躁如狂，饮不解渴，吐泻之物酸臭不可近。此暑秽之毒，深入于里，仿凉膈散法加石膏、银花，化其在里之暑毒，一剂而吐泻定，舌苔转为鲜赤，略带紫色，脉出洪大。此为热转血分，以竹叶石膏汤加细生地、丹皮、银花、山栀，一剂而愈。此等症不概见，必须审症明确，方可用之，一或稍误，祸不旋踵。

又一妇转筋，四肢厥冷，筋抽则足肚坚硬，痛苦欲绝，诊之浮中二部无脉，重按至骨，细如蛛丝，然其往来之势，坚劲搏指。先以三棱针刺委中出血，血黑不流，用力挤之，血出甚少。再针昆仑、承山，针刺毕，腿筋觉松，再用食盐艾绒炒热，用布包裹，熨摩委中及足肚上下。方用三棱、莪术、归须、红花、桃仁、僵蚕、山甲、地龙、牛膝、薏苡、木瓜，服下一时许，筋乃不抽，而吐泻亦止，次日改用丝瓜络、莱菔子、桃仁、竹茹、薏苡、滑石、蚕沙、木瓜、刺蒺藜、山栀皮等清暑湿而宣通脉络，后以西洋参、麦冬、石斛、橘皮、竹茹、薏苡、丝瓜络、茯苓等出入加减，调理旬余始痊。（《一得集》）

【评议】以上五例霍乱患者，大多系感受暑秽之邪而起，因其症候各异，病情轻重有别，故立法处方遣药亦有不同。尤其是症重者，采取针灸和药物并施，有相得益彰之效。又古人有"干霍乱"之名，与通常上吐下泻之霍乱有别，临床须注意鉴别。

祛暑消滞寻常品味治霍乱案

（治霍乱）因拟就一方，用扁豆四钱，焦曲三钱，陈皮二钱，枳壳、郁金各一钱五分，块滑石五钱，生草一钱。以方中重用扁豆、神曲，故称之曰扁鹊神方。戊子年，吾里霍乱极重，以是方传与亲友，凡有将吐将泻，或吐泻初起者，及早服之，颇效。十月初，至城南前横镇，有谈行村姓谈名蒙显者，一家止夫妇子三人，早起，同时吐泻，其邻人代觅痧药。与余遇诸途，询知其故，以是药三服与之。傍晚，其夫愈，妻与子病如故。余又以是药两服与之，夜半均愈。乙未六月，余在上海，其时霍乱颇盛，苏友俞梦池索是方，寄归其乡，据云是药甚效。盖扁豆、甘草、滑石，理脾胃而消暑湿，神曲、陈皮、枳壳、郁金，消积滞而利气机，上下既通，清浊自分，则中宫之撩乱可定。药性平和，当与六和等汤并行不悖，较诸时传丹方实为稳便。丹方药味，峻烈而偏，用之得当，顷生人，用之不当，亦顷刻杀人。不如此方，有利无弊，且品味寻常，价值亦廉，无论穷乡僻壤，不难预置以备不虞。倘有欲吐欲泻者，即与一服煎饮，重者可轻，轻者即愈。若服之太迟，则不效矣。所谓救患于已然者难为力，防患于未然者易为功也。至于病之险且危者，又非此药所能疗，须速请高明治之。慎弗因循而自误。　（《诊余举隅录》）

【评议】古称"霍乱"，是指突然大吐大泻的病症，所谓"挥霍之间，便致撩乱"是也。在真性霍乱尚未传入以前，多指西医学所说的急性肠胃炎一类疾病。若属真性霍乱，当归咎于感染疫疠之气。案中所立处方，功能祛暑利湿，消食化滞，调和肠胃，对吐泻初起，或症状较轻者，颇为适用，可与六和汤比美，故称"扁鹊神方"。基于本病变化迅速，危证蜂起，若"病之险且危者，又非此药所能疗"，当寻求他法以治。

甘蔗汁频饮愈霍乱脱液案

仆于光绪壬寅正月病春温，绵延三月，始进糜粥。至四月间吾锡时疫盛行，沿门合境，死亡者踵相接，仆亦传染疫症，吐泻暴作，指螺皆瘪，目眶黑陷，声嘶呃逆，烦躁筋转，险象叠生。群医束手，危在俄顷，衣衾棺木齐备，咸谓生机绝望矣。当一息奄奄时，向家慈索饮甘蔗汁少许，服后心烦撩乱稍定，吐泻呃逆肢冷如故，一昼夜再连饮数十碗，呕任其呕，服还自服，而呃逆吐泻心烦撩乱顿止，病势爽然若失。仆嗣后追思疗病之由，从阳明温病后，胃液煎涸，重犯吐泻，胃之津液能有几何？本草载甘蔗甘寒，助胃除热，润燥止渴，并治哕恶。大凡霍乱症属热者，一经吐泻，胃液不存，肝木风翔则激浪上涌，所以呕吐不止，抽筋不休。而蔗汁既能清热润燥，味甘更可安胃，并能缓肝，而是病之得愈者，其理在是矣。若患湿霍乱症，中焦痞满者，饮之反致不可救。附志于此，以资同人研究。（《医验随笔》）

【评议】霍乱吐泻致津液暴脱，遂令指螺皆瘪，目眶黑陷，烦躁转筋，从西医学观点来看，系重度脱水和电解质紊乱现象。本例病情如斯，采用甘蔗汁频频饮后，乃得病势爽然若失。按中医理论，实归功于甘寒生津液之效；如按西医观点，可起到补液作用，与现代静脉滴注葡萄糖盐水，有异曲同工之妙，当然作用快慢自有不同。

三、温毒篇

温毒是以局部红肿疼痛甚则溃破糜烂为特征的温病，包括大头瘟、烂喉痧、发颐、白喉等，本篇即录入此等病症医案。

1. 大头瘟

大头瘟是以头面红肿为主证的温毒病，多发于冬春。俞根初《通俗伤寒论》说："凡温将发，更感时毒，乃天行之厉气，感其气而发者，故名大头天行，病又系风毒，故名大头风。状如伤寒，故名大头伤寒，病多互相传染，长幼相似，故通称大头瘟。多发于春冬两季，间有暑风挟湿热气蒸，亦多发此病。"本病起病急，传染性强，头面红肿，症状发生异常迅速，犹如风行之势。始起憎寒发热，头面红肿，多伴咽喉肿痛；继则恶寒渐罢而热势益增，口渴引饮，烦躁不安，面颊焮肿，咽喉肿痛加剧，舌红赤，苔黄燥，脉数实，表现为气分病变。虽一般很少内陷营血，但如见高热烦躁，神昏蒙胧，恶心呕吐等，则是温毒内攻之象，务须注意。

时毒表里俱实治案

周举人母，年六十，时仲冬，患时毒，头面耳项肿赤痛甚，大便闭涩，脉数实，此表里俱实也。饮防风通圣散一剂，势愈盛，此药力犹浅也。取磁锋击刺患处，出黑血，仍与前药，稍可。再与败毒散加连翘、荆、防，一十余剂而愈。若拘用寒远寒，用热远热，年高畏用硝、黄，投以托里之药，或寻常消毒药治之，鲜不危矣！（《外科心法》）

【评议】时毒表里俱实，其邪势鸱张可知。此时治疗，理当表里双解，防风通圣散与本证正合。无如实热过甚，病重药轻，故未能奏效。医者合用针刺患处，令出恶血，遂获效验。可见临证应权衡邪之轻重，病之深浅，确定药之轻重缓急，方能取效。

大头瘟针药并施案

罗谦甫治中书右丞姚公茂，六旬有七，宿有时毒，至元戊辰春，因酒再发。头面耳肿而疼，耳前后肿尤甚，胸中烦闷，咽嗌不利，身半以下皆寒，足胫尤甚，热壅于上。由是以床相接作炕，身半以上卧于床，身半以下卧于炕，饮食减少，精神困倦而体痛，命罗治之。诊得脉浮数，按之弦细，上热下寒明矣。若以虚治则误。《内经》云：热胜则肿。又曰：春气者病在头。《难经》云：畜则肿热，砭射之也。盖取其易散故也。急则治标。遂于肿上约五十余刺，其血紫黑如露珠之状，顷时肿痛消散。治上热。又于气海中大艾炷灸百壮。灸法佳。乃助下焦阳虚，退其阴寒；次于三里二穴，各灸三七壮，治足胻冷，亦引导热气下行故也。治下寒。遂处一方，名曰既济解毒汤，以热者寒之。然病有高下，治有远近，无越其制度。以黄芩、黄连苦寒，酒制炒，亦为引用，以泻其上热以为君；桔梗、甘草辛甘温，上升，佐诸苦药，以治其热；柴胡、升麻苦平，味之薄者，阴中之阳，散发上热，以为臣；连翘苦辛平，以散结消肿；当归辛温，和血止痛；酒煨大黄苦寒，引苦性上行至巅，驱热而下，以为使。投剂之后，肿消痛减，大便利。再服减大黄，慎言语，节饮食，不旬日良愈。　（《名医类案》）

【评议】本例为大头瘟，治以针药并施，病灶处针刺出血，乃放邪出路之妙法。内服药以普济消毒饮化裁，亦甚熨帖，尤其加大黄一药，导热毒下泄，使邪有去路，故获效更捷。

大头风误治变证得救案

江篁南治给事中游让溪，嘉靖壬字正月，忽感大头风症，始自颈肿。时师以为外感而误表之，继以为内伤而误补之。面发赤，三阳俱肿，头顶如裂，身多汗，寐则谵语，绵延三日，喘咳势急。其亲汪子际以竹茹橘皮汤，继以川芎茶调散合白虎汤去人参，服一剂而减。次日用前方，去寒峻药，至晚渐定，耳轮发水泡数个，余肿渐消，独耳后及左颊久不散。又次日，以当归六黄汤为主，加散毒之药。延及二旬，顶巅有块如鸡子大，突起未平，及面颊余肿未消，时时头疼，大便稀溏。时二月中旬，江至，诊得左脉浮小而驶，右浮大近快，有勃勃之势。江按脉证，当从火治，以生黄芪八分，白术、薏苡各一钱半，茯苓、片芩各八分，生甘草三分，煎，加童便服。次日脉稍平，然两颊尚赤，早间或觉头痛，盖余火未全杀也，黄芪加作一钱二分，薏苡加作二钱，顶块渐消。以后加生芪二钱，更饮绿豆汤、童溲，五剂而愈。（《名医类案》）

【评议】大头瘟误治后毒势更张，症情增剧，迭进祛风清热解毒之剂，邪势稍杀，症有改善，但余毒缠绵，症未全消。江氏接治，标本兼顾，药以生黄芪、茯苓、薏苡等益气托毒，复加童溲、绿豆清热解毒，竟获痊愈。

时毒头面项喉俱肿案

橘泉翁治一人，病头面项喉俱肿大，恶寒，医疑有异疮。翁曰：非也。此所谓时毒似伤寒者，丹溪曰五日不治杀人。急和败毒散加连翘、牛蒡子、大黄下之，三日愈。（《名医类案》）

【评议】本例酷似古医籍所载之"大头瘟"，又名大头风、大头伤寒，究其病因，多由时行风热邪毒侵犯人体高巅所致。其主要临床表现为头面肿大，憎寒壮热，两目红赤，咽喉不利等。治法当以疏风清热解毒为主，败毒散加连翘、牛蒡子、大黄正合此意，故奏效迅捷。

大头天行验方活人甚众案

泰和二年四月，民多疫疠，初觉憎寒，壮热体重，次传头面肿盛，目不能开，上喘，咽喉不利，症凶极。舌干口燥。俗云大头伤寒，诸药难治，莫能愈，渐至笃。东垣曰：身半以上，天之气也。邪热客于心肺之间，上攻头面而为肿耳。乃以芩、连各半两酒炒，人参、陈皮、甘草、元参各二钱，连翘、板蓝根败毒行瘀、马勃、鼠黏子各一钱，白僵蚕炒、升麻各七分，柴胡五分，桔梗三分，配方之妙，非后贤所自拟议。为细末，半用汤调，时时服之，心肺为近，小制则服。半用蜜丸噙化。服法妙。服尽良愈，活者甚众，时人皆曰天方，谓天仙所制也。或加防风、川芎、薄荷、归身，细切五钱，水煎，时时稍热服之。如大便燥结，加酒蒸大黄一二钱以利之；肿势甚者，砭针刺。（《名医类案》）

【评议】本案既是疫病流行史料，又是治疫验案验方。时人称"天方"，即是普济消毒饮子。是方出《东垣试效方》，专治大头瘟，古今应用甚广，疗效显著。查考古籍，援引本方者众多，如《济阳纲目》《证治准绳》《万病回春》《保命歌括》等皆载之。《医方考》对本方的方义，说得甚为清晰："芩、连苦寒，用之以泻心肺之火；而连翘、玄参、板蓝根、牛蒡子、马勃、僵蚕，皆清喉利膈之物也；缓以甘草之国老，载以桔梗之舟楫，则诸药浮而不沉；升麻升气于右，柴胡升气于左，清阳升于高巅，则浊邪不得复居其位。经曰：邪之所凑，其气必虚。故用人参以补虚。而陈皮者，所以利其壅滞之气也。"

值得提出的是，吴鞠通《温病条辨》对本方进行化裁，制普济消毒饮去升麻柴胡黄芩黄连方，主治"温毒咽痛喉肿，耳前耳后肿，颊肿，面正赤，或喉不痛，但外肿，甚则耳聋，俗名大头瘟、虾蟆瘟者。"可备一格。

大头瘟人事不省案

张孝廉后渠，丁年，患大头疫，头大如斗，不见项，唇垂及乳，色如紫肝，昏愦不知人事，见者骇而走。其年疫甚疠，人畏传染，致废吊庆。张与考功公子，同受《春秋》于会稽陶春源所，陶邀予诊之。其脉皆浮弦而数，初以柴胡一两，黄芩、玄参各三钱，薄荷、连翘、葛根各二钱，甘草一钱。服三剂，寒热退，弦脉减，但洪大。予知其传于阳明也，改以贯众一两，葛根、天花粉各三钱，甘草一钱，黑豆四十九粒。一剂，肿消其半，再剂，全消。浆粒不入口者二十一日，再与小柴胡汤两剂服之，始纳干糕如指者二条，次日进粥，而渐平矣。丁酉秋闱报捷　（《孙文垣医案》）

【评议】此大头瘟之证也。李东垣治此有普济消毒饮之制，临床历验不爽。反观本例之治法，首诊方以小柴胡汤合连翘、玄参之属，复诊更突出清热解毒，治法虽不能说不对，但用药尚欠贴切，不若以普济消毒饮投之，似更的对。

大头瘟重证案

金溪令净涵臧公尊堂太夫人，以季春眉寿，连看戏文二十余本，且多食鱼腥虾蟹，偶发寒热，三日不退，第四日，左耳前后及颊车皆红肿，第五日，右边亦肿，第六日，肿及满头，红大如斗，眼合无缝，昏愦不知人事，谵语若有邪祟，粒米不进者八日，举家惊惶，逆予为治。诊其脉六部皆洪长而数，予曰：此大头疫也。即以贯众、石膏各六钱，柴胡、葛根各三钱，赤芍药、天花粉各二钱，甘草一钱，黑豆四十九粒，水煎服之，日进二帖，脉始减半。第九日，方进粥饮半盅。前药除石膏，又四帖而安。是役也，人皆为予危之，谓八十之尊年，八日之绝粒，头大如斗，体热如燔炭，昏愦谵语，乃不去而治，何冥行不知止如此。而其婿闵怀海亦言病势如此，吾心亦危疑，见先生安闲而甘寝食，赖以少慰。予曰：此疾为阳明、少阳二经热壅而然。夫阳明多气多血之经也，以高年故不敢用硝黄，唯投以轻清解散之剂，使因微汗而解。症脉相对，虽重可生。假如人言以高年病危而弃不治，岂唯非医之存心，于病家相托之意亦孤矣，可乎哉！（《孙文垣医案》）

【评议】此乃大头瘟之重证。李东垣治本病曾创制普济消毒饮，疗效卓著，后世广为应用。本例所用方药别具一格，可资借鉴，尤其方中贯众一药，现代研究证实有抗病毒作用，用于本病，十分熨帖。

轻可去实法治大头瘟案

时邪秽浊之气发而为毒，面赤喉肿微痛，耳前后俱肿，即俗所谓大头瘟是也。由时令发泄太过，少阳升腾莫制，上壅清窍为患，用轻以去实法。

连翘二钱　金银花二钱　玄参二钱　马勃八分　苦桔梗二钱　牛蒡子一钱五分　荆芥穗七分　白僵蚕一钱　板蓝根一钱　薄荷五分　甘草一钱　水芦根三钱　（《南雅堂医案》）

【评议】清代医家王孟英指出"重病有轻取之法"，即是说轻药也能愈重病，确是阅历有得之见。试观本案，采用银翘散加减治大头瘟。盖银翘散出《温病条辨》，药以轻灵为主，吴氏谓其为"辛凉平剂"。案中云"轻以去实法"，殆即此意也。

人参败毒散治疫案

感受时疫之气，头痛憎寒，壮热不已，腮肿喉痹，拟用人参败毒散，为扶正托邪法。

人参一钱　白茯苓一钱　枳壳一钱　生甘草五分　桔梗一钱　前胡一钱　羌活一钱　独活一钱　柴胡一钱　川芎一钱　生姜两片　（《南雅堂医案》）

【评议】本例属温毒之病，邪尚在肌表经络而未入脏腑，故用人参败毒散扶正托邪。唯是方偏于温散，临证当权衡热势之微甚，适当加入银花、连翘、蒲公英、板蓝根等清解热毒之品。

药后出现假象识别案

荔翁尊堂，年届六旬，初发寒热，疏散不解，越日头颅红肿，渐及面目颐额，舌焦口渴，发热脉数。予视之曰：此大头时疫证也。东垣普济消毒饮最妙。翁云：家慈向患肠风，体质素弱，苦寒之剂，恐难胜耳。予曰：有病当之不害，若恐药峻，方内不用黄连亦可。市药煎熟，仅饮一杯，旋复吐出，病人自觉喉冷，吸气如冰，以袖掩口始快。众见其拒药喉冷，疑药有误，促予复诊，商欲更方。细审脉证，复告翁曰：此正丹溪所谓病人自觉冷者，非真冷也，因热郁于内，而外反见寒象耳。其饮药旋吐者，此诸逆冲上，皆属火者也。如盈炉之炭，有热无焰，试以杯水沃之，自必烟焰上腾，前治不谬，毋庸迟疑。令将前药饮毕，喉冷渐除，随服复煎，干渴更甚，头肿舌焦如前。荔翁着急，无所适从。予曰：无他，病重药轻耳。再加黄连，多服自效。如言服至匝旬，热退肿消，诸恙尽解。可见寒热真假之间最易惑人。若非细心审察，能不为所误耶？　（《杏轩医案》）

【评议】本例辨治的奥妙之处，在于识得病情真假，用药坚信不疑，勿中道动摇易辙，终于获得良效。此等佳案，辨疑形象，说理有据，分析深刻，令人叹为观止。

大头瘟阳证阴脉治案

甲子五月十一日　王女　二十三岁　温毒颊肿，脉伏而象模糊，此谓阳症阴脉。耳、面、目前后俱肿。其人本有瘰疬，头痛、身痛、谵语、肢厥，势甚凶危，议普济消毒饮法。

连翘一两五钱　牛蒡子八钱　银花两半　芥穗四钱　苦梗八钱　薄荷三钱　人中黄四钱　马勃五钱　元参八钱　板兰根三钱

共为粗末，分十二包，一时许服一包。芦根汤煎，去渣服。肿处敷水仙膏，用水仙花根去芦，捣烂敷之，中央留一小口，干则随换，出毒后，敷三黄二香散。方开后：

黄连一两　黄柏一两　生大黄一两　乳香五钱　没药五钱

上用极细末，初用细茶汁调敷，干则易之，继用香麻油调敷。

十二日　脉促。即于前方内加生石膏三两，知母八钱。

十三日　即于前方内加犀角八钱，雅连三钱，黄芩六钱。

十四日　于前方内加大黄片五钱。

十五日　于前方内去大黄，再加生石膏一两。

十六日　于前方内加金汁半茶杯，分次冲入药。

十八日　脉出身壮热，邪机向外也。然其势必凶，当静以镇之，勿事慌张，稍有谵语即服牛黄清心丸一二丸，其汤药仍用前方。

二十日　肿消热退，脉亦静，用复脉汤七帖，痊愈。（《吴鞠通医案》）

【评议】《温病条辨·上焦篇》第18条云："温毒咽痛喉肿，耳前耳后肿，颊肿，面正赤，或喉不痛，但外肿，甚则耳聋，俗称大头瘟、虾蟆瘟者，普济消毒饮去柴胡、升麻主之。初起一二日，再去芩、连；三四日加之佳。"19条又云："温毒外肿，水仙膏主之，并主一切痈疮。"本例即循此而治，使温毒重证得以挽救，可师可法。

幼儿大头瘟重证治案

岳　八个月　六月二十八日　未及岁之儿，瘟毒头肿，瘛疭而厥，壮热气促，脉及数大。恐真阴不胜阳邪，先以普济消毒饮宣毒外出，必去升麻、柴胡之直升少阳阳明者，加犀角、羚羊，泻心胆之热。

连翘六钱　大力子六钱　薄荷二钱　人中黄二钱　苦桔梗三钱　芥穗二钱
元参五钱　马勃三钱　天虫三钱　银花六钱　鲜荷叶一张　鲜芦根一两，煎汤代水

共为细末，分八包，一时许服一包。

犀角四钱　羚羊角四钱，另包，不必研

于前药每包加五分同煎。（《吴鞠通医案》）

【评议】本例大头瘟系温毒炽盛，邪扰厥阴，津液受伤，恐"真阴不胜阳邪"，且患者为幼儿，预后堪虑。吴氏治疗着力于清热解毒、凉血息风，方用普济消毒饮出入，允称至当。

普济消毒饮加减愈大头瘟案

沈，左。风毒上壅阳络，发为大头瘟证，曾经疡科调治，转剧，且拟东垣先生法应之。

牛蒡子三钱　生天虫三钱　板蓝根一钱半　薄荷叶八分　金银花一钱半　菊花三钱　马勃一钱半　桑叶三钱　光杏仁三钱　射干八分　黑豆卷三钱

生大黄和蜜为丸，时时含化服。二剂愈。

风毒上壅，若用重剂攻泄，直走肠胃，病所未得药力，胃中先已受戕，何可去病？今宗普济消毒饮法，辛凉轻泄，解散风毒，大黄和蜜含化者，盖纯苦下降已过病所，得蜂蜜之缓，且时时含化，未至胃中，性已宣布，不伤中下，在上之病宜拔。（《慎五堂治验录》）

【评议】普济消毒饮治大头瘟，古今临床历验不爽，本例以此方加减，亦属对证投剂。妙在加大黄和蜜为丸，时时含服，意在引毒下泄，给邪以出路，病易愈也。

大头瘟误治濒死得救案

同治七年三月，余年二十三岁，友人沈云章嘱余至渠乡定期设诊，余从其请。甫至之日，即有开茶肆之龚某谓余曰：西村有沈妪，年六十八，面生一疔，外科某先生连诊两次，第一日开三刀，第二日开四十刀，昨已辞谢不治，今且待毙，此间诸人，意欲恳先生一尽义务，可邀俯允否？余曰：可。旋一人曰：今日先生初期，未曾开诊，恐去而沈妪已死，奈何？曰：无妨。昔余先曾祖在田公初至刘河，即愈一已死之奴，设今遽去，或未死也。遂与众俱往，至则亲朋数十人，悉为之料理后事。察其病，则头大如斗，又敷末药，几乎五官不辨。诊其脉，浮而细数。扪其肤，燥而灼热。问诸旁人，则云七日不食，身热无汗，昏不知人。又问前医云何？曰：据称疔疮走黄，昨进犀角地黄汤一剂，费钱一千七百文，服之而无效，症既不治，故为之预备后事也。余曰：盍再费数十文药资，为之一治何如？众曰：苟能挽救，虽千钱亦不惜，况数十文乎？余遂投以普济消毒饮，去升麻、柴胡、连翘、甘草，加荆芥、防风、蝉蜕等味。告以服后身得汗，而面起泡者，便有转机，并嘱洗去敷药。翌晨果有人来驰报云：汗出泡起，症势已松，先生真神手也，请往复诊。于是改小其制，嘱连服两剂，并在

面上刺泡去水，而以染坊之靛青水敷之。又三日，霍然愈矣。（《医案摘奇》）

【评议】大头瘟误作疗疮施治，致病势益剧，几濒于死。幸傅松元（注：《医案摘奇》作者）认病的当，用普济消毒饮加减以治，使危证得以转机。外敷药靛青，功擅清热解毒，善治时行热毒。内外兼治，药专效宏，遂霍然而愈。

银翘散加减治大头瘟案

南京蒋星阶之如夫人，发热口渴，面目肿痛，上连头顶，症属大头瘟。余诊脉浮弦洪大，此邪热挟浊秽上蒸，津液受劫，急宜泄邪清热解毒。方用陈金汁一两，板蓝根三钱，生甘草五分，银花三钱，连翘三钱，薄荷一钱，牛蒡子钱半，豆豉三钱，天花粉三钱，川贝母三钱，竹叶三钱，马勃五分，芦根二两。连进二剂，汗出热退。再进二剂，头面肿痛皆消而愈。（《孟河费绳甫先生医案》）

【评议】《温疫论》谓："大头瘟者，其湿热气蒸伤高颠，必多汗，初憎寒壮热体重，头面肿甚，目不能开，上喘，咽喉不利，舌干口燥。"本例与此对照，颇相吻合。方以银翘散合普济消毒饮化裁，意在辛凉泄邪、清热解毒，确为对证之治，故效如桴鼓。方中金汁功擅清热解毒，因药材不洁，早已废弃不用。又现代有学者认为，大头瘟实包括流行性腮腺炎、颜面丹毒等病症。

三阳俱病大头瘟治案

朱左，头面肿大如斗，寒热口干，咽痛，腑结，大头瘟之重症也。头为诸阳之首，唯风可到，风为天之阳气，首犯上焦，肺胃之火，乘势升腾，三阳俱病，拟普济消毒饮加减。

荆芥穗一钱半　青防风一钱　软柴胡八分　酒炒黄芩一钱半　酒炒川连八分　苦桔梗一钱　连翘壳三钱　炒牛蒡二钱　轻马勃八分　生甘草八分　炙僵蚕三钱　酒制川军三钱　板蓝根三钱

二诊：肿势较昨大松，寒热咽痛亦减，既见效机，未便更张。

荆芥穗钱半　青防风一钱　薄荷叶八分　炒牛蒡二钱　酒炒黄芩一钱　酒

炒川连八分　生甘草六分　苦桔梗一钱　轻马勃八分　大贝母三钱　炙僵蚕三钱　连翘壳三钱　板蓝根三钱

三诊：肿消热退，咽痛未愈，外感之风邪已解，炎炎之肝火未靖也，再与清解。

冬桑叶三钱　生甘草六分　金银花三钱　甘菊花二钱　苦桔梗一钱　连翘壳三钱　粉丹皮钱半　轻马勃八分　黛蛤散五钱，包　鲜竹叶三十张　　（《丁甘仁医案》）

【评议】头为诸阳之会，风热挟毒袭于颜面，发为大头瘟。前贤有云："鸟巢高巅，射而取之。"病位在上，非苦寒直趋肠胃所能治，故方中荆、防、柴、桔辈，既载药上行，又上宣风热，有一箭双雕之妙。而肠腑秘实，又非徒事清解所能及，故加川军以通导。上宣下泄，而解毒贯之，治法本乎东垣，用药又多发挥，宜乎取效。

大头瘟二便俱秘治案

孙女，头面肿大如斗，肿热作痛，此大头天行也。大小便俱闭，宜急下泄热存津。

鲜生地　小生地　元参各八钱　生大黄　玄明粉各三钱　川朴　炒枳壳各二钱　板蓝根五钱　　（《近代名医学术经验选编·范文甫专辑》）

【评议】感受时邪之毒，蕴结于上，故头面焮肿。阳明腑实，热灼真阴，故大小便俱闭。治当重用增液承气汤通腑泄热，滋养阴津。方中所用板蓝根，《本草便读》谓："清热解毒，辟疫杀虫。"《大明本草》说它治"天行热毒"，是治大头瘟毒之要品，至今在临床上仍被用于防治大头瘟，具有较好的疗效。

2. 烂喉痧

烂喉痧是以咽喉肿痛糜烂、肌肤丹痧为特征的温毒，相似于现代医学的猩红热。因其传染性较强，故又称"疫喉痧"。清代医家叶天士指出本病的临床特征是"喉痛，丹痧，舌如朱。"陈继宣《疫痧草》亦指出本病"舌赤多刺"，这与现代医学所说的"杨梅舌"颇相符合。

清热解毒凉血开窍治疫痧案

姚　疫毒，口糜丹疹，喉哑，治在上焦。

犀角　鲜生地　玄参　连翘　石菖蒲　银花　金汁　至宝丹　（《临证指南医案》）

【评议】本例亦颇似西医所称的"猩红热"，其用药也以清热凉血解毒为主。方中用至宝丹，以方测证，患者当有神识异常等邪陷心包的症候。

针药结合治疫痧案

罗衡书学兄，合卺之四日，与令眷同发热，恶寒，喉痛。时岩镇与附近村坊，发咽喉痛痧，传染方盛，状类伤寒温热，但一见昏沉闷乱，痧毒攻入心胞，不知治之之法，即顷刻不救，较之伤寒温热，其祸尤速。盖痧本疠气，亦有寒热，医家须详辨论治，方免差误，不可一途而取。但是年咽喉痛痧，其所见诸兼症，大抵皆属于热，亦感触之气然也。乃诸医率用辛温散寒，故往往轻者致重，重者致死。衡兄燕尔新婚，病已三日，始邀予诊，舌赤起刺，涎多干呕，喉肿急痛，皮肤蒸热。予即令其刮痧，欲用辛凉之药，不信，另请他医，仍主温散，又令捣生艾叶汁含漱，喉中热如火灼，痛如刀割，其势更甚，滴水亦难咽矣。次日，复来促予，诊其脉，则洪大而数；视其喉，则色如紫葡萄。予谓伊令叔藕云兄曰：事急矣，不可不尽言。时人以房失即为阴症，此世俗谬论，前贤驳之极是，故有无房失而当用温热者，有有房失而不可妄用温热者，令侄乃染痧疫，按之脉与兼症，皆为阳火，绝无丝毫阴寒，况在新婚之后，肾水先已大伤，所以燎原之势更难向迩。幸年少病实，急为清君相之火，解时行之秽，尚或可救。若再犹豫不决，恐失时莫追矣。藉兄乃曰：吾今听子而行。予为针两手少商穴，以泄其毒，方用知母、黄连、大力子、忍冬花、川郁金、连翘、元参、天花粉、丹皮、桔梗、射干。夜分，其痛大减，可以合眼而睡。次日再饮一剂，外热既除，喉舌亦退，大便如酱，小便黄长，则疫邪已解矣。为增损四服而全安。其令眷感受较浅，为之清解亦愈。　（《赤厓医案》）

【评议】疫痧又称"烂喉疫痧"，属温毒范畴。故方用清热解毒为主。又咽喉乃肺脏之门户，遂配合针刺少商穴，以泄肺经热毒。针药并施，奏效尤捷。

凉血开窍治疫痧案

疫毒上壅喉哑，口糜舌赤，丹疹隐约未透，急以芳香逐秽消毒，免有窍闭神昏之虞。

犀角一钱　金银花三钱　连翘二钱　玄参二钱　鲜生地三钱　石菖蒲一钱五分　金汁一盏　另吞至宝丹三分　（《南雅堂医案》）

【评议】本例为烂喉痧，相当于西医学所称的"猩红热"。据其症状，乃热毒渐入血分，胞络闭阻堪虑，故用犀角地黄加减凉血解毒，复加至宝丹逐秽开窍。方中金汁功擅清热解毒，因药源不洁，现已不用。

烂喉痧温毒充斥表里燎原莫制治案

烂喉痧证，来势甚暴，甫周一日，丹疹密隐，咽喉已腐，壮热无汗，大便泄泻，烦躁渴饮，脘腹按之痛。邪不外达，炽盛于里，燎原之势，不可向迩，恐其遽尔因陷，昏喘生变。现在方法，辛凉透散，通同一律，无所短长，鄙见莫若且用凉膈散，上者上达，表者表达，里者下达，庶几热从外出而痧透，火从下泄而躁安。按《内经》病机，暴注下迫，皆属于热。仲景方论急下之法，正以存阴。幸勿拘现患泄泻，而遂谓不可再下也。虽然，智愚千虑，各有得失，尚祈高正是荷。

凉膈散　加牛蒡子　桔梗　枳实

再诊：投凉膈散烦躁略安，脘痛已止，胸膈之燔稍衰其势，而咽喉红肿，干咳呛逆。上炎之火，未息其威，况丹痧一片，点粒模糊，证交三日，正属邪张之际，尚在险途，未归坦境，拟方再望转机为妙。

犀角　连翘　元参　川贝　桔梗　鲜石斛　牛蒡子　鲜薄荷根　芦根

痧回热减，温邪初退之余，咽喉反腐，虚火又从而附之。良由久患喉痹，阴虚火亢，热淫摇动，亢焰复张，用方最宜加谨，过清恐伤脾胃，早滋恐恋余邪。姑拟甘凉法平调肺胃，冀得上焦清肃。

鲜石斛　大贝　元参　生草　丹皮　沙参　羚羊角　扁豆　稽豆衣雪梨　（《王旭高临证医案》）

【评议】温邪疫毒充斥表里，燎原莫制，首方以凉膈散清上涤下，邪毒顿挫，病热衰减，末方以甘凉清养肺胃津液为主，深得叶天士用药之奥旨。

普济消毒饮治疫痧案

某　甲子五月十一日　温毒喉痛发疹，腿酸痛甚重症也，须用急急轻扬，恐其聚而为灾也。

马勃五钱　射干五钱　薄荷五钱　元参一两　连翘一两二钱　荆芥穗六钱桔梗两半　僵蚕五钱　板蓝根三钱　银花一两　牛蒡子八钱　人中黄四钱

共为粗末，七钱一包，一时服一包，通十二时服十包，服完再作服，芦根汤煎，二帖愈。　（《吴鞠通医案》）

【评议】本例颇似烂喉痧，吴氏将治大头瘟的名方移用至此，不失是活用古方的典范。

代赈普济散治温毒疫痧案

史　二十二岁　温毒三日，喉痛胀，滴水不下，身热，脉洪数，先以代赈普济散五钱煎汤，去滓漱口，与喉噙化。少时，俟口内有涎多，即控吐之，再漱，再化，如是者三五时，喉即开，可服药矣。计用代赈普济散二两后，又用五钱一次与服，每日十数次。三日而喉痛止，继以玉女煎五帖，热全退后用复脉汤七帖收功。

代赈普济散方：主治温毒，喉痹，项肿，发疹，发斑，温痘，牙痛，杨梅疮毒，上焦一切风热，皮毛痱疮等证。如病极重者，昼夜服十二包。至轻者服四包，量病增减。如喉痹滴水不下咽者，噙一大口，仰面浸患处，少时有稀痰吐出，再噙再吐，四五次喉即开。服药后如大便频数，甚至十数次者，勿畏也，毒尽则愈。如服三五次，大便尚坚结不通者，每包可加酒炒大黄五六分，或一钱。

苦桔梗十两　牛蒡子八两　炒黄芩六两　人中黄四两　荆芥穗八两　银花一两　蝉蜕去足，六两　马勃四两　板蓝根四两　薄荷四两　元参十两　大青叶六两　炒黑生大黄四两　连心连翘十两　僵蚕六两　射干四两

上药为细末，每包五钱。小儿减半，去渣服。

此方用东垣普济消毒饮，去直升少阳、阳明之升麻、柴胡，直走下焦之黄连，合化清气之培赈散，改名代赈普济散。大意化清气，降浊气，秽毒自开也。方名代赈者，凶荒之后，必有温疫，凶荒者赈之以谷，温疫者，赈之以药，使贫者、病者皆得食赈，故方名代赈也。　（《吴鞠通医案》）

【评议】本例温毒，以其有"喉痛胀"，可能系烂喉痧，用代赈普济散获效。是方功擅辛凉轻宣，清热解毒，清利咽喉，吴氏常用于温毒、温疫，恒多取效。特别是对于烂喉痧（猩红热）、发颐（流行性腮腺炎）、乳蛾（急性扁桃体炎）、锁喉风（白喉）以及风热感冒等病证，尤为适宜，值得效法。

代赈普济散治疫痧又一案

癸巳三月二十日　色　十四岁　温热，服辛凉药，已有解势，与清余热，唇舌面赤故也。

苦桔梗三钱　连翘三钱　银花三钱　牛蒡子三钱　麦冬三钱　桑叶三钱　芥穗钱半　甘草钱半　芦根三钱

煮二杯，分二次服。二帖。

廿三日　续出痧疹，面有不匀，身无，微有肢厥。

苦梗三钱　连翘三钱　银花三钱　芥穗三钱　元参三钱　桑叶三钱　牛蒡子二钱　天虫二钱　蝉蜕二钱　人中黄钱半　射干钱半　马勃一钱　黄芩二钱　薄荷钱半　芦根三钱

煮四杯，分四次服。

廿四日　续出连片，痧疹颇多，肢厥回，即于原方加元参二钱，照时服。

苦梗三钱　牛蒡子二钱　僵蚕二钱　连翘三钱　旋覆花包，三钱　蝉蜕二

钱　银花三钱　人中黄一钱　马勃一钱　射干一钱　鲜芦根三钱

　　煮四小杯，分四次服。

　　廿六日　胁痛止，喉哑喉痛，热未退，渴甚。

　　生石膏一两　苦梗三钱　天虫三钱　牛蒡子三钱　元参五钱　射干二钱
人中黄钱半　炒黄芩三钱　芦根五钱

　　煮三杯，分三次服。

　　廿七日，胁痛喉痛止，热未退净，仍渴，病减者减其制。

　　生石膏六钱　连翘三钱　银花三钱　苦梗三钱　连心麦冬三钱　杏仁三钱
炒黄芩一钱　甘草一钱　苇根三钱

　　煮三小杯，分三次服。

　　廿八日　大热虽退，余焰尚存，唇舌绛。

　　连翘三钱　细生地五钱　连心麦冬四钱　银花三钱　生白芍三钱　丹皮三
钱　苦梗三钱　炙甘草钱半　芦根三钱

　　煮三小茶杯，分三次服。

　　廿九日　清余焰。

　　连翘三钱　次生地五钱　丹皮二钱　银花三钱　炒白芍三钱　甘草钱半
连心麦冬四钱　生苡仁三钱　芦根三钱

　　煮三杯，分三次服。　　（《吴鞠通医案》）

　　【评议】本例以发热、出疹、喉痛为主症，颇似"烂喉痧"，当属温毒范畴。吴氏治此等证，习用代赈普济散，获效多矣。观是案，一至四诊均用此方化裁，效果亦佳。其理、法、方、药很值得细究，以利"古为今用"。

温毒喉痛斑疹治案

　　壬辰九月初一日　长　三十岁　六脉洪数有力，面赤口渴，喉痛，汗大出而热不解，尺肤热甚，温毒也。面有热瘰痒甚，夹风也。法宜辛凉冷香，不可发表，发表则神昏谵语。

　　苦桔梗五钱　芥穗三钱　牛蒡子五钱　薄荷钱半　黄芩三钱　人中黄三钱
连翘五钱　银花五钱　射干三钱　元参三钱　桑叶五钱　马勃二钱　僵蚕三钱
蝉蜕三钱

　　共为粗末，分八包，一时许服一包，芦根汤煎，去渣服，至初三日早令服完。

初三日　温毒，斑疹正出，渴甚，面赤甚，气血两燔，咳甚，于原方加急救化源兼化斑法。

生石膏末四两　犀角三钱　知母四钱　丹皮四钱　芦根五钱

再以前方一帖，分八包，以此方煎汤代水，服如前。

初五日　温毒斑疹俱化，热退七八，脉亦渐小，唯咳嗽未除，与清余热，降气止咳。

苦梗三钱　细生地三钱　桑叶二钱　连心麦冬三钱　旋覆花包煎，三钱杏仁泥二钱　苇根五钱　茶菊三钱　生甘草二钱　银花三钱　连翘三钱

煮三杯，分三次服。

初七日　余热未净，面目犹赤，咳未除，脉亦未静，尚不可吃粥。

苦桔梗三钱　杏仁泥四钱　连翘三钱　生石膏末六钱　旋覆花包，三钱银花三钱　连心麦冬三钱　生甘草钱半　丹皮三钱　苇根三钱

煮三杯，分三次服。（《吴鞠通医案》）

【评议】本例为温毒喉痛，初诊用代赈普济散化裁以清热解毒，药后斑疹透出，面赤，渴甚，系气血两燔之证，故二诊于原方合化斑汤出入，服后斑疹俱化，热退七八，唯余热逗留肺卫，遂用辛凉轻宣以廓清余邪。

烂喉痧二例验案

段春木之室烂喉，内外科治之束手，姚雪蕉孝廉荐孟英视之。骨瘦如柴，肌热如烙，韧痰阻于咽喉，不能咯吐，须以纸帛搅而曳之，患处红肿白腐，龈舌皆糜，米饮不沾，汛事非期而至，按其脉左细数，右弦滑。曰：此阴亏之体，伏火之病，失于清降，扰及于营。先以犀角地黄汤清营分，而调妄行之血；续与白虎汤加西洋参等，肃气道而泻燎原之火。外用锡类散，扫痰腐而消恶毒。继投甘润药，蠲余热而充津液，日以向安，月余而起。（《回春录》）

潘洪畴托儿医为其仲郎春波所出之孙种痘，下苗三日即咽痛，医与升散药，发热斑烂，七朝而夭。春波及其弟祥衍皆染其病。春波之证，顾听泉治而愈矣。祥衍之恙，咽喉烂至于舌，胸膈痞塞不通，牙关紧涩，小溲淋痛，口流紫黑血块，人皆谓其脏腑烂焉。孟英视之曰：恶血毒涎，正欲其出。吹以锡类散，用碗承其口，流出涎血甚多，咽喉、牙环、胸膈皆得渐舒。投以犀角地黄汤，加元参、银花、童溺、藕汁、竹黄、花粉、贝母、

石菖蒲之类，渐以向安，继与生津填补而痊。 （《回春录》）

【评议】上二例为烂喉痧，系温毒由气入营之证也。例一王孟英（注：《回春录》作者）先以犀角地黄汤清营凉血，继用白虎加人参汤清泄气分燎原之火，外用锡类散（原名烂喉痧方）清热解毒消肿，内外兼治，遂获良效。善后用甘润养阴之药，既蠲余热，又充津液，方得全瘳。处方用药丝丝入扣，次序井然，宜其取效也。例二血分热毒尤甚，亦内外兼治，养阴善后而获愈，足资师法。

增液承气治喉痧重证案

恙由冬不藏精，入春复受温邪，蓄深发暴，致遍身痧斑稠密，咽喉破烂，汤饮维艰，神志昏糊，时明时昧，谵语狂躁。此属阴气先伤，阳气独发。舌赤无津，兼有芒刺，脉象洪数不齐。症势危如风烛，勉拟增液承气法，以尽人力。

生地黄三钱　大麦冬二钱　元参三钱　粉甘草五分　生石膏三钱　川知母一钱五分　芒硝五分　锦庄黄一钱五分　竹叶十八片　（《寿石轩医案》）

【评议】此为烂喉痧重证病例。寿氏认为是"冬不藏精，春必病温"之伏气温病，并据其临床表现，辨证为"阴气先伤，阳气独发"。以方测证，当属温毒之邪蕴结阳明，胃热炽盛，经腑俱实，阴津受劫，故以增液承气汤合白虎汤涤热存阴、清泻腑实为治，洵为上策。

疫痧邪入营血治案

乙酉正月中旬，疫痧大作，是燥火刑金，医投三春温散，死者大半。有庄芳者，年方壮盛而患疫痧，肤赤如朱，有汗热炽，咽痛喘咳，舌绛苔黄，神昏脉数，口渴欲饮。温邪既陷宫城，屡投清透，正如隔靴搔痒，而疑症神昏谵语渐增，勉予大剂救津涤邪，病不增减，遂以犀角地黄汤加味，以清热化毒。二剂神清咳血，知其热从血去，仍以清营化热，数日而愈。（《慎五堂治验录》）

【评议】本例已出现一派营血热毒燔灼，邪陷心宫之危象，故清透之剂有病重药轻之嫌，改用犀角地黄汤加味，凉血清营解毒之功甚彰，药中鹄的，邪得外泄而解。

疫痧治法任意变更关乎预后案

丁亥之春疫疠盛行，有发斑者，有发疹者，有一起即神昏不语者，有初病即舌赤苔灰，连投充津化热，虽见热凉能食，卒变神昏狂走而逝者。群续相连，多相传染，盛至沿门阖境。良由去冬冰雪鲜少，冬失收藏，即《内经》"冬不藏精，春必病温"。暴病暴死皆属火之类欤？其时见者，有树江门顾姓，用犀角地黄合牛黄丸，服后神醒，面发如斑如麻，大如饼，掌中有红点如针头。作余毒上壅，阳毒病治，用原方加化毒，且加大黄以引毒下趋，果获全功。同时，后江唐姓，病亦如顾，径投煎法，神清热退，失于清解，陡变痰潮而逝。又有赵庄角吴蔼亭者，夜半起病，诘朝往视已舌强苔灰，身如炽炭，急投大剂犀、元、地、斛、大青、猪矢之类。一剂浑身汗出，红斑即见，中夹针头如疹如麻，且加咽喉腐烂，即以原方加蒡、射、甘、豆以化毒存阴，锡类散吹喉。明日复诊，略进汤粥，苔转润化半，热亦略淡，神亦渐清，喉腐大化，大有回生之兆，仍用原法加甘凉化毒。适余他事南旋，另延老医马芹圃诊视，方用轻扬之品而且撤去吹药，以致咽门不通，腐秽之气达于户外，竟以不下汤水，燎原复炽而不及投药矣。呜呼！此人不死于病而死于医，不死于医之误药，而死于医者懦弱，少于周详。此病不应不用吹药，吹药去喉腐，渐滋直至于不受汤水，虽有良计深谋，安能措其手足哉！越数日得邵步青先生《四时病机》，有异功散贴颈一法，极为大妙。故医者理宜内外兼谐，方能应挥霍撩乱之时也。又有用大剂石膏药应手而瘥者。有官界河宋兆之孙染疫，身热无汗，肢痉神昏，呕吐青水，赤疹隐隐，脉形弦数，舌黄而干，即投清泄透疹，得汗疹达，呕吐仍如草滋，热淡神清不食，气喘如吼，是肝木内动化风也。即以前方去羚羊角，加石决明，呕止能食，旬日而起。因劳役复病，再以清化，又得白疹，是邪伏之深而周折之多也。医者可不撒哉？（《慎五堂治验录》）

【评议】据案中所载，其时流行之疫病，似属疫痧。本病的主症是咽喉肿病甚则腐烂，故亦称"烂喉痧"。治疗当以清热凉血解毒为要务，犀角地黄汤加减堪称贴切之方，同时还须配合锡类散之类吹喉，内外兼治，收效更佳。上述几个病例，有因治法得当而获救者；有因改弦更张而不治者；有因不配用吹药而危亡者。医者临证治病，尤其遇到危重病证，务必细心观察，用药未可朝三暮四，轻易变更，否则祸不旋踵，死生立判。

疫痧失表致痉厥危证案

某宦女　素系寒体，中阳不足，便溏气弱。因染疫，寒热，咽微痛，余进以辛凉微温开解法，觉发热略重，喉胀较甚。即更疡科，进以羚羊、山豆根、金锁匙、栀、芩等，苦寒清热，寒热即止。脉细，红痧隐于皮肤之里，舌腻不渴，神烦昏愦，咽痛极甚，目珠上视，或目珠转旋，手足抽挛，背脊角弓反张，言语不出，已成痉厥之险。邀余诊之，即以至宝丹研细，以化痰开肺之品合竹沥、姜汁调匀灌之，痉止厥平。后以化痰宣肺和解缓缓治之。七八日，喉中吐脓血而痛缓。始终二十余日，未能见一寒热。红疹隐隐，未得透发，此早服寒药失表之症。后传染数人。余急先开表，辛凉外解，使其得汗。用喉刀刺其胀处出血。三四日得汗后，热止痧透，咽痛亦平，未有遭如此危险者。所以瘟毒温邪之始，苦寒当慎，恐热遏不透，变痉厥也。　（《外证医案汇编》）

余同乡某　假馆广东，至京都朝考。广东岚瘴湿热，疫毒熏蒸，又兼轮船煤气熏灼，兼之饮食皆需煤火，热郁，咽喉肿痛。京中之医，治以玉女煎重剂，一服而平。朝考毕，回南，咽喉又痛，两傍作肿。余以轻扬解散，普济消毒加减饮之。觉发热较甚，喉肿亦增。病人云：素体阴虚，切不可服发散。因京中服玉女煎一剂而平，若不服滋阴生地、石膏等，断不得愈，定非温疫喉痧也。余一时眩惑，徇病人之情，亦投以玉女煎去牛膝加甘凉之品，自此寒热止，舌腻，痧疹隐隐不出，脉变滞，晨清晡甚，至夜呓语，烦躁不寐，咽喉更痛，双蛾作胀。湿邪蒙蔽，有作痉之势。余曰：先误于京医之玉女煎，遏热在里，再误于余之玉女煎，更秘其热不出。湿邪上泛，病变湿温。一徇病人之情，即遭此危险。其权在医，岂可徇情疑惑哉！即进二陈温胆法，加枳、朴、藿香苦温芳香，三四剂亦无大效。再将喉刀刺出毒血，将前方加以苦温化湿，淡以泄热。药内冲生姜汁半酒杯，服后，喉痛即止。后服燥湿泄热十余剂而愈。用药一误，挽回如此费力耳。（《外证医案汇编》）

【评议】疫痧初起，当以辛凉透达为务，俾温毒由表而解。例一因疡医误用苦寒之品，致邪遏不达，内陷厥阴，出现疹隐、痉厥之危象，改用至宝丹清心开窍，佐化痰开肺之品，乃得痉止厥平。后被传染者，急用辛凉开表，使其得汗，并以喉刀刺其胀处出血，均获良效。例二亦因早投寒凉之剂，致遏热在里，变为痧疹隐隐不出，脉滞，欲作痉厥之逆证。所幸救递得法，遂化险为夷。案云："瘟毒温邪之始，苦寒当慎，恐热遏不透，变痉厥也。"确是阅历有得之见。联系当前，有些医生遇到感染性疾病，就不分病性和病期早晚，大剂苦寒解毒方药径投，以为抗菌（或病毒）消炎是为上策，往往适得其反。读此两案，当引以为戒。

疫痧气营两燔治案

金左　春温疫疠之邪从内而发，发热咽痛，热势甚炽，遍身丹赤，痧点连片不分，咽痛外连颈肿。右脉滑数，左脉弦紧，舌红边尖满布赤点。此由温疫之邪，一发而便化为火，充斥内外，蔓延三焦。丹也，痧也，皆火也。刻当五日，邪势正盛，恐火从内窜，而致神昏发痉。拟咸寒泄热，甘凉保津。

犀尖五分，磨　鲜生地七钱　粉丹皮二钱　大青叶三钱　金银花二钱　霜桑叶一钱五分　大力子二钱　黑玄参三钱　薄荷五分　金汁五钱　鲜茅芦根肉各一两

二诊　咸寒泄热，甘凉保津，丹痧较化，热亦稍轻。然咽中仍然肿痛，左耳下结块作胀，亦属火风所结。大势稍定，未为稳当。

大连翘　黑山栀　粉丹皮　淡黄芩　白桔梗　人中黄　大玄参　大力子　荆芥　芦根　（《张聿青医案》）

【评议】观是证，已是疫痧充斥内外，蔓延三焦，实为气营两燔之证，发热、遍身丹赤，舌红，是其征也。方用犀角地黄汤合清透之品，寓"入营犹可透热转气"之意。同时，立法处方十分注重生津养液，深得治温之精髓，宜其取效也。

清热凉血解毒治愈烂喉痧案

光绪二十八年，南乡陈家栅金家村疫作，日毙数人，河北仅一水之隔，无有也。旬日间，疫延刘镇，其症始发热，如喉风之状，喉痛而红肿，身热如烙，喉即腐烂，烂即满口如痾，喘促气臭，身发丹痧，有延至三四日而死，有一二日即死者。余先治一外科潘守愚，得不死，继治者，即守愚之大姨沈桂山之妇，自守愚家侍疾染毒回家，已身热而咽痛，第二日邀余治。喉肿红痛，白腐如痾，身热不食，言语含糊，脉弦数。因谓之曰：此染潘家疫毒之

症。为之用凉解化毒法，牛蒡、石膏、龙胆草、板蓝根、乌梅、芩、连、柏、栀、翘等，加射干、山豆根，一剂，煎送六神丸，喉吹珠黄散，此散即守愚家带来之药也。明日午后复诊，身热亢燥，满口臭腐，如走马疳状，脉洪数，开口仰息，有刻不可延之急。余因其既贫且啬，惜钱如命，乃危辞晓之曰：如守愚不死，全家同庆，如陈家栅金家村死一人，而延及百数十人，真可畏也。今汝病危在顷刻，无惜小费可乎？其家忸怩而应曰：只得从命。方用前法去牛蒡、石膏、板蓝、乌梅，加犀角、大黄、生地、寒水石，一剂，去六神丸，另研明濂珠、西瓜霜各三分，西牛黄、橄榄核炭各一分，冰片三厘，薄荷三叶，合为散，嘱以今晚须时时不断吹喉。明晨邀余复诊，八点钟至，诊其脉微数，身热已退而未解，口舌龈咽喉腭红腐尽除，可见珠黄之真赝，其效不效有如此也。后以轻浅之方，化其余邪，又三剂而霍然愈矣。此举其重而急者录之。其年自余一手而治愈数十人，未尝一失，如他人先治，而后属我医者，余若未许其生，亦无一生者。（《医案摘奇》）

【评议】案中所载烂喉痧，因其温毒甚重，致疫情蔓延，症势危急，死者众多。本例首诊以凉解化毒汤剂内服，兼吞六神丸，喉吹珠黄散，可谓良法备至。然则药后病情无减，危在顷刻，于是次诊重用清热凉血解毒之品，另研明濂珠、西牛黄等为散频频吹喉，遂获捷效。前后二诊，处方大致相仿，但效果有霄壤之别。医者究其效与不效之因，在于珠黄之真假有异。联系当今临床，处方用药尽管的当，但效果不显，医生常埋怨药材质量不好，这是不无道理的，应引起足够的重视。

温邪浊毒发为丹痧治案

左　温邪浊毒，乘劳而发，身热两日，丹痧隐约，面部较显，咽关红肿起腐，舌苔黄垢，不甚渴饮，脉弦数不畅。素来阴气虽薄，一派温邪夹痰浊交黏中焦，急须存阴之中而以透达治之。

真风斛四钱　桑叶三钱五分　赤芍三钱五分，炒　金银花四钱　前胡三钱五分　枇杷叶三钱，去毛筋，包　土贝三钱，杵　朱连翘三钱　牛蒡三钱　元参三钱　甘中黄三钱五分　辰灯心三分　（《曹沧洲医案》）

【评议】本例酷似烂喉痧，其病机为"温邪夹痰浊交黏中焦"，又虑及患者平素阴气薄弱，故"存阴之中而以透达治之"，体现了体病结合的治疗方法。

存阴泄热治愈烂喉痧案

左　烂喉风腐甚大退，红肿尚甚，痧子盈体，脉数。防缩，须透达之。

淡豆豉三钱　前胡三钱五分　芫荽子三钱五分　制蚕三钱　荆芥三钱五分　蝉衣七分　赤芍三钱五分　马勃七分，包　防风三钱五分　牛蒡三钱　土贝四钱

左　第一方（此方乃徐勤安所立，备录阅之。因后来吾师接手）：温热袭郁肺胃，喉关红累密密，右咽起有白点，哽痛，舌黄脉浮数灼热，泛恶胸腹红晕，恐布丹痧。拟方候改。

经霜桑叶三钱　金石斛三钱，切，先煎　橘白一钱　朱连翘三钱　薄荷七分，后下　西赤芍三钱　板蓝根三钱　鲜芦根一两，去节　白蒺藜三钱，炒，去刺　土贝母三钱，去心　金锁匙一钱　竹茹三钱五分　嫩前胡七分

左　第二方（此方乃曹南生另所立）：温疠痰湿滞交结，枢机阻塞，胸脘不舒，痧点不透，喉关紫肿，稍有腐点不甚，哽痛口燥，少寐恶心，脉郁数不扬。病方鸱张，未敢泛视。同筱岩世伯议方，并请主裁。

薄荷八分，后下　象贝四钱，去心　银花三钱　真郁金三钱五分，磨冲　桑叶三钱　枳壳三钱五分　连翘三钱，辰拌　紫贝齿一两，生杵，先煎　枇杷叶三钱，去毛筋，包　竹茹三钱　旋覆花三钱五分，包　白蒺藜三钱，去刺　鲜芦根一两，去节　野蔷薇瓣一钱

左　第三方（此方乃马筱岩所立）：喉关紫肿如昨，白点较退，丹痧透而不畅，身热入夜尤甚，干引饮，舌转绛色，脉左遏数，右弦大。有时神情若昧，邪已化热，尚见郁蒸，深恐内犯。方候南兄政定，并请主裁。

薄荷头八分，后下　鲜沙参八钱　鲜金斛四钱　金果榄三钱五分　朱连翘三钱　霜桑叶三钱　粉丹皮三钱五分　金锁匙一钱　焦山栀三钱　白蒺藜四钱，炒去刺　象贝三钱，去心　淡元参三钱　板蓝根三钱　枇杷露四两，野蔷薇露温服　竹茹三钱五分　鲜芦根一两，去节

左　第四方（此方乃徐勤安所立）：丹痧夹斑渐见透发，唯热象仍属余炽。舌转光绛起刺，唇腐且肿，脉弦数，且不甚畅。阴虚之体最易劫陷。同勤翁议存阴涤燔法，候主裁。

香犀尖六分，磨粉，冲　桑叶三钱五分　紫贝齿二两，生杵，先煎　川贝三钱，去心　生石膏八钱，先煎　丹皮三钱五分　真玳瑁四钱，先煎　象贝三钱，去心　鲜生地打　鲜金斛先煎　元参四钱，炒　知母三钱　红山栀四钱，盐水炒

花粉三钱　鲜芦根二两，去节　枇杷叶廿片，去毛，包煎　银花露一斤，和水煎药

左　第六方（编者按：原缺第五方）（此方乃徐勤安所立，夜开）：喉痧透而渐回，无如邪火燥阴。舌绛碎痛，唇肿起腐，烦躁心慌无绪，痰多带血，目中妄见，脉象极弦极数。恐其痉厥险变。方候筱岩先生政之。

细生地五钱　元参五钱　竹叶三钱　辰连翘心三钱　鲜生地一两，洗打　天竺黄三钱　真玳瑁三钱，先煎　黛蛤散一两，绢包　羚羊角三钱五分，镑，先煎　黑山栀三钱五分　石决明二两，生，先煎　丹皮三钱五分　陈金汁一两，冲　鲜霍斛一两，杵，先煎

左　第七方（此方乃徐勤安所立）：时疫烂喉丹痧，今交六日，邪热内炽，扰动肝胆，蒸伤阴气，神躁不寐，心慌自汗，唇焦目赤，舌糜、质紫绛少液，两足酸楚，脉细弦数，痰中带血。肺胃热燔，势属燎原，深恐阴竭厥变之险，同筱岩先生议方。

羚羊角三钱，镑，另煎　原生地五钱　青黛拌天冬三钱　元参心盐水焙，辰砂拌，五钱　鲜霍斛一两，敲，先煎　鲜生地一两　苍龙齿一两，生，先煎　小川贝三钱，去心敲　鲜沙参一两　小川连四分，重盐水拌炒透　辰连翘心三钱　竹卷心四十支　真玳瑁四钱，先煎　女贞子三钱　生石决明二两，先煎　鲜竹沥一两，冲入　鲜芦根二两，去节　辰拌灯心一钱　夜交藤一两，三味煎汤代水

左　第八方（此方乃沈筱山所立）：丹痧面部已回，胸次依然统片，神识恍惚，微夜不寐，目赤唇燥，手指抽搐。舌绛糙而起刺，脉弦数。阴气大伤，深恐痉厥。同智涵老伯议方。候前诊诸法家正之。

羚羊角三钱，另煎　鲜竹沥一两，冲　朱连翘三钱　朱茯神六钱　细生地一两　鲜沙参五钱，杵　元参五钱　知母三钱　石决明一两半，先煎　濂珠粉四分　鲜竹沥二两，调温先服。

左　第九方（吾师方也。何以来此迟乎？病家之不早请耳）：阴涸于下，火炎于上，邪毒痰热又从而扰之。脉左细数、右带滑数，舌红而紫，目不交睫，语不停声，唇焦口烂。火状不一而作，势危矣。勉力图维，以希天佑吉人，候同诊诸高明再酌。

元武版七钱，水炙，先煎　元参五钱　连心麦冬三钱　大生地水浸，研如泥，绞汁冲入药罐，稍煎，二两　知母四钱　熟石膏粉四钱，绢包　鲜霍斛一两，打如泥　朱连翘三钱　石决明一两，盐水炒，先煎　西洋参三钱，生切　朱茯神六钱　川贝母三钱，去心勿研　上濂珠三分　陈金汁一两　鲜竹沥二两，三味调化温服

左　第十方（吾师方）：阴涸火炎，危殆已极。昨日几几沉脱，今得脉

状，尚能如昨，症情似有一线生机。然舌津不复，浮火不敛，变幻易如反掌。姑再勉力图之。候筱翁诸高明政之。

老山人参七分，另煎　鲜竹沥一两，二味温服　鲜霍斛一两，打　川贝母三钱，去心　知母三钱　原生地一两，水浸研如泥绞汁，稍煎　朱茯神五钱　石决明一两，生煅各半，先煎　地骨皮三钱

左　第十一方（吾师方）：气阴略立定，邪火又复上炎。脉左细数较滑大，舌干绛密刺，唇燥裂起腐。虽能得寐，神清，而正不敌邪，水不济火，仍防猝起变端，不敢以小效为恃，同筱翁政之诸高明。

老山人参七分，另煎　鲜竹沥一两半　陈金汁二两，三味炖温另服　石膏五钱，生敲，先煎　石决明一两，生煅，先煎　大竹叶三钱　知母三钱　鲜霍斛一两，打　甘中黄一钱　朱连翘三钱　原生地一两，水浸，研如泥，绞汁冲入。

左　第十二方（吾师方）：痧后阴液内乏，火毒不泄，流走阳明络分，两手腕红肿热痛，手指抽掣不定。舌干前半少苔多刺，脉细数。极易节外生枝，不敢以小效为恃。候筱翁政之。

吉林参七分，另煎，与竹沥和服　鲜生地一两，打　忍冬藤六钱　羚羊角二钱，先煎　原生地一两，水浸，研如泥，绞汁冲入　朱连翘三钱　钩勾三钱，后下　鲜霍斛一两，打　石决明一两，盐水煅，先煎　鲜竹沥二两，同人参汁另服　白茅根二两，去心

左　第十三方（此方乃沈筱山所立）：痧后余火燥阴，阳明脉络为风阳震动，手指不时抽搐，唇燥舌干，苔中心渐灰，边绛多刺，脉弦数，关节痛。气营皆伤，余火不能速化，仍恐起波。候智涵老伯正之。

吉林人参七分，另煎冲　原生地一两，杵　大竹叶三钱五分　鲜霍斛一两，杵　元参三钱　朱连翘三钱　羚羊角三钱五分，另煎　石决明一两，煅，先煎　嫩桑枝五钱，炒　鲜竹沥一两，冲服

左　第十四方（吾师方）：虚象渐定，余火复烈，两手红肿大痛，舌干燥，脉细数，大便不行。急急救阴泄火，以防反复变迁。候筱翁政之。

老山人参五分，先煎，同竹沥温服　大生地一两，水浸，研如泥，绞汁冲　连翘三钱　生石膏一两，打先煎　鲜霍斛五钱，打　忍冬藤七钱　知母三钱五分　天花粉三钱　土贝四钱，去心　白茅根二两，去心　鲜竹沥二两，冲入参汤　羚羊角三钱五分，另煎

左　第十五方（此方乃沈筱山所立）：近来虽可得寐安谷，气营似可立定，但余火充斥，阳明机关不利，两手腕红肿焮痛，唇燥，舌干，大便秘，

脉弦细数。大有变迁，急须存阴泄热。候智涵伯正之。

鲜霍斛一两，杵　羚羊角三钱五分，另煎　知母三钱五分　原生地一两　冬桑叶三钱五分　元参三钱　生鳖甲七钱，先煎　粉丹皮三钱　忍冬藤五钱　鲜竹沥一两，炖温冲服

左　第十六方（此方乃沈筱山所立）：痧后痰火扰络，激动风阳，肝风大动，口目歪斜，手指震动而神识则时清时蒙，肌肤灼热，大便闭，两腕肿，脉细弦数。痉厥易如反掌。勉拟方候智涵老伯正之。

至宝丹一丸，先以开水磨服　煨天麻一钱　天竺黄三钱　羚羊角三钱五分，另煎　钩勾三钱，后下　陈胆星七分　石决明一两，先煎　橘络三钱五分　广郁金三钱五分，切　（《曹沧洲医案》）

【评议】本例乃烂喉痧之重证，究其原因，当归咎于患者素体阴虚，感邪甚重，以致传变迅捷，变证迭出，但病变的重心则在气营，实为气营两燔之证，诚如案中所说"气营皆伤"。试观处方，除前三诊偏重透达外，嗣后因舌转绛色，即改投清气凉营之法，并重用滋阴养液之属，所谓"存阴泄热""救阴泄火"是也。虽经多位医家辗转诊治，贵重药物如吉林参、西洋参、羚羊角、濂珠粉、至宝丹等在所不惜，但病情仍未转机。录之以供备考。

阴虚之体而病喉痧治案

左　病前劳乏不寐，少阴之气先伤，阳明疹毒窃发，身热三日，密布丹痧，咽关肿腐哽痛，脘闷形寒，大便欲泄，舌苔黄，脉弦数。唯素体阴气极薄，温邪疹毒阻中，欲达未达，恐化燥昏陷。

真风斛四钱　赤芍三钱，炒　薄荷三钱五分，后下　甘中黄三钱五分　桑叶三钱五分　象贝三钱　朱连翘四钱　白前三钱五分　牛蒡三钱，研匀　莱菔子三钱，炒　马勃一钱　赤苓三钱五分　枇杷叶三钱，去毛筋，包

又方：顷投剂后，面部痧子较显，身热似衰，但喉关肿势不退，舌苔白垢，脘室腹鸣，脉弦。表分未解，浊阻中焦。姑拟泄肺化痰，以宣透上焦。

原金斛四钱，先煎　白前三钱五分　莱菔子三钱，炒　薄荷三钱五分　白杏仁三钱　大腹皮三钱五分　枇杷叶三钱，去毛筋，包　象贝四钱　赤芍三钱　通草一钱

又方：表热较衰，痧子渐回，喉关白腐也退，而紫肿依然如昨，舌苔边炎绛，脉弦数。邪恋阴伤，治宜兼顾。

真风斛四钱　银花二钱五分　赤芍三钱，炒　细生地四钱，切　元参四钱，盐水炒　连翘三钱，辰拌　大腹皮三钱五分　辰灯心三分　桑叶三钱五分　土贝三钱，去心，杵　竹卷心三钱　川通草一钱　枇杷叶四钱，去毛筋，包　石决明五钱，煅，先煎　甘中黄二钱　（《曹沧洲医案》）

【评议】阴虚之体复感温邪疫毒而病喉痧，其化热燥尤速，故一、二诊以真风斛滋养阴液，配合宣肺透表、清热解毒之品以祛除邪毒；三诊邪势已衰，阴伤未复，故重用风斛、细生地、玄参生津养液以复其阴，仍合清热解毒宣肺利咽之品以清理余邪。前后数诊，滋阴之法一以贯之，既着力调养平素体质，又重视治温宜"刻刻顾护阴液"，深得标本兼顾之奥旨。

喉痧阴伤邪炽治案

左　喉痧时疫，恶候也。当初起之时透不足以达其邪，刻已化火劫阴，阴液受损。舌光红无液，唇燥，脉弦数。喉间红肿渐欲起腐，大便闭，小溲少。邪热疫毒蟠踞肺胃，即防痧缩变幻，未可泛视。

鲜金斛一两，打　紫贝齿一两，生杵，先煎　飞中白三钱五分，包　桑叶三钱　辰连翘三钱　象贝四钱，去心　丹皮三钱　枳壳三钱五分，切　银花三钱　生石决明一两五钱，先煎　竹茹三钱　滑石三钱　金锁匙三钱五分　鲜苇茎一两，去节　枇杷露一两，温服　（《曹沧洲医案》）

【评议】舌光红无液，唇燥，阴液消耗已极；喉间红肿起腐，便闭溲少，脉来弦数，邪热疫毒鸱张。当此正虚邪盛之际，扶正乃刻不容缓，祛邪亦急不可待，否则正不胜邪，痧疹回缩，邪毒内陷，势必变幻莫测。视其处方用药，体现了扶正达邪，堪称妥帖。

体质素瘦又病喉痧体病同调案

金平卿君哲嗣，年八岁，体质素瘦，今年三月出痧，痧后又生泡疮，至六月初旬，又病喉痧，发热咽痛，初由西医蒋某治之。用冷水浸毛巾罨颈项，又用水浴法，及服安知必林，与盐剥水漱喉等法，均无效，病势益剧。其岳家童姓荐予治，时六月十五日也，身热咽喉两旁上下皆溃烂腐秽，舌红无苔，口渴溲黄，脉息软数，盖阴液大亏，热邪燔灼于上焦也。热不难解，唯咽喉全部腐烂，而阴液亏耗，断非实症可比，危险已极，幸神不昏，呼吸不促，不烦躁，尚可挽救。拟方以增液汤为主，鲜生地一两，麦门冬、元参各三钱，加鲜石斛、金银花、连翘各三钱，黄芩一钱，天花粉二钱，知母一钱，甘草六分，作煎剂服，外吹锡类散，先用淡盐汤漱喉，漱后吹药。金君自以寒暑针置病人口中验热度，已有一百零五度之高，予谓寒暑针虽能验热度之高下，然不能分虚实，万不可泥以论病。若只准寒暑针所验之热度以定治法，则当用三黄白虎，然就脉象舌色而论，则不独三黄白虎不可误投，即西药中之退热剂亦非所宜，否则危亡立见，噬脐无及矣。金君韪之，遂以予方煎服焉。

十六日复诊，四肢不热，身热亦轻，舌色红色而光，毫无苔垢，大便通利，溲色黄浊，言语多，口不渴，彻夜不寐，喉烂如故，脉息虚数。原方去黄芩、花粉、知母、鲜生地，加西洋参一钱五分，枣仁、朱拌茯神各三钱，干地黄五钱，用百合一枚，煎汤代水煎药。

十七日复诊，舌上红色转淡，夜间能睡一二时，谵语亦减，咽喉上部腐烂较退，唯下部及隔帘等处仍然腐烂，精神疲惫，脉息虚细无神，是气血大虚之候也，急宜培补。拟方以大补元煎合增液汤法，西洋参二钱，炒熟地炭三钱，干地黄四钱，怀山药三钱，朱染茯神四钱，麦门冬、元参、石斛各二钱，人中黄四分，吹药仍用锡类散，日吹数次。

十八日复诊，夜寐甚安，谵语亦止，稍能进粥汤，喉烂减退大半，脉息仍细弱无神，仍用原方，熟地加至四钱，又加莲子三钱，女贞子三钱。

十九日复诊，喉烂全退，用毛笔蘸水拭之，腐物随笔而出，全部皆现好肉，不比前数日之粘韧难拭矣，脉息亦较有神，而现滑象，舌色仍淡无苔，小便清，能进薄粥。仍用原方，熟地减用三钱，去石斛，加扁豆三钱。

二十日复诊，饮食较多，乃以原方减轻其剂，接服两日，眠食俱安，但忽又发热，或轻或重，而热之时间又不一致。金君复以寒暑针验之，仍在一百零五度及零三四度之间，甚以为忧。予曰：无恐也，此气血未能复原，营卫未能调和，而邪热之内伏者，仍不免有余蕴耳！且现在喉烂全愈，眠食俱安，种种生机，与七日以前之危险现状，相去不啻天渊。乃以前方去熟地，酌加青蒿、佩兰、苡仁、地骨皮等药，接服两剂，遍身发出白瘖，如水晶，如粟米，而热遂退，饮食亦渐多。但仍不能起床行立，嘱以饮食培养，如鸡鸭汤粥饭之类，尽量食之。自是遂不服药，越数日为其祖母诊病，此儿犹未能起床，但饮食甚多，每日夜须食六七餐，至半月后，始稍能行动，一月后始能出卧室，可以想见其病之危，体之虚矣。当其未能出卧室之时，亦间有发热便秘，面目浮肿诸现状，皆未以药治之。盖此为病后应有之现象，一俟气血精神恢复原状，则自痊矣。此病得瘥，固由病家始终坚信，旁无掣肘之人，而夏君子雨赞助之力亦足多焉。予用熟地时，病家不敢服，虑其补也，赖夏君为之解说。盖夏与金固旧交，而亦精于医者也。（《丛桂草堂医案》）

【评议】本案对患者的体质及疾病的病因病机、治法方药描述详尽，在体质与疾病的性质和转归关系方面尤为突出。患者年幼，体质素瘦，阴虚火亢之体可知，又发喉痧，津液耗伤更甚。因此在整个治疗过程中，以增液汤为主，重视养阴护津，"须知热病最易伤阴，当刻刻保阴为要"，体病同调，廓清邪热，则热证自除。耐人寻味的是，案谓："寒暑针，虽能验热度之高下，然不能分虚实，万不可泥从论病。"此语道出了中医在运用西医仪器设备时，应作为辨证论治的借鉴和参考，不能拘泥。

烂喉痧热入血室燔炽气营治案

烂喉丹痧，身热脘闷，痰随气升，咽喉肿痛糜腐，肌腠已现风疹，未得宣达。适值经转之时，热入血室，热盛神蒙，咳渴引饮。脉弦滑数，右寸关浮洪。姑拟辛凉透解，以犀角地黄汤为法，冀其转机，否恐痰升内闭之忧。附方请专家酌政。

元参　连翘　犀角盘　怀牛膝　象贝　射干　炒牛蒡　鲜生地　赤芍珠黄散　山豆根　川郁金　丹皮　炒天蚕　碧玉散　鲜竹沥　鲜细叶　石菖蒲连根捣汁冲　活水芦根　（《清代名医医案精华·凌晓五医案》）

【评议】本案系烂喉痧中重笃之证，为热入血室，燔炽气营，扰动心神，外窜血络，再挟痰上逆，故治以清气凉营、解毒救阴，兼以祛痰，方能挽回。

3. 发颐（乍腮同见）

发颐，又称痄腮，是感受疫疠温毒之邪所致的急性传染病。以发热、耳下腮部漫肿疼痛为主要临床特征。本病一年四季都可发生，冬春易于流行，学龄儿童发病率高，一般预后良好。少数患者可出现昏迷、惊厥变证，也可并发睾丸肿痛等症。本病相当于西医学的流行性腮腺炎。

风热上攻头腮赤肿治案

王乔，年逾三十，有患毒，以人参败毒散一剂，更以十宣散去参、桂，加金银花、天花粉，四剂而溃。因怒动肝火，风热上壅，头面赤肿焮痛，饮冷，以荆防败毒散加芩、连、薄荷，二剂不应，急砭患处，出黑血盏许，仍以一剂，势退大半。再进人参败毒散，四剂而愈。夫病有表里上下之殊，治有缓急攻补之异，若不砭刺，毒气结于肉理，药不能及，焮肿日甚，使投峻利之药，则上热未除，中寒已作，必伤命矣！（《外科心法》）

吴黄门瞻之，腮赤肿痛，此胃经风热上攻所致，以犀角升麻汤二剂而平。又姜大理患此，以前汤，为人所惑，谓汤内白附子性温而不服，另用荆防败毒散，愈盛。后虽用此汤，尚去白附子，亦不应。后用全方三剂而愈。《本草》云：白附子味甘辛，气温无毒，主面上百病，及一切风疮，乃风热之主药。《内经》云：有是病，用是药。苟不用主病之药，病焉得而愈哉？（《外科心法》）

【评议】以上三例，其病因病机为"风热上攻"或"风热上壅"，故发"头面赤肿""腮赤肿痛"，其治法悉以祛风清热解毒消肿的败毒散或犀角升麻汤而获愈。至于案中对"白附子"一药功效的阐述，可备一格。

时毒发颐验案

徐考功兄，湖广人，年逾三十，耳面焮肿，寒热拘急，脉浮洪。此时毒证也。齐氏云：时毒者，感四时不正之气所致也。其后发于面、鼻、耳、项、咽喉、赤肿，或结核，令人憎寒壮热，头疼，肢体痛。昧者以为伤寒。五七日间乃能杀人，十日外不治。延余诊。其脉若浮数，邪气在表，当发之；沉实者，邪气在里，当下之。今其脉浮洪，此邪在表也，以荆防败毒散加牛蒡子、玄参，治之渐愈，更以升麻、葛根、连翘、桔梗、川芎、金银花、牛蒡子而平复。又云：宜于鼻内嗅通气散，取十余嚏作效。用嚏药不嚏者，不可治。如嚏有脓血，治之必愈。如左右看病之人，每日用嚏药嚏之，必不传染。 （《外科心法》）

【评议】本案所称"时毒"者，指感受时邪疫毒而引起项腮颌颐肿痛的病证，《时病论》称其为"时毒发颐"。本例症见耳面焮肿，系感受时邪疫毒而至"发颐"无疑。因脉未浮数，且有憎寒壮热，头疼体痛等症候，邪在卫表可证。故治用荆防败毒散疏表解毒而病渐愈。

赤小豆涂敷治痄腮案

仁宗在东宫时，尝患痄腮，命道士赞能治疗。取赤小豆四十九粒咒之，杂他药为末，敷之而愈。中贵任承亮在旁，知然。后承亮自患恶疮，滨死，尚书郎傅求授以药，立愈。问其方，赤小豆也。承亮始悟道士之技，所谓诵咒乃神其术耳。久之，沿官过豫章，或苦胁疽，几达五脏，医者治之，甚捷。承亮曰：君得非用赤小豆耶？医惊拜曰：某用此活三十余人，愿勿复宣言。周少隐病，宗室彦符传之，曰：善恶诸疮，无药可治者，皆能治。有僧发背，状如烂瓜，周邻家乳婢腹疽作，用之皆如神。其法细末水调，敷疮及四旁赤肿，药落再敷之。 （《名医类案》）

【评议】《本草纲目》载治腮颊热肿，赤小豆和蜜涂之，或加芙蓉叶末。可与本例互参。

发颐治从少阳案

吴开之二月间，患头痛身热，服药已逾旬日矣。忽耳后红肿作痛，大发寒热，始一医以为毒，用天花粉、连翘辈解毒之药，数剂不减。易一医，以为痰核，用南星、半夏辈，亦数剂而反剧，胸胁满痛，饮食不进，气喘而粗，夜卧不安。予诊其脉，两寸关弦数，两尺和，此本伤寒少阳之邪不解，所以发颐。耳之前后上下，乃少阳所绕之部分，寸关弦数，亦少阳不和之脉，前药因不对病，所以反增别症，仍宜用加减小柴胡汤和之，因用软柴胡七钱，干葛、黄芩各三钱，生甘草、桔梗、苏子、白芥子各一钱，姜枣煎服。二剂而喘定，卧安，四剂而肿痛、满闷俱失矣。（《陆氏三世医验》）

【评议】耳后红肿作痛，大发寒热，与疮疡、痰核有类似之处，无怪前医一作疮毒，一作痰核而治，以致病情加剧。此等病证，临床必须细加鉴别。陆氏脉症合参，认为"耳之前后上下，乃少阴所绕之部分，寸关弦数，亦少阳不和之脉"，遂诊断为"伤寒少阳之邪不解，所以发颐。"乃宗仲景法，用加减小柴胡汤而获捷效。这里值得一提的是，古往今来，治发颐多用东垣普济消毒饮子，而本例陆氏则取法于《伤寒论》，体现了中医"同病异治"的奥妙。

鸬鹚瘟治案

程兄，腮颊红肿，呕恶恶寒，发热不食，下午烦躁，口苦不寐，此俗名鸬鹚瘟是也。乃少阳阳明二经之症，法当清解，以柴胡、贯仲各一钱，干姜、竹茹、半夏曲各一钱，黄连、枳壳各七分，甘草四分，一帖而减，二帖而安。（《续名医类案》）

【评议】据症，本例似属"发颐"之病。方中贯仲一药，用得甚妙。现代药理试验表明其有抗病毒作用，临床多用于流行性感冒、流行性乙型脑炎、流行性腮腺炎等病毒性疾病的防治。

发颐神昏治案

陈瑞之七月间患时疫，初发独热无寒，或连热二三日，或暂可一日半日，热时烦渴无汗，热止则汗出如漉，自言房劳后乘凉所致，服过十味香薷、九味羌活、柴胡枳桔等十余剂，烦渴壮热愈甚。张诊之，六脉皆洪盛搏指，舌苔焦枯，唇口剥裂，大便五六日不通。虽云病起于阴，实则热邪亢极，胃府剥腐之象。急与凉膈加黄连、石膏、人中黄，得下三次，热势顿减。明晚复发热，烦渴，与白虎加人中黄、黄连，热渴俱止。两日后左颊发颐，一卒时即平，而气急神昏，此元气下陷之故。仍与白虎加人参、犀角、连翘，颐复焮发，与犀角、连翘、升、柴、甘、桔、牛蒡、马勃二服，右颐又发一毒，高肿赤亮，疡医调治四十日而安。同时患此者颇多，良由时师不明此为湿土之邪，初起失于攻下，概用发散和解，引邪泛滥而发颐毒，多有肿发绵延，以及膺胁肘臂如流注溃腐者。纵用攻下解毒，皆不可救，不可以发为小症而忽之。（《续名医类案》）

【评议】发颐多因感受温热疫毒而发，本例迭治迭发，足见邪毒之甚。观其用方，乃白虎汤、普济消毒饮化裁，自属恰当之治，无可厚非。唯本例已见神昏，从现代医学观点来看，当提防腮腺炎伴发脑炎。据此病机，治法可配合醒脑开窍，似更合适。

外用单方治痄腮案

曹治胡元善，患痄腮肿痛。余以防风、荆芥穗、羌活、连翘、牛蒡子、甘草水煎服，外用赤小豆末，酒醋调敷而安。此证防毒气入喉，即难治矣，慎之。又有一法，用石灰、不拘多少，炒七次，润地摊七次，酒醋调敷肿处立效。（《齐氏医案》）

【评议】本案所载内服方为荆防败毒散加减，意在祛风解毒；外用系单方，简、便、廉、验，可供临床参考。

猪头瘟并合睾丸肿痛案

礼兄平素体虚，时感寒热，耳旁肿痛。维时此证盛行，俗称猪头瘟。医与清散药两剂，耳旁肿消，睾丸旋肿，痛不可耐，寒热更甚。予思耳旁部位属少阳，睾丸属厥阴，肝胆相为表里，料由少阳之邪不从表解，内传厥阴故耳。仿暖肝煎加吴萸，一剂而效。同时族人泽瞻兄病此，予诊之曰：得无耳旁肿消，睾丸肿痛乎？泽兄惊曰：子何神耶！亦用前法治愈。后阅《会心录》，载有肿腮一证云：医不知治，混投表散，邪乘虚临，传入厥阴，睾丸肿痛，耳后全消。昔贤之言，洵不诬也。（《杏轩医案》）

【评议】西医学认为流行性腮腺炎可并发睾丸炎，中医学对此早有认识，本案和《会心录》所言，足以证之。

仿普济消毒饮治温毒腮肿案

珠小辉太守令嫒，骤患颐肿，连及唇鼻，此俗所谓虾蟆瘟也。乃至口不能开，舌不得出。孟英视之曰：温毒也。用射干、山豆根、马勃、羚羊、薄荷、银花、贝母、花粉、杏仁、竹黄为剂，仿普济消毒饮意。并以紫雪搽于唇内，锡类散吹入咽喉，外将橄榄核磨涂肿处。果吐韧涎而肿渐消，诘朝即啜稀粥，数日而愈。　（《王氏医案续编》）

【评议】普济消毒饮治发颐乃经世名方，本例仿其组方内服，并配合锡类散吹喉，橄榄核磨涂肿痛而获良效，值得应用。

泄肝清热散郁治疰腮并发睾丸肿痛案

金聘之茂才。戊子正月下浣，起疰腮，作胀作痛，一日即痊。渐见小溲黄赤，小腹作痛，睾丸红肿，用香附熨之，遂致小溲涓滴不通。脉形左关弦数，舌苔白腻，此厥阴风火内燔，木气抑敛不舒。维厥阴肝脉能上至头巅，下走阴器，即司天中所云"木敛"之病也。用泄肝清热散郁治之。

金铃子三钱　海金砂三钱　桑叶三钱　薄荷一钱，入煎　珀灯心五分　淡吴萸三分　橘核三钱　小青皮七分　山栀仁二钱　通草五分　鲜白菊芽根五钱

小溲即通，口疮舌绛，相火湿热内盛，治之导赤意，引火下出小肠，则一举而二得矣。

木通　淡竹叶　山栀　桑叶　鲜菊根芽　草梢　金铃子　薄荷　橘核黛灯心　（《慎五堂治验录》）

【评议】本例处方用药，可供治疗流行性腮腺炎伴发睾丸炎参考。

暑毒发颐治验

定海东山卜翁姓子，年十二，丙戌夏患暑热病，内挟秽浊，身热如炽，十余日不解，乃邀余诊，脉极洪大，面色老黄，唇焦舌黑，舌本短缩，牙根舌心鲜血盈口，渴饮不止，两目直视，不能出声，阅前方系正气散。余曰：症已至此，何能为也！病家再三请方，余思木被火焚，杯水车薪，终归无益，乃拟大剂辛甘咸寒之法，于是以西瓜汁、芦根汁、金汁水、银花露、蔗浆、藕汁各一茶钟，合置一甄，方用生石膏二两，连翘五钱，鲜竹叶一握，黑山栀四钱，细生地一两，犀角一钱磨汁，羚羊角三钱，西洋参、鲜石斛、丹皮各三钱，滑石四钱。嘱其用大罐煎成，去渣，和入诸汁，候冷恣饮，如再口渴，西瓜任食可也。第一日服药尽，又啖西瓜一枚。次日

复诊，脉症如故，仍用前法，石膏再加一两。第三日再诊，热仍未退，津液略见濡润，而在旁之颐发赤，肿大如卵而痛甚。余曰：暑毒之邪，结聚于此，内恐烂穿，敷药无济。仍用前法，石膏又加一两，至四两，又加元参、麦冬、生地，至五剂而热方退，更下黑矢数枚，诸恙尽解，胃亦渐动。此症转危为安，全赖病家之坚信不摇，而余得以一尽其技，否则难矣。（《一得集》）

【评议】本例暑毒发颐，症情颇重，邪势一时难以顿挫，医者认证既确，坚守辛甘咸寒之法，祛邪救阴并施，终使危证转安，化险为夷。

连翘败毒饮治愈发颐案

小梅之次媳，初秋忽患项脖肿痛，延医视之，曰：此厥阴瘰疬也。外贴膏药，内服疏肝解郁之剂，五六日来并无功效。其夫似竹延余视之，见其高肿焮红，按之坚凝，知非瘰疬。问初发时寒热否？曰：不但寒热，并带头疼，且头目眩掉，时时有汗出。按其脉，两寸浮数。乃曰：此发颐病，并非瘰疬。盖内蕴积热，外伤于风，以致火郁经络，四体不舒，骨节烦痛，若作瘰疬治，失之万里矣。且贴膏敷药，势将破溃，遂至缠绵，愈且无日，急命去其膏，用通草汤洗净，投以连翘败毒饮，越日而痛止，再服而肿消，五日后全清矣。 （《醉花窗医案》）

【评议】发颐与瘰疬病因不同，前者系外感，后者多属内伤。前医误诊误治，毫无寸功。王堉（注：《醉花窗医案》作者）据症诊断为"发颐"，投连翘败毒饮以治。盖是方出自《伤寒全生集》，由连翘、山栀、羌活、玄参、薄荷、防风、柴胡、桔梗、升麻、川芎、当归、黄芩、芍药、牛蒡子组成，主治发颐。药证熨帖，故收立竿见影之功效。

4. 白喉

白喉之病名，见于清代医家张善吾《时疫白喉提要》，是因感受温毒疫疠之邪而发病，常发于秋冬久晴无雨，气候亢燥时节。其临床特征为咽喉疼痛，吞咽尤甚，继则喉部出现白点，迅速形成乳白色或灰白色边界清楚的假膜。

釜底抽薪泄热化痰治愈白喉案

荣左　冬暖阳气不藏，交春阳气更加发泄，肾水亏损，不能制伏阳气，以致内火亢盛，上蒸肺胃，喉间肿痛，喉关之内，已布白点白条，头胀恶寒发热，遍体不舒。津液为火所蒸，变成痰沫，以致痰涎上涌，正所谓痰即有形之火，火即无形之痰也。白喉风症，为时行险恶之疾。姑清肺胃之热，益肾之水以制火。

生石膏五钱，薄荷头一钱同打，绢包　大生地五钱　大元参三钱　知母二钱　大麦冬三钱　瓜蒌仁六钱　川贝母二钱　绿豆衣三钱　生甘草五分　金银花二钱　鲜芦根去节，一两五钱

二诊　喉间白条已退，肿胀稍定。然仍凛寒发热，汗出则松，大便六日不解，火热结闭，舌红苔黄。李先生釜底抽薪法，陆先生泄热化痰法，从两方之中，参合并用，未识然否？

鲜生地七钱　大连翘三钱　黑山栀三钱　元参肉三钱　苏薄荷一钱　大力子三钱　川贝母二钱　生广军三钱　淡黄芩一钱五分　元明粉一钱，冲　竹叶心二十片　活水芦根一两五钱

三诊　釜底抽薪，便行两次，蕴热稍得下行，咽喉肿痛大退。然仍作胀多痰，凛寒发热。邪风蕴热未楚，拟清咽利膈法。

川雅连四分　生山栀一钱五分　黑元参三钱　竹叶十二片　白桔梗一钱　大力子三钱，打　连翘壳三钱　青防风一钱　广郁金一钱　荆芥穗一钱

四诊　咽赤肿痛大退，脉静身凉。邪势已解，出险履夷，幸至极矣。但腹中气觉呆钝，热化湿动，再清余炎，兼理湿邪。

大力子三钱　白桔梗八分　通草七分　滑石三钱　连翘三钱　范志曲一钱
五分　黑山栀二钱　赤苓三钱　枳壳一钱

改方去连翘，加瓜蒌仁五钱，光杏仁三钱，黑山栀一钱。（《张聿青
医案》）

【评议】白喉系急性传染病，中医认为是一种时行险恶之疾。其病变部
位虽在咽喉，实与肺肾两脏关系密切，多因肺肾阴虚，感受风热疫毒而成。
试观本例，张氏指出"肾水亏损，不能制伏阳气，以致内火亢盛，上蒸肺
胃"是其主要病机所在，尽管未提及外感疫疠之邪，但从所用方药来看，
已在滋阴养液的同时，注重清热解毒以祛疫邪，如首方以增液、白虎两方
合用，加银花、绿豆衣泄邪解毒，并佐肃肺化痰之品；二诊更以凉膈散化
裁釜底抽薪，清泄肺胃热毒，遂使病情出险履夷，可谓得其治法之心要矣。

白喉危证得治案

盛揆丞，杏荪之长子也，其令媛患喉症，红肿白腐，壮热口渴，咳嗽
气喘，来势极险。揆丞因前两日，次子患此症，已为药误，夜间亲自延余
往诊。脉来浮弦滑数，此邪热挟秽浊，燔灼肺津，清肃之令不行，病势虽
危，尚可补救。遂用鲜芦根二两，冬瓜子四钱，冬桑叶钱半，牡丹皮二钱，
生石膏八钱，薄荷叶一钱，牛蒡子钱半，净连翘三钱，净银花三钱，马勃
五分，象贝母三钱，蒌皮三钱，人中黄五分，竹沥二两。进一剂，喘咳皆
平。照方加犀角尖一钱，鲜生地三钱，川石斛三钱。服三剂，汗出热退，
咽喉红肿白腐皆消，唯口渴引饮，此邪热外泄，而津液虚也。改用南沙参
四钱，川石斛三钱，天花粉三钱，生甘草四分，甜川贝三钱，牡丹皮二钱，
冬桑叶钱半，鲜竹茹钱半，鲜芦根二两，青皮甘蔗四两。服两剂，霍然而
愈。同室患此症者二十余人，皆以前法加减治愈，诚快事也。此亦庚子年
事。（《孟河费绳甫先生医案》）

【评议】本例白喉系热毒极重，燔灼肺津之证，费氏一、二两诊以清
热解毒，化痰利咽，兼养津液为治，效验颇彰。三诊滋阴养液为主以善后，
遂收全功。案云："同室患此症者二十余人，皆以前法加减治愈"，既道出了
本病能广泛传染，又提示了治法要略。善哉斯言！

这里还值得一提的是，《重楼玉钥·梅涧医语》谓本病"鼻通者轻，鼻
塞者重；音声清亮气息调匀易治，若音哑气急即属不治。近有好奇之辈，

一遇此证，即用象牙片动手于喉中，妄刮其白，益伤其喉，更速其死，岂不哀哉！余与既均三弟，疗治以来，未尝误及一人，生者甚众。经治之法，不外肺肾，总要养阴清肺，兼辛凉而散为主。养阴清肺汤：大生地二钱，麦冬一钱二分，生甘草五分，玄参钱半，贝母去心八分，丹皮八分，炒白芍八分，薄荷五分。不用引。质虚加大熟地，或生熟地并用；热甚加连翘，去白芍；燥甚加天冬、茯苓。如有内热及发热，不必投表药，照方服去，其热自除。"值得细读。

花甲之年患白喉治案

刘子衡君令堂，年六十三岁，今年夏间，因孙儿病逝，悲哭太过，遂患喉症，延予治之。予视其发白如霜，舌红如朱，中间略有薄苔，咽喉两旁满布白腐，以毛笔蘸水拭之，则依然鲜红之好肉，并不溃烂，烦躁不宁，彻夜不寐，脉息虚软，盖劳神太过，虚火上升，心肾不能相交，水火不能既济之病也。而况守节四十年，持斋二十载，其精血之衰，脑力之耗，为何如耶？乃与增液汤，干地黄五钱，麦冬、元参各三钱，加西洋参二钱，鲜石斛、枣仁、朱拌茯神、百合各三钱。一服烦躁定，能安睡，接服四剂全愈。（《丛桂草堂医案》）

【评议】本例白喉症状较为显著。一般来说，本病乃感受温毒病邪所致，而该患者"劳神太过，虚火上升，心肾不能相交，水火不能既济"是其内因，"邪之所凑，其气必虚"，是以本病之成，当属内外因联合作用的结果，而内因则起主导作用，故处方用药以治本为主，然祛邪解毒之品，似宜加入为妥。

附：主要引用书目

石山医案 （明）汪机 明崇祯癸酉六年（1633）刻本

外科发挥 （明）薛己 《薛氏医按二十四种》明刻本

外科心法 （明）薛己 《薛氏医按二十四种》明刻本

名医类案 （明）江瓘 清乾隆三十五年庚寅（1770）新安鲍氏知不足斋刻本

孙文垣医案 （明）孙一奎 中国医学大成本

先醒斋医学广笔记 （明）缪希雍 明天启三年癸亥（1623）京口大成堂刻本

芷园臆草存案 （明）卢复 清《医林指月》本

陆氏三世医验 （明）陆嶽 陆桂 陆士龙 清道光十八年戊戌（1838）刻本

温疫论 （明）吴有性 清康熙四十八年己丑（1709）刻本

两都医案 （明）倪士奇 明崇祯刻本

旧德堂医案 （清）李用粹 三三医书本

东皋草堂医案 （清）王式钰 清康熙刻本

医门棒喝初集 （清）章楠 民国十八年四月八版绍兴墨润堂刊本

（评选）静香楼医案 （清）尤怡 柳宝诒评 《柳选四家医案》清光绪三十年甲辰
（1904）惜余小舍刻本

临证指南医案 （清）叶桂撰 华岫云编 徐大椿评 清道光二十四年甲辰
（1884）苏州经鉏堂朱墨刻本

叶氏医案存真 （清）叶桂撰 叶万青编 清道光十六年丙申（1836）叶氏家刻本

叶天士晚年方案真本 （清）叶桂撰 徐大椿评 清光绪十五年己丑（1889）苏城
六润斋刻本介石堂藏版

洄溪医案 （清）徐大椿 清咸丰七年丁巳（1857）海昌蒋氏衍芬草堂刻本

续名医类案 （清）魏之琇 1957年人民卫生出版社据信述堂藏版影印

古今医案按 （清）俞震 北京科学技术出版社2010年版

扫叶庄一瓢老人医案 （清）薛雪 珍本医书集成本

种福堂公选医案 （清）叶桂 清道光九年己丑（1829）《续刻临证指南医案》本

赤厓医案 （清）汪廷元 清乾隆四十七年壬寅（1782）刻本

疫疹一得 （清）余霖 1956年人民卫生出版社影印道光八年延庆堂刻本

锦芳太史医案求真初编 （清）黄宫绣 清嘉庆四年己未（1799）家刻本

南雅堂医案 （清）陈念祖 民国九年上海群学书社石印本

簳山草堂医案 （清）何元长 何氏后人抄本

齐氏医案 （清）齐秉慧 清嘉庆十一年丙寅（1806）刻本

杏轩医案 （清）程文囿 珍本医书集成本

吴门治验录 （清）顾金寿 清道光五年乙酉（1825）青霞斋吴学圃刻本澄怀堂藏版

王旭高临证医案 （清）王泰林 珍本医书集成本

吴鞠通医案 （清）吴瑭 中国医学大成本

张千里医案 （清）张千里 三三医书本

类证治裁 （清）林珮琴 清咸丰十年庚申（1860）丹阳文星堂刻本

龙砂八家医案 （清）姜成之编录 珍本医书集成本

回春录 （清）王士雄撰 周镳辑 1918年集古阁石印本

（评选）爱庐医案 （清）张仲华撰 柳宝诒评 《柳选四家医案》清光绪三十年甲辰（1904）惜余小舍刻本

尚友堂医案 （清）方略 清道光二十六年丙午（1846）尚友堂刻本

王氏医案续编 （清）王士雄撰 张鸿辑 1918年集古阁石印本

王氏医案三编 （清）王士雄撰 徐然石编 1918年集古阁石印本

得心集医案 （清）谢映庐 珍本医书集成本

随息居重订霍乱论 （清）王士雄 清光绪十三年丁亥（1887）仲秋四明林延春刻本

凌临灵方 （清）凌晓五 三三医书本

吴东旸医案 （清）吴达 清光绪十一年乙酉（1885）刻本

寿石轩医案 （清）赵海仙 江苏人民出版社1956年版

医案类录 （清）罗定昌 千顷堂石印本

时病论 （清）雷丰 人民卫生出版社1972年据清光绪十年甲申（1884）雷氏慎修堂刻本排印本

慎五堂治验录 （清）钱艺撰 钱雅乐编 清光绪十年甲申（1884）慎五堂稿本

温氏医案 （清）温存厚 清光绪十二年丙戌（1886）重庆刻本

一得集 （清）心禅 珍本医书集成本

外科汇编医案 （清）余听鸿编辑 上海科学技术出版社2010年版

张聿青医案 （清）张乃修 上海科学技术出版社据1918年江阴吴氏铅印本重印

诊余举隅录 （清）陈廷儒 珍本医书集成本

柳宝诒医案 （清）柳宝诒 人民卫生出版社1964年版

崇实堂医案 （清）姚龙光 三三医书本

雪雅堂医案 （清）张士骧 绍兴医药学报社铅印本

余听鸿医案 （清）余景和 1918年海虞寄舫铅印本

医验随笔 （清）沈祖复 三三医书本

医案摘奇 （清）傅松元 1930年太仓傅氏学古堂铅印本

邵兰荪医案 （清）邵兰荪 中国医学大成本

萧评郭敬三医案 （清）郭敬三撰 萧尚之编 1944年泸县嘉明镇正光石印局本

醉花窗医案 （清）王堉 山西科学技术出版社1985年版

曹沧洲医案 （清）曹沧洲 柳氏藏本（抄本）

上池医案 佚名 抄本

也是山人医案 （清）也是山人（待考） 珍本医书集成本

孟河费绳甫先生医案 （清）费承祖集 清·市三南印

丛桂草堂医案 （清）袁桂生 珍本医书集成本

重古三何医案 陆锦燧编 1989年何时希校订本

阮氏医案 （清）阮怀清 民国十年抄本

近代名医学术经验选编·金子久专辑 浙江省中医研究所等编 人民卫生出版社1982年版

近代名医学术经验选编·陈良夫专辑 浙江省中医研究所等编 人民卫生出版社1982年版

近代名医学术经验选编·范文甫专辑 浙江省中医研究所等编 人民卫生出版社1986年版

宋元明清名医类案·张石顽医案 徐衡之等主编 湖南科学技术出版社2006年版

清代名医医案精华·丁甘仁医案 秦伯未编纂 上海科学技术出版社2011年版

清代名医医案精华·凌晓五医案 秦伯未编纂 上海科学技术出版社2011年版

清代名医医案精华·陈莲舫医案 秦伯未编纂 上海科学技术出版社2011年版

清代名医医案精华·巢崇山医案 秦伯未编纂 上海科学技术出版社2011年版

三家医案合刻·薛生白医案 吴金寿选 上海浦江教育出版社2013年版